U0308722

本著作出版受2022年河南省教育科学规划重点项目《基础教育"减负"中的"身体"关怀与生态重构》（项目号2023JKZD11）资助

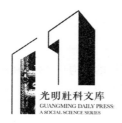

光明社科文库
GUANGMING DAILY PRESS:
A SOCIAL SCIENCE SERIES

·政治与哲学书系·

身体哲学视域下
未来医学话语的重构

冯合国｜著

光明日报出版社

图书在版编目（CIP）数据

身体哲学视域下未来医学话语的重构 / 冯合国著
. -- 北京：光明日报出版社，2023.9
ISBN 978 - 7 - 5194 - 7500 - 0

Ⅰ. ①身… Ⅱ. ①冯… Ⅲ. ①医学哲学—研究 Ⅳ.
①R - 02

中国国家版本馆 CIP 数据核字（2023）第 186206 号

身体哲学视域下未来医学话语的重构

SHENTI ZHEXUE SHIYU XIA WEILAI YIXUE HUAYU DE CHONGGOU

著　者：冯合国			
责任编辑：王　娟		责任校对：郭思齐　李海慧	
封面设计：中联华文		责任印制：曹　净	

出版发行：光明日报出版社

地　　址：北京市西城区永安路 106 号，100050

电　　话：010 - 63169890（咨询），010 - 63131930（邮购）

传　　真：010 - 63131930

网　　址：http://book.gmw.cn

E - mail：gmrbcbs@gmw.cn

法律顾问：北京市兰台律师事务所龚柳方律师

印　　刷：三河市华东印刷有限公司

装　　订：三河市华东印刷有限公司

本书如有破损、缺页、装订错误，请与本社联系调换，电话：010-63131930

开　　本：170mm×240mm

字　　数：245 千字　　　　　　印　　张：14.5

版　　次：2024 年 3 月第 1 版　　印　　次：2024 年 3 月第 1 次印刷

书　　号：ISBN 978 - 7 - 5194 - 7500 - 0

定　　价：89.00 元

前　言

　　在西方传统哲学发展的历程中，身体遭受了不同的历史命运。宇宙本体论时期是"轻视"身体；信仰哲学时期是"禁锢"身体，意识哲学时期是"隐匿"身体。西方现代哲学的"语言"转向与现象学运动染指"生活世界"，预示着西方哲学正在进行着一场"下学而上达"的自我变革，这一自我革命为身体的出场提供了理论基础。

　　身体对意识的反叛经历了漫长的历史进程——对肉体之身的大力提撕、消解身心二元的尝试以及现象学身体的祭出。首先，维科的"以身度物"、费尔巴哈的"感性的身体"、尼采的"力的身体"的提出，开启了身体反叛意识的运动。其次，狄尔泰以"体验"、柏格森以"绵延"、胡塞尔以"意向性"尝试消解身心二元论，助推了西方传统哲学的"翻身"运动。最后，梅洛·庞蒂承接胡塞尔未竟的"身体"理论，超越海德格尔的"无身"此在理论的弊端，实现了身体主体对意识主体的取代。

　　随着西方哲学"翻身"运动甚嚣尘上，身体主体取代意识主体逐渐成为当代西方哲学发展的难逆之势，身体已经成为当代哲学舞台上的核心话题。与现代生物医学狭隘的、物化的身体观不同，现象学身体包括了以下特征。首先，身心一体之身。与西方传统哲学"身心二分"的思想不同，现象学的"身体"是形神一体之身。即心智在身体中，身体在心智中；心智是身体化的心智，身体是心智化的身体。其次，互体性之身。与西方传统哲学把身体看作"物体"的个体性的身体观不同，现象学的"身体"是互体性的身体。"身体"作为认识世界的唯一通道，在能见和可见、触摸与被触摸、知觉与被知觉中接触世界、理解世界。再次，自足性之身。与西方传统哲学把身体视为派生性的存在不同，身体能够将其内在性向外投射，并与环境交往时将活动的经验内在地、自动地纳入新的行为结构，并不断生成意义。最后，作为世界本体的"大身子"（"世界之肉"）。现象学的肉身是"往世界中去的存在"，这说明身体也不是独立的，身体和世界不可分。这个"世界之肉"是存在的"元素"。梅洛·庞蒂"世界之肉"意味着"我"的身体是用与世界（它是被知觉的）同样的肉身做成的。"我"的身体的肉身也被世界分享，世界反射"我"的身体的肉身，世界和"我"的身体的肉身相互僭越（感觉同时充满了主观性，充满了物质性），它们进入了一种互相对抗又互相融合的关系。

正是现象学身体观的祭出，建立在传统物化、生理化身体观基础上的生物医学理念得到前所未有的改观。第一，与现代生物医学"见病不见人"医学观不同，现象学身体给未来医学提供了一种整全性的大生命观，呈现了生命的自然维度、精神维度以及社会维度。身体之"肉"的生命，人作为生物存在体，首先存在的就是人的肉身生命，其次才会有其他生命的存在，人一旦失去了肉体的根基，就会一切不复存在；身体之"思"的生命，现象学的身体不但肯定了肉身性的存在，而且充分肯定了身体的精神性、思维性价值，也就是说，身体是灵性化的；身体之"意"的生命，身体并不是自我封闭的实体，而是与他人、世界扭结在一起的综合体，也是一切社会、文化、价值和意义的发源地。整个世界就是一个"大身体"。第二，与现代医学模式把疾病视为生物性的疾病不同，现象学身体观为未来医学的疾病范畴增设了身心纬度、伦理纬度以及自然纬度，形成了大疾病观。第三，与现代医学模式"治病不治人"的传统医学观不同，现象学身体为未来医学提供了一个大治疗观，呈现了治疗不等同于医疗，治疗还涵盖着"医养合一""医体合一"以及"医美合一"。就是说，不同于现代医学模式，未来人类医学既能有效地消除"病魔"，更能让医学成为激发生命自组织系统，在"他治"与"自治"中实现人类幸福健康的工具。第四，与现代医学模式设定的"指标性健康"不同，现象学身体给未来医学提供了一个大健康思想。未来医学对健康的价值诉求不再囿于医学规定的健康指标体系，而把生命健康关涉到人的生理与心理、伦理与道德以及生命与自然等要素中，形成一个自我、他人与自然的大健康共同体。

现象学身体观引发的生物医学理念的改变，为中西哲学的融合与会通提供了广阔的理论前景。在中西哲学比较研究的进程中，一直囿于"西方中心论"和"华夏中心论"以及"可比"和"不可比"论域的窠臼难以自拔。当代西方哲学的"身体"转向以及治疗化的发展趋势，与亦哲亦医的中国哲学具有广阔的融合与会通的理论空间。

目 录
CONTENTS

1 绪 论

1.1 问题的缘起

1.1.1 理论背景

在后现代的话语中，"哲学终极"一直萦绕在现代哲学家的脑海中。后现代主义以反对本质主义、反对中心主义以及消解结构，得出了一系列哲学短语："上帝死了""人死了""作者死了""读者也死了"；这些被消解的对象的终结地就是"哲学的消亡与终结"。实际上，"哲学终结"并非后现代主义的慧眼发现。西方哲学的危机从19世纪黑格尔哲学体系解体之后就存在了。时至今日，哲学的危机非但没有消失，反而愈演愈烈。英美分析哲学的代表维特根斯坦和欧陆哲学的代表海德格尔都认为"哲学已经终结"。之所以如此，是因为人们对几千年的西方哲学围绕同样问题争论不休而不能解决任何实质性问题的思辨和论辩传统的失望态度。一如维特根斯坦在《逻辑哲学论》中直截了当地阐释了哲学主题被消解的历史命运："哲学的正确方法固应如此：除可说者外，即除自然科学的命题外，亦即与哲学无关的东西外，不说什么。"质言之，哲学不应该有自己的问题和命题，它只是揭示科学命题的意义以及形而上学命题的无意义的分析活动。维特根斯坦不无揶揄地说："哲学是一场反对语言困惑思想的战斗"，"哲学问题的形态是，'我不知道路在何方'"。维特根斯坦曾形象地把自己的工作比作"给捕蝇瓶里面的苍蝇指出一条出路"。维特根斯坦这些话语意指哲学活动达到"完全的明晰性"，意味着哲学问题的最终消解。然而，哲学问题被消解之后，哲学将不复存在。与维特根斯坦如出一辙的海德格尔早年也企图通过批判"本体论—神学"传统构建存在论体系，但无果而终。最后，海德格尔认为在西方哲学的语言和力量框架中建立任何新的哲学体系都已经不可能。海德格尔在《哲学的终结和思维的任务》中指出，哲学已经穷尽了发展的最后可能性。他甚至指出，卡尔·马克思已经完成对形而上学的颠覆，哲学已经完成了它的最后可能性，进入了最后的阶段，以后的哲学都不过是对历史上出现过的学说的模仿，创新的能力已经丧失殆尽。然而，哲学的终结与科技的胜利是同一进程的两个方面，哲学的终结恰恰证实了科学技术的控制和安排世界的胜利，以及适合这个世界的社会秩序的胜利。与"哲学终结论"这种消解观点不同，更多的现代哲学家提出了"哲学转变论"。哈贝马斯曾用"交往理性"取代"工具—目的的理性"，把理性主义改造成社会交往理论，使哲学在克服社会危机的同时克服自身的危机。问题是，这种支持"转变派"的转变应该指向何方。

纵观西方哲学发展历史，西方哲学曾经历了三次危机，但是每次危机过后，哲学都获得了新生和繁荣。古希腊自然哲学作为西方哲学的第一个流派，在遭遇了怀疑论和相对主义的挑战之后，迎来了西方古代哲学的辉煌成果——柏拉图和亚里士多德哲学。这是西方哲学历经第一次危机之后的高光时刻。希腊化哲学在罗马时候被伦理化，罗马官方哲学家的道德洽谈和虚伪说教造成了伦理化哲学的危机，新兴的基督教以及信仰的决定性和道德实践性满足了人们对普遍原则与道德理想的追求；在经历长期的曲折之后，基督教哲学在13世纪的大学达到了巅峰。这是西方哲学历经第二次危机之后的重生。文艺复兴时期虽然是文化上的繁荣时期，却是西方哲学第三次危机时期，这个时期的哲学发展伴随着新旧学说交替，真伪科学混杂以及相对主义的盛行，哲学的功能和信誉已经丧失殆尽。到17世纪之后，哲学与自然科学结盟，哲学进入危机之后的又一次辉煌。近代哲学对科学的发展以及对人们的思想和价值观念的转变都起到了巨大的推动作用。但是，黑格尔哲学之后，西方哲学进入了第四次危机时期。从历时性来看，此次危机与前三次危机的共同特征是哲学在实践上失去了意识形态和文化领域的主导地位，在理论上步入了相对主义的窠臼难以自拔。从共时性上看，此次危机是哲学失去了自身研究对象的危机。西方哲学在失去了三大传统主题——上帝、心灵和世界之后，面临的正是这样一种困境。

众所周知，西方传统哲学真正的滥觞是生活于细节中的、充满有血有肉的辩证观念的具体哲学，而非纯粹的抽象思辨和干瘪的骨和腱（bones and sinew——所罗门语）的逻辑和论证。面对黑格尔哲学之后的发展困境，西方哲学家分别从各个方面进行了突围和尝试。譬如，语言哲学改变了传统哲学研究的主题（世界、上帝、精神）而把语言当作哲学研究对象作为摆脱困境的突破口；胡塞尔现象学运动也试着从语言着手进行哲学革命，其最终的落脚点就是要哲学回归"生活世界"。20世纪的现象学和分析哲学这两大哲学运动最后向生活世界的皈依，无不说明当代西方哲学正在进行一次由纯粹思辨掀转为关注现实、理性定位正在不断下移和逐渐实现"下学而上达"的哲学变革。这种哲学变革旨在纠拨西方传统哲学沦落为形而上的、脱离人间烟火的纯粹思辨之学、经院之学以及贵族之学的弊端，实现当代西方哲学回归生活世界的发展态势以及关注现实问题的、世俗性的理性定位，让当代西方哲学开始重返"人间"，以一种返本开新的崭新姿态把异化给外在实体本体中的、本应属于人之生命的现实性原则、目的性原则解救出来。而且，让哲学名副其实地成为人类参与生活世界创造的积极能量以及能够让人得以安身立命的实用性智慧。正如哈贝马斯面对"哲学终结论"做出的努力一样，本课题以身体为主线，通过梳理西方传统哲学中身体命运的嬗变历程，发掘了现象学运动中对身体主体的大力提撕，努力寻求哲学新的研究对象，开辟新的哲学领域。

1.1.2 现实背景

不难发现，现代社会是一个"让人欢喜让人忧"的时代，一方面，现代社会中人们可以沉浸于极为丰富的物质享受以及便捷生活方式带来的欢愉之中；另一方面，现代社会又是一个被名目繁多、纷繁芜杂的疾病、灾难、风险充斥的病态场景。我们且不说抑郁、失眠、精神分裂、焦虑、自杀、强迫症、歇斯底里、性变态等疾病概念频频在网络、电视、报纸等媒体曝光，单从现代社会中商业伦理学、医学伦理学的蓬勃发展、日渐隆盛的"人文治疗"（humanity therapy）、"临床哲学"（clinical philosophy）和"哲学咨商"（philosophical counseling）等哲学疗愈形式以及《心灵鸡汤》此类的畅销图书备受大众推崇足以说明现代社会是一个病态十足的社会形态。需要说明的是，此文所讲的"病态"和"疾痛"并不完全等同于传统西方生物医学意义上的生理疾病，而是一种无明显生理器质性病变或者明显生理紊乱、与当下生存环境以及所处文明形态下生存理念相关的、处于生命深处的心灵与肉体严重失衡导致的机体与心理功能的紊乱。也就是说，人的情感以及精神性的疾病痛苦都与人类文化紧密关联。

诚如医学人类学家凯博文（Arthur Kleinman）教授指出："不论是'神经衰弱'还是'抑郁/焦虑障碍都应该理解为一种文化概念……"① 人类身心的疾病往往折射出一个社会的文化问题。不积极的生存观念、不正确的生活方式以及个体遭受的困难挫折等都能够形成人的心理疾病和身体不适等障碍性的话语。人的身体已经成为一种关于自身的话语与行为以及世界的话语与行动的晴雨表，它会一直不停地去调节个体的感受、体验，并以自身的病态与否阐述着存在于社会生活中的问题。

毋庸置疑，西方现代生物医学技术足以治愈人类的各种疑难急症，乃至可以通过人体移植生物器官的方式让濒临死亡的生命复苏。然而，西方现代生物医学技术很难从根源上预防疾病的发生以及彻底根除现代社会中人类那些隐形的、与人类时常相伴的难言之痛，更难以从源头上扭转我们在现代工业文明下走向病态化危机的趋势，以至于看似"无所不能"的现代生物医学技术在面对人类那些隐形的生命学危机的时候，难免陷入捉襟见肘的窘境而不知所措。深植于人们心底里的擎天之柱的宗教信仰日益被健身房取代，形形色色所谓"心灵鸡汤"的书籍频频热销，"人文治疗""临床哲学""哲学咨商"等哲学治疗方法如雨后春笋般集体喷发，"身体"反叛意识的呼声日渐增高，这与其说是现代人们对现实生活以及生命健康的珍惜与尊重，不如说是现代西方哲学对现代生命危机的积极回应。哲学作为给人类提供生活幸福的智慧之学，应当重新审视当下人类生存模式以及生活理念，并通过一种方式让人们在身心平衡和谐中实现生命的健康，走出"百病缠身"的生命困境，是当代哲学难以逃脱的历史使命。唯有如此，哲学才能在扎根现实土壤中另辟新径，在不断摆脱人类生存困境中开拓自我，从而重新彰显当代西方哲学的蓬勃生机。

1.2 理论意义及应用价值

1.2.1 理论意义

在黑格尔哲学之后，现代西方哲学没有产生一个独领风骚的哲学学派。一

---

① 凯博文.苦痛和疾病的社会根源：现代中国的抑郁、神经衰弱和病痛［M］.郭金华，译.上海：上海三联书店，2008：1.

个个哲学学派的兴衰枯荣，一批批哲学家的熙来攘往，一幅幅扑朔迷离的现代哲学场景成为现代西方哲学的基本特质。在这个"我们每个人都是五分钟的明星"的哲学舞台上，身体现象学逐渐走进哲学舞台的中央，发出耀眼的光芒。毫无疑问，梅洛·庞蒂作为西方最后一个形而上学哲学家，其身体哲学已经成为当代西方哲学研究和关注的中心，并像一棵枝叶繁盛的大树，已经渗透于诸多学科领域，身体话语成为当今时代最时髦的哲学语言。基于这样的理论背景，本书以"身体"为主线，详细发掘了身体在西方哲学发展历史进程中被"遮蔽"的内在逻辑，也细究了身体"解蔽"的内在根由，在当代西方哲学纷繁复杂的发展图景中梳理出一个清晰的、身体哲学转向的发展脉络，试图为当代西方哲学寻找新的研究对象和新的理论支点，为当代西方哲学开辟新的哲学视域。

基于当代西方哲学"身体"转向的研究，一方面，是秉承胡塞尔现象学"回归生活世界"的宗旨，消除西方传统哲学脱离现实而演化为空洞玄学之弊端；另一方面，基于现象学身体观，消除现代生物医学中"见病不见人""见病不见身"的弊端，重新建构未来医学的大生命、大治疗以及大健康的医疗观，尝试破解现代人们生存论危机。西方传统哲学旨在寻求一种能够作为人类自身的安身立命的实体化本体，这种实体化本体具有超越人的、能够统摄一切的本质特征。然而，这种实体化本体的思维路径是通过用观念和原则裁决现实、用逻辑规范生活，最终的旨趣是设想用还原主义的逻辑方式建立一个能够逾越现实生活的实体本体论世界。但是，西方哲学通过超越现实的理论思辨的方式实现所谓的价值和意义的追求，反而造成了对现实世界的忽视和遮蔽。这使得西方传统哲学沦落为形而上的、脱离人间烟火的纯粹思辨之学、贵族哲学以及学院之学。因而，本书的研究不仅是对现象学"回归生活世界"的一种回应和继续，而且是针对现代人生存意义的困惑的一种文化诊治。从理论意义上讲，本书为人类未来医学观念的重塑以及话语体系的重构提供了理论指向。

在当代西方哲学"身体"转向的视域下展开对人类未来医学话语体系的重构研究，一方面，拓展了当代西方哲学的研究视野以及指明了未来医学发展的动向；另一方面，为中西哲学的比较研究提供了一个新的理论支点。一百多年来，国内学人在中西哲学比较研究上一直囿于"西方中心论"和"华夏中心论"以及"可比"和"不可比"论域的窠臼难以自拔。在当代西方哲学"身体"转向的视域下展开对未来医学话语体系的重构研究，中西哲学蕴含的治疗因子和医学智慧将成为中西哲学融合与会通的理论支点。中西方哲学也将在关注生命与健康的生命治疗学视域中开启新的交流与合作，并在中西文化的对话与交流中共同促使世界哲学的发展。

1.2.2　应用价值

首先，通过树立大生命、大疾病、大治疗以及大健康的医学观，为更加有效应对现代社会纷繁复杂的身心疾病提供疗愈的策略与方案。现代医学模式的理论前提是笛卡尔哲学的身心二元论，人被看作两个互不相干的心灵实体和广延实体，肉身实体能广延但不能思考，心灵实体能思考而不能广延。因此，身体在现代生物医学模式下只是对活的身体一种物化、去精神化、去社会化的单纯生物机器。医学技术只要对这台肉身机器的局限进行克服，人类就可以获得一个没有疾病和痛苦的幸福人生。然而，人的疾病除了生理上的苦痛之外，人的生命作为一种身体化（leiblich sein）的存在，是共存在世界之中的抽象。人的疾病不仅涵盖生理器官的疾病、心灵深处的病变，而且常常与人的生活方式以及所处的社会文化环境直接相关。因而，本书从现象学身体的角度，启迪未来医学对现代人疾病的诊治必须延展到患者的个人生活史（personal historical）以及所处的生活文化环境中，基于一种大生命、大疾病、大治疗以及大健康的医学观对"现代疾病"进行病例分析，用生存论医学模式对患者进行综合诊断，为现代人开出科学又全面的疗愈方案。

其次，本书为身陷生命学危机的现代人提供一种崭新的治医学理念，提供一条通达现代人未来健康与幸福的康庄大道。与西方传统生物医学治疗和专业化的临床心理疗法不同，人类未来医学基于一种大生命、大疾病、大治疗以及大健康视域下对现代人的文化诊治，是在更深层面恢复人的本真存在状态的文化疗愈。亦即说，人类未来医学作为一种治疗手段不仅对生理性疾病和心理性疾病进行根处，更重要的是根植于人的生命深处的问题，通过关注人的存在状态以及作为个体的人的主体价值诉求，充分激活人的自我生命系统，在"他治"与"自治"的辩证统一中实现人的灵魂和身体的和谐与平衡，从而达到"身体的健康和灵魂的无烦恼"（伊壁鸠鲁语）的幸福之境。未来医学治疗理念是通过以一种"自下而上"的策略，以一种改变人生存方式的手段让人的生命力在身心愉悦中得以最大限度的彰显。

最后，为实现"健康中国2030"、维护人民生命安全和身体健康、恢复经济社会发展提供基本理论指引。党的十八大以来，以习近平同志为核心的党中央召开全国卫生与健康大会，确立新时代卫生与健康工作方针，并印发《"健康中国 2030"规划纲要》，发出建设健康中国的号召。从新时代党和政府健康大会的召开，到《"健康中国 2030"规划纲要》的颁布，都彰显了新时代党和国家对维护人民生命健康的决心和实现人民生命健康的殷切期盼。随着新时代建设"健康中国"号召的出台，现代医学模式（现代生物医学和现代临床心理医学）仅仅作为一种"对抗性"治疗手段，对于实现人们的生命健康已经是心有余而力不足。在新时代，人民生命健康的实现，不仅需要现代医学的守护，更需要从生活方式、生活理念，甚至从社会哲学等文化领域去寻找可行的方案。本书以当代西方哲学的"身体"转向为理论背景，在未来医学话语体系的重构中提出的大生命、大疾病、大治疗以及大健康等医学观，不仅暗含了习近平总书记在关于实现大健康的讲话中多次提到"治未病"这一中医理念，也是对习近平总书记提出的自然环境影响健康思想的进一步阐发。

1.3　研究现状

1.3.1　国内研究现状

1.3.1.1　关于西方哲学转向的相关研究

自 20 世纪 90 年代以降，哲学界关于西方哲学转向问题研究呈现出延展不息、繁盛勃兴的景观。从公开发表的著作、论文来看，其论点主要包括以下内容。

第一，基于近现代西方哲学的危机，对未来西方哲学的发展前景进行展望。江怡的《走向新世纪的西方哲学》是一部较早关于西方哲学发展动向的哲学著作，重点回顾了对 20 世纪西方哲学产生重要影响的近代哲学家思想，理顺了 21 世纪西方哲学发展的基本脉络，对 20 世纪 60—70 年代以来对西方哲学产生影响的解释学、科学哲学、后分析哲学、后现代主义哲学、后结构主义以及当代伦理政治哲学等进行了详细的介绍和分析。赵敦华的《20 世纪西方哲学的危机和出路》以当代西方哲学界中的"哲学终结"为问题域，论述了现代西方哲学危机的性质、缘由、主要问题和发展过程，并把这一过程分为第二次世界大战（简称"二战"）之前的哲学革命、二战后至 20 世纪 60 年代的哲学投入社会和

20世纪70年代以来的哲学与文化融合三个阶段，对当前的后现代主义文化能否摆脱哲学危机的问题进行深入思考，认为西方哲学正处在转变的过渡时期。刘放桐的《西方哲学的近现代转型与马克思主义哲学和当代中国哲学的发展道路（论纲）》认为近代哲学取代中世纪哲学的进步意义在于把人推向了认识主体的地位。在这个基础上，文章指出马克思主义哲学从实践出发，试图打破西方传统哲学由于二元对立而导致人的"异化"的现实状况，在生活世界中实现一个全面发展的人而做出努力，认为合理对待马克思主义哲学与西方传统哲学的关系，中西哲学的会通与融合是中国哲学发展的必由之路。张世英的《哲学的新方向》认为，抽象化的哲学重视思维、理性，而关注现实事物的哲学注重想象，未来的哲学应该把想象与精神相互融合起来，开拓一片新的哲学视域，指出当下的中国哲学研究的形式基本延续了西方传统哲学形而上学的这一研究范式。刘放桐的《现代西方哲学的发展历程新释》指出西方近代哲学向现代哲学的转化是西方哲学发展史上一次哲学思维方式的重要转型，不仅超越了近代西方哲学，而且与马克思在哲学上的革命变更有原则区别。王玉樑的《论哲学发展的新阶段》指出，西方哲学的发展总体上经历了四个阶段：古代本体论、近代认识论、现代实践论以及当代价值论。文章指出当代哲学以价值论为研究重点的特性是当代哲学与以往哲学明确相区别。傅有德的《第21届世界哲学大会及其动向》通过对参会论文类型的分析，认为纯哲学相对冷落，应用哲学空前繁荣，认为中国哲学以及印度哲学等其他国家的哲学在世界哲学中占有重要的地位，尤其是中国古代哲学中的"修身"思想将成为西方哲学关注的焦点。欧阳康的《当代世界哲学的问题域与多元化发展态势——第21届世界哲学大会等概览》指出世界哲学发展的态势由单一化向多元化转变，并认为西方哲学多元化的发展态势与现实生活问题紧密结合。路强的《当代哲学发展的世界图景与范式转换——谢地坤研究员访谈录》认为，当代世界哲学已经呈现出一种多元发展、深入生活实践的态势，从而形成了很多新的思想流派与新的研究范式，指出了现代哲学的现实性、交叉性世界哲学的图景与研究范式。

第二，立足西方近现代哲学的发展历史进程，提出近现代哲学的自然哲学、认识论哲学以及语言哲学的转向。黄颂杰和佘碧平的《试论近现代西方哲学的转向》是一篇最早提及西方哲学转向的文章。该文章提出从古希腊哲学至今西方哲学在存在问题上大体经历了古代自然哲学、近代认识论以及现代语言哲学三大转向。俞吾金的《西方哲学发展中的三大转向》指出，西方哲学研究的主题是客观世界、自我以及自我与世界之间的中介物。从西方哲学发展的过程来看，西方哲学经历了从古希腊宇宙本体论到康德批判哲学的转向、从康德批判哲学到叔本华生存论哲学的转向以及从叔本华生存论哲学到语言哲学的转向。杨寿堪的《冲突与选择：现代哲学转向问题研究》系统分析了现代西方哲学反形而上学的历史意义和理论形式、反理性主义转向的主要流派和观点、语言转向在认识论、本体论和人类学上所占的重要地位和作用、反主体主义转向的历史演变和评价以及实践转向的精神实质及马克思主义哲学诞生的伟大历史变革。韩秋红的《西方哲学的现代转向》认为，西方哲学经历了认识论转向和语言哲学的转向。语言哲学学派针对语言中的字词的意义展开阐释，开启了哲学把语言的意义作为研究对象的新潮流。黄颂杰的《论西方哲学的转向》是对"哲学转向"进行系统考察的文章，认为对本体论、知识论的考量是哲学转向的最重要标志，并指出：苏格拉底哲学具有奠基性、导向性；笛卡尔"我思"哲学只是凸显"自我"的地位而非完成转向；康德以认识论上的"哥白尼变革"将本体论从认知转向实践，完成了笛卡尔开创的哲学转向。黑格尔以绝对精神（理性实体）的辩证运动消解了思维与存在"二元论"，在逻辑上实现了传统本体论和知识论的终极目标，其"精神哲学"是当代"实践哲学"的重要理论资源。黑格尔以后的一个半世纪西方哲学处在重大转折期，但尚未完成。韩秋红的《西方哲学现代转向的五重路径》指出，西方哲学经历了非理性主义哲学转向、生存哲学转向、语言哲学转向、后现代主义哲学转向和西方马克思主义哲学转向，并认为这些转向彰显了现代西方哲学的多元发展和哲学发展不断深化的无限可能。杨方的《从西方哲学的三次转向看哲学对象的演变》认为，西方哲学经历了三次大转向是哲学的中心区域和重点论题的三次转移。这三次大转向说明哲学对象不是一成不变的，而是随着哲学的演进而变迁。张再林的《现代西方哲学的四大理论转向与当代中国马克思主义哲学的发展》指出了现代西方哲学的经验主义转向、中立主义转向、主体间性转向、语言学转向与当代中国式的马克思主义哲学中的实事求是精神、中道原则、社会正义精神、文本批判精神具有高度的契合性，这种理论趋同必将推动当代中国马克思主义哲学的思想创新和理论繁荣。田海平的《镜子隐喻与哲学转向三题》指出笛卡尔、培根遵循"镜子隐喻"铸造认识论哲学转向的基本形态，20 世纪维特根斯坦哲学用语言问题取代心灵镜子隐喻突出了哲学的语言转向，而后期维特根斯坦对语言表象论的镜子模型的摧毁则是一种走出西方知识论传统的运思之路。

　　第三，立足具体的哲学观点，探寻西方哲学的转向。①后现代主义哲学转向。刘放桐的《后现代主义与西方哲学的现当代走向（上）》对西方后现代主义哲学是否是西方哲学发展中一种方向性转换、是否是对现代西方哲学的根本性超越、能否体现西方哲学的当代走向以及对当代马克思主义哲学的发展可能产生哪些影响等问题进行追问和探讨。冯俊的《从现代主义向后现代主义的哲学转向》指出，与现代哲学不同，后现代哲学反中心、反理性、反同一、反本质，主张多元化、差异性以及动态性，这是后现代哲学与现代哲学的重要差别，体现了现代哲学的转向。刘放桐的《当代哲学的变更与后现代主义和西方马克思主义》指出，马克思在哲学上的革命变更和同一时期西方哲学家实现的哲学上的转型是整个近代哲学向现代哲学变更的两个标志性的事件，认为后现代主义的形成和西方马克思主义尽管不尽相同，但在实现近代西方哲学向现代西方哲学进行转变有着异曲同工之处。②实践哲学的转向。高清海和孙利天的《论20世纪西方哲学变革的主题与当代中国哲学的走向——转向现实生活世界的哲学变革》认为，现代西方哲学发生了"语言的转向""解释学的转向"等新实用主义的转向，其实质是使哲学的生活世界之根凸显，并指出20世纪哲学转向生活世界是这个世纪哲学变革的主题，从转向现实生活世界的总体趋向探明了我国哲学改革的思路，揭示出哲学改革与我国政治经济体制改革的某些关联，也是明确哲学研究的方向和任务，以及发挥哲学功能的必要条件。③生存论转向。邹诗鹏的《生存论转向与马克思的实践哲学现代哲学》指出当代西方哲学深入现实世界中人的实践行为以及文化变迁的现状，进而构建现代社会人之生存论，实现当代哲学研究主题的生存论转换。刘悦笛的《走向"生活之道"的当今西方哲学——兼与孔子的"生活哲学"比较》指出，走向"生活之道"成为当今西方哲学的最新发展趋势之一，哲学不应被当作"理论学科"，而是"生活哲学化"。葛宇宁的《论西方哲学的生存论转向与辩证法复兴》指出，与传统西方哲学忽视人的多重规定、把人视为一种现成性存在者不同，现代哲学生存论转向把生存实践视为人的本原性存在方式，认为人在生存实践中不断地丰富自己的规定性。④价值哲学转向。卢风的《论哲学的价值论转向哲学分析》认为，知识统一论哲学对价值话语的探求是没有任何意义的，唯有发现真理才是知识统一论哲学的核心议题。价值论哲学的转向是一种"关心自我"、直面现实的智慧诉求。孙伟平的《当代哲学中的价值论转向》指出，由于西方哲学转向现实生活世界，生活实践中的价值问题成为哲学的中心议题。由于西方传统哲学自身存在难以摆脱的困境，"价值哲学转向"成为西方哲学发展的又一大热点。⑤关于语言哲学转向。纪秀生和索燕华的《哲学研究中的"语言转向"及其意义》集中探讨了现代西方哲学语言转向的核心问题、主要观点及其呈现的两条基本脉络——"逻辑建构"和"人文阐释"。指出哲学研究的语言转向旨在说明人类语言永远是人类世界历久弥新的问题。夏蓓洁的《西方哲学语言转向的外驱力》认为，与从哲学自身发展过程中寻找原因不同，日常语言哲学家与理想的语言哲学家都以语言方法作为基础出发点使哲学形成语言学的转向，体现着哲学发展过程中的一种现象，并对现代语言学产生了深远影响。葛厚伟的《当代西方语言哲学特质及其转向》认为，当代语言哲学是西方哲学家力求通过语言研究而解决哲学问题产生的哲学研究流派，其以逻辑实证主义、生成语言学、言语行为理论来开展。语言哲学范式的转换主要体现为由个体自我的基点向交互主体的互动关系、由意识哲学范式向语言哲学范式的过渡。寇爱林的《从维特根斯坦后期哲学看当代西方哲学的趋向》从哲学与语言、哲学与科学、哲学的性质三个方面简要论述了维特根斯坦后期哲学对现当代西方哲学发展的意义。朱荣英的《西方哲学的语言学转向及其生存意境》认为，现代哲学无论是科学主义还是人文主义学派，都拒斥形上理性，倡导哲学的语言学转向，但皆因囿于理性的樊笼而没有使哲学的生存真义开显。马克思主义哲学与之不同，在实践基础上实现哲学由抽象语言向生存语言的转换，从而走向了哲学的生存论视界。张今杰的《危机及其出路：论西方哲学的"语言学转向"》认为，哲学危机是 20 世纪初西方哲学界发生的"语言学转向"的深层根源。但是，"语言学转向"使科学主义和人文主义得以发展，并未从根本上解决西方哲学的危机。徐友渔的《评"哲学中的语言转向"》认为，思辨哲学错误运用语言是产生哲学问题的主要原因，所以，解决这些哲学问题必须从语言入手。语言与实体之间是对应关系，人们可以通过语言的研究探究实体的性质和结构。语言哲学的作用是通过找出错误使用语言的病根，从而解决哲学问题。⑥"主体间性转向"。张再林的《关于现代西方哲学的"主体间性转向"》认为，人文主体性哲学向主体间性哲学的转向是现代西方哲学发展的新的历史趋势。这一转向实现了本体论与辩证法的统一，为伦理学提供了宇宙论的支持。此外，也为中西哲学之间会通与交融提供了理论基础。⑦从信息哲学谈哲学的发展转向。邬焜的《从信息世界看哲学的发展及其根本转向》认为，信息哲学揭示了物质和精神之间自在信息世界的存在，并在信息活动高级形态的意义上重新阐释了精神世界的本质，这就可以把物质到精神、精神到物质的活动描述为一个有中介的过程，从而合理地消解物质和精神的二元对立的割裂，由此实现人类哲学的根本转向。⑧关于身体转向。《身体转向》（汪民安、陈永国，2004）是学界发表的较早的关于身体转向的文章。该文指出，从柏拉图、基督教以及经笛卡尔到黑格尔都将身体作为灵魂的对立面。直到尼采提出"一切从身体开始"之后，身体作为一个重要的立场展开了对意识哲学和理性主义的批判，并展开了关于身体的社会理论。陈立胜的《"回到身体"：当代思想的"身体"转向》指出，笛卡尔身心二元论是建立现代性的基础，身体转向克服了现代性。并阐释了东方的"身体""体现"范式对于传统儒学研究的意义。余泽梅的《多维视野中的身体转向及其历史轨迹》指出了"身体转向"意味着身体的感性层面得到突出和强调，身体成为日常生活实践中人们关注的焦点，并进入人文社科研究的视野。"身体转向"的热潮首先发生在社会学领域，是学科发展的需要，也是对思想史和文化史中"身体转向"的回应，西方思想史上身体哲学的反思，深具后现代主义色彩。

1.3.1.2　国内关于治疗的文章

首先，对哲学与医学之间的关系进行探讨。张轩辞（2009）尝试从古希腊理性医学的缘起开始，对古希腊医学和古希腊哲学之间的相互影响进行了梳理，阐明了学习古希腊医学对学习古希腊哲学的重要性。戴茂堂与汤波兰（2011）也指出哲学和医学都着眼于解决人生问题，是最亲近的两门学科。医学从肉体上解决人的有限性，哲学是从精神上解决人的有限性。因而，哲学也是一种医学，医学也需要进一步向人性化方面发展，哲学是一种医学的医学，是最高的医学。

其次，基于哲学与医学的关系，发掘哲学中的治疗智慧。包利民的《西方哲学中的治疗型智慧》认为，"治疗"是西方哲学发展过程中的一个重要功能。"治疗型哲学"的基本疗法分为"加法治疗"与"减法治疗"两种。前者针对人精神的匮乏之病，主张添加哲学、宗教以及艺术等抗衡人生存深处的病症威胁，后者是主张消减附加在人身上的人为的文化附加物，还原到人原初的自然状态，从而获得生命健康幸福。应该说这是一篇早期的关于哲学治疗的范文，是关于探索西方哲学治疗问题的真正开山之作。此外，《从尼采的"治疗哲学"到罗蒂的"教化哲学"——20世纪西方哲学观念的嬗变及其意义》《哲学引导：一种不可或缺的心理治疗方法》《时间视域下的治疗哲学——斯多亚主义激情理论探究》《斯多亚主义的治疗性哲学和自我的观念》《叔本华视阈中心理痛苦的哲学治疗》《柏拉图与"快乐论者"：盟友还是敌手？——哲学治疗的"加法"与"减法"》《伊壁鸠鲁的生命教育及其哲学治疗》《试论塞涅卡"治疗哲学"的多重维度》，立足于古希腊罗马哲学时期，发掘其治疗的价值和功效。《当代哲学实践的多维发展——第 11 届国际哲学实践大会暨第 4 届国际人文治疗大会综述》着重讲述了当今哲学实践的发展对提升社会人文素养、增强民众幸福感、防治个体及社会问题起到了积极作用。同样，曹欢荣博士学位论文《伊壁鸠鲁派灵魂治疗的"药"和"药引"——〈奥依诺安达的第欧根尼铭文〉译注评》基于对公元 2 世纪之初小亚的奥依诺安达的第欧根尼"铭文"的梳理，进一步澄清了伊壁鸠鲁派哲学对古希腊哲学中"加法治疗"取向的反对，是一种有别于"加法治疗"的情系现实疾苦的"减法疗法"。储诚喜的《哲学诊断与当下关切——福柯政治哲学思想研究》通过对福柯政治哲学的细致研究，旨在说明福柯是在对异己存在的人的境况拷问，而通过"自我关怀"的生存方式进行自我救赎。因此，福柯认为哲学并非"认识你自己"的纯粹理论表述，而是与作为生存方式紧密联系的生活之道。因而，哲学在某种意义上可以称为医学。赖成斌的《维特根斯坦与奥斯汀的哲学治疗思想研究》梳理了维特根斯坦与奥斯汀哲学的治疗思想，指出奥斯汀尽管不会像维特根斯坦那样断言哲学的任务仅仅是治疗，但二者都同意思想治疗是哲学的一个重要任务。维特根斯坦认为，哲学具有医治人类理智上疾病的作用，是通过语言手段来对我们病态的理智进行斗争的活动。因而，治疗者的治疗效果是以"患者"对哲学的认同为前提的。哲学治疗对"患者"来说，只是促进其健康的催化剂，而痊愈则必须依靠"患者"自己来完成。

再次，通过哲学咨询的研究，探讨哲学的治疗价值。冯周卓的《论哲学咨询与心理咨询的互补》指出了当代西方哲学日益边缘化、学院化的生存现状，介绍了西方哲学界出现的"哲学咨询"（philosophical counseling）的哲学实践新动向。此文认为，作为面向社会大众的哲学活动，应该力求用哲学的方式排解人们的各种"心结"，让古希腊哲学中的实践智慧重新得到发扬，同时也应该在我国传统文化资源中寻找"哲学咨询"的有效方法。潘天群的《分析何以能够治疗：思想分析的方法论》认为心灵痛苦与认知冲突相关，纯粹中立的逻辑分析是消除困惑的方法之一，也是帮助有困惑之人的个人思想明晰，并提出"分析即治疗"的观点。丁晓军和娄·马里诺夫的《哲学践行：哲学从理论到实践、从学院到生活——马里诺夫教授访谈录》指出，哲学践行是当代西方哲学研究的新范式。通过马里诺夫的哲学践行之路进行回顾可以发现，哲学践行者可以诉诸不同的哲学史资源，他们对于哲学践行的目标与方法、"哲学咨询"与心理咨询之间的关系、技术社会中的人文治疗以及哲学践行对人们过上良善生活的作用等核心问题都可能有着不同的个人创见，哲学践行者以哲学理论和方法为在日常生活中遭遇困境与问题的普通人提供帮助。张利增的博士学位论文《实践智慧的哲学咨询》认为，"哲学咨询"是在当代西方哲学被边缘化的险境中发展而成的一种实践哲学，旨在复兴古希腊哲学中的"治疗"传统，弥补心理咨询和治疗的缺陷。此外，该文通过对"哲学咨询"的反思与批判以及对比中西传统文化的异同，尝试从中国的实践智慧中发现可用以补充和修正西方"哲学咨询"之实践智慧的思想资源。

最后，对中国哲学中治疗智慧的梳理与发掘。《王凤仪伦理疗病阐析——儒家生命伦理之活例》《中国哲学的现代价值——当今世界的病态与治疗化解之道》《生命的身心一体及其通达之途——心理的"正念疗法"的哲学启示》《道教哲学与身心治疗——以老子〈道德经〉为中心的讨论》均立足于中国古代传统文化资源，阐述当代人类面临一个病态的自然、社会、心理、人际、文明环境，从而加剧了人与自然、人与人之间关系的恶化，滋生了人的身心的诸多疾病。治疗这些纷繁复杂的疾病，须从中国古代的"中庸"之道、"修身"的践行理念、"天人合一"的和谐精神入手，获得全面健康的智慧理念，化解各种身心疾病，从而通达健康和乐之境。

1.3.2 国外研究现状

1.3.2.1 关于西方哲学转向及动态的研究

关于哲学转向、动态研究的资料，目前的主要代表作品为《哲学的转变》以及《后现代转向》。《哲学的转变》指出了现代哲学与近代哲学本质区别就在于现代哲学重新认识什么叫逻辑。也就是说，现代哲学抓住了逻辑的本质就等于抓住了语言的本质，开启了逻辑实证主义的兴起。斯蒂芬·贝斯特的《后现代转向》指出，后现代具有纷繁杂多的哲学派别，并且各学派呈现的学术言述各具不同。在这些哲学学派中，存在着用法混乱的态势，需要进一步勘别每个学派的积极因素和不良影响。但是，整个后现代具有并包性以及流变性。书中明确指出，我们已经处在"后之时代"。我们必须承认后现代话语的复杂性、多样性以及正在进行时的特征。此书的主旨是力图阐明和探寻后现代众多的谱系、观点和风格，并考察其不同的用法以及各种滥用的情形，进一步辨析这些不同谱系进步的和消极的内容和影响。在书中提出，后现代是开放的、具有包容性和变动不居的特性。后现代并非不可定义、不能归纳的悬而未决的问题。

1.3.2.2 关于哲学与治疗的相关研究

《苏格拉底咖啡馆》《哲学实践》《智慧的治疗》《哲学咨询——理论与实践》《哲学的治疗》《哲学的慰藉》《改善情绪的正念疗法》《身心结合疗法》，主要通过哲学实践活动，发掘西方哲学的治疗元素。其中，以马利诺夫为代表，兴起了一种新的哲学疗法——"哲学咨询"。另外，在关于哲学治疗的书籍中也涉及一些心理治疗的著作，如《歇斯底里症研究》《梦的解析》《潜意识心理学》《战争后遗症：一个女人不能前行的病症》《活出生命的意义》等。此类著作主要立足于精神层面去分析现代心理疾病的根源，通过精神、意志的调控达到治疗的目的。《21世纪的新型理性疗法：将哲学应用于心理学》批驳了哲学践行与心理学践行之间没有任何内在关联的错误观点，认为哲学践行与心理学践行之间存在着复杂和协同的关系，提出通过探索哲学践行与心理学践行之间的内在联系以及差异，尝试创建一种综合哲学和心理学两者的、可靠的"心理学—哲学践行"。《作为一种治疗的哲学》认为哲学包含着治疗成分，因为人类通过对无限的思考使自己充满了无限，并可以超越日常生活的局限，实现自我的个体超越，使人获得永恒的生命。因而，凸显了哲学的治疗功效。此外，运用哲学思想进行疗愈心理疾病的具体疗法，包括阿德勒疗法、存在主义疗法、女性主义疗法、后现代主义疗法。这些治疗方法的共同之处就是都采用了西方哲学发展成果，可称为治疗身心痼疾的一种"智性取向"。存在主义治疗法认为人真正的存在与过去、现在、未来三个向度直接相关，一般采用矛盾意向法和反省法让问询者朝向未来，从而免除当下的焦虑。阿德勒疗法则是让来访者通过重新认识自己、他人和生活，消除以前的错误观念，从而让来访者找回失去的勇气，重新融入社会。女权主义疗法是研究不同性别的人对自身性别角色的未来期盼，并结合对问询者自身的问题及身体状态，对问询者的未来承担的责任进行确定。后现代疗法是相信事实不能脱离人们观察而独立存在的。后现代疗法对来访者进行的是"改变—谈话"，而不是"问题—谈话"。后现代疗法的原则是引导问询者关注咨询后果，而不是对问题的原因进行纠缠。

综上所述，国内自20世纪90年代开始对哲学转向进行研究，迄今已有20

多年。

　　首先，在西方哲学转向中对本体论、认识论以及语言哲学的研究较多，关注身体的文献较少。从关于西方哲学"转向"的文献中可以看到，西方哲学经历了本体论、认识论以及语言哲学三个重要阶段。从西方哲学这三个阶段的发展进程来看，其研究对象包含着三个不同的侧面。第一，在本体论阶段主要考察的是个人面对的外部世界以及外部世界中事物与事物之间的关系；第二，在认识论阶段考察的是作为个人反思对象的自我以及自我与他者之间的关系；第三，语言哲学阶段考察的是沟通个体与外部世界之间、个体与个体之间关系的媒介物，其中特别重要的是语言以及蕴含在语言中的语法、语义、语用和逻辑问题。除此之外，学界还基于不同的学术观点提出了实践哲学、生存论哲学、价值哲学、主体间性的转向的讨论，也有基于信息哲学和应用哲学展开西方哲学转向的研究。这些研究在一定程度上扩展了西方哲学的研究视域，为化解现代西方哲学的危机提供了一定的策略和改进方案。然而，身体作为西方哲学研究领域中一个重要的范畴，在西方哲学转向的相关研究中却鲜有提及，尤其缺乏从西方哲学发展历史的进程中去考察身体，使得身体成为一个隐而不显的文化经脉蕴藏在西方哲学的理论深处。身体作为西方哲学研究的重要对象，无论是在理性主义与人本主义的斗争中、唯物主义与唯心主义的论战中，还是在现象学运动的自我革新中，身体都具有不可取代、举足轻重的地位。因而，对西方传统哲学中身体的遮蔽以及身体的解蔽进行爬梳，不仅还原了身体在西方哲学中的本来面向，而且为推进当代西方哲学的发展提供了理论指引。

　　其次，对发掘哲学治疗的文献较多，但是从身体的视角谈论医学发展的论述较少。学界对哲学的治疗智慧进行了细致的发掘，甚至把哲学思想与心理治疗相结合，进而形成了别具一格的阿德勒疗法、存在主义疗法、女性主义疗法、后现代主义疗法等形态各异的心理疗法。值得说明的是，"哲学咨询"在欧美、东南亚地区如火如荼地展开，更是让远离人间烟火的西方哲学华丽转身，成为疗愈现代人身心痼疾的灵丹妙药。从这些研究来看，无论是对西方哲学的治疗智慧的发掘，还是让哲学成为一种疗愈人身心痼疾的手段，其都存在着身体哲学的空场。众所周知，现代西方医学作为治疗人疾病的科学，对身体的认知无疑影响着西方医学发展的未来。西方传统哲学的"身心二分"理念使得西方生物医学着重医治人的肉身，而把心理疾病交给了临床心理医学。西方生物医学与临床心理医学的划分依然留存着西方传统哲学身心二元思想的印痕。本书基于当代西方哲学的"身体"转向的阐释与论述，在现象学身体视域下重新考量现代西方生物医学和心理医学，尝试重新构建大生命、大治疗以及大健康的医疗观，这无疑为人类未来医学的健康发展提供了重要的理论支撑。

最后，对西方哲学的治疗智慧和中国哲学的治疗智慧研究较多，但是从医学话语的角度探讨中西哲学的会通与融合的成果较少。中西哲学的会通与融合一致是哲学界的一个重要话题，无论是"以西释中"，还是"华夏中心论"，抑或是"中西互补论"，都是哲学界尝试在中西哲学的差异中寻找的共通性。本书对当代西方哲学的"身体"转向的研究以及对未来医学话语重构的探寻，为中西哲学的交互融合提供了理论支点，并尝试提出在人类未来医学的发展进程中，医学话语将成为中西哲学交汇与融通的崭新视域。

1.4 研究内容与方法

1.4.1 研究内容

本书着眼于西方传统哲学发展历史的宏观视野，以身体的命运嬗变为主线，通过对传统西方哲学中"轻视"、"禁锢"以及"隐匿"身体的梳理，揭露西方传统哲学遮蔽身体造成的现代人的生命学危机，进而发掘现象学身体的内在要义，结合哲学与医学的内在关联，尝试对未来医学的话语体系进行重构，以此为理论基础，探寻中西哲学在未来医学话语中的融合与会通。本书主要内容包括：

1.4.1.1 绪论

梳理西方哲学发展中遭遇的"危机"，并分析了西方传统哲学在失去了上帝、心灵和世界这三大主题之后，当代西方哲学面临着一次重要的哲学转向；面对现代社会疾病的"多元化"以及现代医学模式遭遇的困境，未来医学应重新构建生命、疾病、治疗以及健康等医学话语；提出本书的研究框架和研究方法。

1.4.1.2 身体的遮蔽

从西方传统哲学发展历程中，身体经历了不同的历史命运。宇宙本体论时期是"轻视"身体，信仰哲学时期是"禁锢"身体，意识哲学时期是"隐匿"

身体。西方现代哲学的"语言"转向与现象学运动染指"生活世界"，预示着西方哲学正在进行一场"下学而上达"的自我变革，这一自我变革为身体的出场提供了理论基础。

1.4.1.3 身体的解蔽

身体对意识的反叛经历了——对肉体之身的大力提撕、消解身心二元的尝试以及现象学身体的祭出——漫长的历史进程。首先，维科的"以身度物"、费尔巴哈的"感性的身体"、尼采的"力的身体"的提出，开启了身体反叛身体的运动。其次，狄尔泰以"体验"、柏格森以"绵延"、胡塞尔以"意向性"尝试消解身心二元论，助推了西方传统哲学的"翻身"运动。最后，梅洛·庞蒂承接胡塞尔未竟的"身体"理论，超越海德格尔的"无身"此在理论的弊端，实现了身体主体对意识主体的取代。

1.4.1.4 现象学的身体观

首先，身心一体之身。与西方传统哲学"身心二分"的思想不同，现象学的"身体"是形神一体之身，即心智在身体中，身体在心智中；心智是身体化的心智，身体是心智化的身体。其次，互体性之身。与西方传统哲学把身体看作"物体"的个体性的身体观不同，现象学的"身体"是互体性的身体。"身体"作为认识世界的唯一通道，在能见和可见、触摸与被触摸、知觉与被知觉中接触世界、理解世界。再次，自足性之身。与西方传统哲学把身体视为派生性的存在不同，身体能够将其内在性向外投射，并与环境交往时将活动的经验内在地、自动地纳入新的行为结构，并不断生成意义。最后，作为世界本体的"大身子"（"世界之肉"）。现象学的肉身是"往世界中去的存在"，这说明身体也不是独立的，身体和世界不可分。这个"世界之肉"是存在的"元素"。梅洛·庞蒂"世界之肉"意味着我的身体是用与世界（它是被知觉的）同样的肉身做成的。"我"的身体的肉身也被世界分享，世界反射"我"的身体的肉身，世界和"我"的身体的肉身相互僭越（感觉同时充满了主观性，充满了物质性），它们进入了一种互相对抗又互相融合的关系。

1.4.1.5 现象学身体观与未来医学话语重构

第一，与现代生物医学"见病不见人"医学观不同，现象学身体给未来医学提供了一种整全性的大生命观，呈现了生命的自然维度、精神维度以及社会维度。身体之"肉"的生命，人作为生物存在体，首先存在的就是人的肉身生命，其次才会有其他生命的存在，人一旦失去了肉体的根基，一切就会不复存在；身体之"思"的生命，现象学的身体不但肯定了肉身性的存在，而且充分肯定了身体的精神性、思维性价值，也就是说，身体是灵性化的；身体之"意"的生命，身体并不是自我封闭的实体，而是与他人、世界扭结在一起的综合体，也是一切社会、文化、价值和意义的发源地。整个世界就是一个"大身体"。第二，与现代医学模式把疾病观作为生物性的病变不同，观象学身体观为未来医学的疾病范畴增设了身心纬度、伦理纬度以及自然纬度，形成了大疾病观。第三，与现代医学模式"治病不治人"的传统医学观不同，现象学身体为未来医学提供了一个大治疗观，呈现了治疗不等同于医疗，治疗还涵盖着"医养合一""医体合一"以及"医美合一"。就是说，不同于现代医学模式，未来人类医学既能有效地消除"病魔"，更能让医学激发生命自组织系统，在"他治"与"自治"中实现人类幸福健康。第四，与现代医学模式设定的"指标性健康"不同，现象学身体给未来医学提供了一个大健康思想。未来医学对健康的价值诉求不再囿于医学规定的健康指标体系，而是把生命健康关涉到人的生理与心理、伦理与道德以及生命与自然等多要素中，形成一个自我、他人与自然的大健康共同体。

1.4.1.6 未来医学话语下中西哲学的融合与会通

中西哲学在比较研究上一直囿于"西方中心论"和"华夏中心论"以及"可比"和"不可比"论域的窠臼难以自拔。当代西方哲学的"身体"转向以及治疗化的发展趋势，与亦哲亦医的中国哲学具有广阔的融合与会通的理论空间。

1.4.1.7 结论与展望

本书的结论是当代西方哲学以"身体"转向挣脱了超世与现世、理念与现实的二元景观之后，知识性诉求在"肉身化"潮流中被削弱甚至摒弃。人作为身体的存在，正是人之为人的重要特征。身体，既是人自我理解的起点，又是人在与社会、自然的联系网络中沟通、交往的存在支点甚至价值支点。随着现象学身体观的提出，在人类未来的医学中应以"大生命""大疾病""大治疗"以及"大健康"的医疗观构建自我话语体系，实现由现代医学模式向生存论医学模式转变。

本书对当代哲学的研究具有一定的启发意义。首先，哲学的现实化。就是说，未来的哲学必将从现实的人及其实践活动与历史发展出发寻求适合人的自由全面发展的理想社会形态，并在现实社会的批判中探寻人类解放与人的自由全面发展的路径。其次，哲学的多样化。就是说，未来哲学与其他学科尤其是科技的媾和并呈现出跨学科、跨领域的纷繁复杂的发展态势。最后，针对世界哲学发展的现实化和多元化，中国哲学要学会"发声"。也就是说，中国哲学不仅要发展自身的理论建构，更需要学会"发声"，让其他国家的学者真正了解中国哲学的特有本质，这样才有利于中西文化向世界的传播，有利于中国哲学与西方哲学的交流与会通。

1.4.2　研究思路

通过对西方传统哲学中本体论哲学对身体的"轻视"、信仰哲学对身体的"禁锢"、认识论哲学对身体的"隐匿"的梳理，展现身体被西方传统哲学遮蔽的历史命运。基于维科的"以身度物"的身体、费尔巴哈的"感性的身体"、尼采的"力的身体"思想的总结和狄尔泰在"体验"中的"身心"合一、柏格森"绵延中的身心一体"以及胡塞尔对"意向中的二元统一"的理路探索，殆至梅洛·庞蒂身体哲学的祭出，身体从西方传统哲学的遮蔽走向了去蔽，身体主体取代意识主体已经成为难逆之势。现象学身体已经成为当代学界的重要话题。基于现象学身体观（身心一体之身、互逆之身、自足之身以及世界本体的"大身子"）展开对未来医学的大生命、大治疗、大疾病以及大健康的医学观的重构，并以此为基础在未来医学话语中探寻中西哲学探寻中西哲学会通与融合。

1.4.3　研究方法

1.4.3.1　系谱法

对宇宙本体论哲学中"轻视身体"、基督教哲学中"禁锢身体"和认识论哲学中"隐匿身体"进行分析和梳理，旨在指明西方传统哲学发展的历史，同时也是对身体和生命的遗忘史。

1.4.3.2　文献法

对西方哲学史中维科的"以身度物"的身体、费尔巴哈的"感性的身体"、尼采的"力的身体"进行梳理，并对狄尔泰、柏格森、胡塞尔以及梅洛·庞蒂等哲学家实现身心一体、心物统一的思想进行分析和梳理，指出现象学身体是身心一体之身、互逆之身、自足之身以及世界本体的"大身子"（世界之肉），为本书提供理论基础。

1.4.3.3 案例研究法

首先，运用现代医学技术对一般人群与修炼太极人群的脑活动情况进行测试，用数据说明修炼太极与身心健康的内在联系。其次，运用"心率变异"（Heart Rate Variability，HPV）测量法，测量人在愤怒与感恩情态下身、心、灵之间的和谐状况。

1.4.3.4 比较分析法

以未来医学的大生命、大治疗以及大健康的医学观为理论基础，展开中西哲学的比较研究，旨在探寻未来医学话语视野下中西哲学融合与会通的可能性。

1.4.3.5 逻辑分析法

对身体的遮蔽和去蔽、现象学身体、未来医学话语的重构进行分析和逻辑推理，从而发掘中西哲学中的治疗智慧，指出当代西方哲学与中国哲学将在未来医学话语下开启新的对话与交流。

2　身体的遮蔽

在西方传统哲学漫长的历史进程中，大致经历了宇宙本体论哲学、中世纪信仰哲学以及近代认识论哲学三个重要阶段。在这三个传统哲学阶段发展中，对身体的敌视一直是西方哲学的主旋律。柏拉图对理念世界的倍加推崇以及对身体的极端蔑视，便注定了身体在西方传统哲学中的命运。在柏拉图看来，人带着肉体去追求知识注定是要上当的，肉体是人们追求真理的绊脚石。西方传统哲学秉承着柏拉图这一"重心抑身"的哲学理念，开启了对身体的不公正礼遇。这种不公正礼遇具体体现为：在宇宙本体论哲学时期，身体是被"轻视"的；在中世纪信仰哲学时期，身体是被"禁锢"的；在近代认识论哲学时期，身体是被"隐匿"的。

2.1　宇宙本体论哲学中的"轻身"

2.1.1　宇宙本体论哲学的形成

滥觞于古希腊人找寻化育万物，又归并于它的、唯一不变的"始基"，人类便开启了哲学史上第一个阶段——宇宙本体论。尽管米利都学派的哲学家在对本原的数目以及物质是什么没有统一的界定，但是他们追寻的万事万物的"始基"基本上都呈现出物质性的唯物主义的观点。泰勒斯认为，尽管万事万物生生不息，处于永不停歇的运动变化之中，但是，组成他们的基本物质——"水"是一种永不改变的元素。之后，从阿那克西曼德的"无定形"、阿那克西美尼的"气"、恩培多克勒的"四根说"到德谟克利特的"原子"说，从不同视角展示了组成现实世界的"始基"。诚如亚里士多德认为的那样，"始基"具有这样的特性：万物的本原是具有物质性的，万物由它构成，最初由它生成，最后又归为它。本体长存不变，只有变换它的属性，人们说这就是万物的元素和本原。这就是古希腊自然哲学家追寻的世界的本原——"始基"。但问题在于，古希腊哲人在寻找这一本该具有统一性、确定性的"始基"的时候，难以用感性的具体去代表理性的一般。针对这个难题，巴门尼德通过区分"存在"与"存在者"化解了这一难题。在巴门尼德看来，"存在"存在，而"非存在"不存在。也就是说，所有的存在者都是存在的，但总有一天将成为不存在，唯有使存在者"存在"的本身才是永恒存在的"本质性根据"。这种"本质性根据"到柏拉图那里则演化成了"理念"。柏拉图认为，理念世界是真实的存在，感性的、现象的世界只不过是理念的影子。哲学追寻的不是"非存在"的感性世界，而是作为"存在"的超验的理念世界。人唯有不断地向超验世界进行提升，才能达到"存在"，并获得"至善"。不同于柏拉图的理念论，亚里士多德认为质料和形式是构成世界的关键因素。通常来讲，质料就是构成事物的材料，而形式则是形成事物的个别属性。在此基础上，亚里士多德提出了"四因说"（质料因、形式因、动力因以及目的因）用以诠释世界的构成。尽管亚里士多德"本体说"与柏拉图的"理念论"拉开了距离，但是他根据无穷后退不可能的推理原理得出第一原因或第一推动者只能是无质料的"形式之神"，这说明他的"实体"论仍然未脱离柏拉图"理念说"的窠臼，依然留存柏拉图哲学的阴影。"形式"依然是亚里士多德"第一哲学"的中心议题。同时，亚里士多德提出"努斯"是永恒的本体——第一推动者。世界万物皆运动、皆生灭，必有不变动的永恒本体给予世界永恒运动的第一动力，这第一动力就是世界理性——"努斯"。"努斯这不动的第一推动者是永恒的独立分离的本体，是世界之第一本体；它就是无质料的形式，是无潜能的纯粹现实。"[①] 至此，发端于以泰勒斯为代表的自然哲学家，经由柏拉图，再到亚里士多德，古希腊人致思的宇宙本体论哲学逐渐明朗起来。宇宙本体论成为西方传统哲学真正的开端。

虽然古希腊罗马哲学具有现实针对性的感性因子，但理性化的反思与超然的静观是古希腊哲学的主要精神内涵。古希腊哲学运用逻辑、构造概念范畴体系是哲学家研究的基本方法和表达自己的基本方式。从爱利亚学派开始，逻辑

---

① 姚介厚. 西方哲学史：第二卷：古代希腊与罗马哲学 [M]. 南京：凤凰出版社，2005：762.

就成为哲学家的基本表达方式。这使得希腊哲学一开始就与一套成熟的逻辑体系和概念范畴体系结合在一起。而古希腊哲学的概念、范畴是在排除感觉经验的基础上通过逻辑论证推演出来的。因此，古希腊时期的宇宙本体论哲学是用逻辑方法建构起来的范畴体系。尽管古希腊哲学理性思辨体现了哲学的优越性，但是孕育着覆灭的危险。因为，理性思辨若囿于自身领域而维持自我体系的自足和纯粹，一则难以克服内部争论和冲突，二则满足外在需要而与宗教、道德相结合，这种结合一旦满足民众的道德追求，就丧失了自身存在的价值，面临全面崩溃的危险。

2.1.2　相对主义对宇宙本体论哲学的诘难

非常不幸，宇宙本体论很快就受到怀疑主义和相对主义的诘难。众所周知，公元前5世纪下半叶，在雅典兴起了"智者运动"。在这场运动中，所谓"智者"只不过是一批职业教师，他们向人们讲授政治活动中的一些辩论、逻辑和修辞等，并以收取费用为目的。不同于传统希腊哲学思想，智者学派认为人的才能和品德并非天赋，而是可以传授的，并可以通过教育使人具有才德。因此，智者学派并不注重世界的本原问题，他们涉及的实际上是人性，这使智者学派并没有形成统一的哲学信念，注重实际使得他们过分强调实际应用，形成了相对主义，最终导致了怀疑主义和不可知论。普罗泰戈拉说："人是万物的尺度，是存在者如何存在的尺度，也是非存在者如何不存在的尺度。"① 不难看到，人作为万物的尺度是以个人的主观感觉作为衡量事物存在状态的准则，把个人的感觉看作事物的真相，感觉也就是知识，而感觉可能因人而异，因而是相对的。在柏拉图看来，哲学家普罗泰戈拉把人的感觉等同于事物对人的一种"显现"。② 这就是说，事物的存在对于每个人来说，就是他感觉到的那个样子。"我就是对我而言的存在者的判断者，也就是对我而言非存在者的不存在的判断者。"③ "对于我来说，事物就是向我呈现的那个样子；对于你来说，事物就是向你呈现的那个样子。"④ 柏拉图的解释，这个命题中的人是指个人，跟人作为

---

① 北京大学哲学系外国哲学史教研室. 西方哲学原著选读：上卷 ［M］. 北京：商务印书馆，1981：54.

② 柏拉图. 柏拉图全集：第2卷 ［M］. 王晓朝，译. 北京：人民出版社，2003：664-665.

③ 柏拉图. 柏拉图全集：第2卷 ［M］. 王晓朝，译. 北京：人民出版社，2003：678.

④ 朱英荣. 论中西哲学的现代趋势 ［J］. 河南大学学报（社会科学版），2001（3）：54.

万物的尺度是以个人的主观感觉作为衡量事物存在状态的准则一样，把个人的感觉看作事物的真相，感觉也就是知识，而感觉可能因人而异，因而是相对的。也就是说，普罗泰戈拉这一命题使人从感觉主义、相对主义走向主观唯心乃至唯我主义。与普罗泰戈拉同时代的高尔吉亚否认事物的存在及可知性。他认为世界的事物是不存在的。即使这些事物存在，人们也不可能认识它。假如，有人能够认识这些事物，那也不能把认识这事物获得的知识教授给其他人。那就是说，人类自身的感觉是认知的唯一来源。高尔吉亚通过三个命题——无物存在、即使有物存在也不可知、即使有物存在而又可知也不能把这样的知识传授给他人——来否认事物的存在以及可知性。可以发现，高尔吉亚旨在说明知识只限于感觉，限于个人的主观经验；主观感觉经验之外的客观事物是不存在的；即使是存在的，我们也不能认识它们；即使认识它们，我们也无法把认识到的传达给别人。在他看来，这是因为语言文字只是感性的符号，用语言文字传达出来的，不可能等于个人的感觉经验，更不可能等于存在物。这样，高尔吉亚否认事物的存在性，也否认知识的存在，甚至否认通过语言交流思想的可能，因而，相对主义逐渐演变成了怀疑主义、不可知论。诚如胡塞尔所说："早期的怀疑论者，敏锐地捕捉到这一点，认为形而上学者都是独断论。"① 怀疑主义和不可知论的产生，对古代宇宙本体论可谓一剑封喉，它直接命中了形上本体论的要害。之所以如此，是因为形而上学论者未保证其相应的认识能力，无法武断地宣称事物的本性就是那样或者不是那样。换句话说，形而上学论者无法保证人们获得知识的正确性、真理性。古希腊哲学遭遇了自诞生以来的第一次危机。诚如琉善在公元 2 世纪这样奚落哲学家：哲学家们好吃懒做、游手好闲并性格怪异。用诗人荷马的话来说，哲学家是"地上的无益负担……用七个德拉克马雇来夺奖品的戏子"。对此，马克思也曾指出"人民如何把他们看作当众出洋相的丑角"②。从琉善以及荷马史诗描绘哲学家的形象可以透视出希腊哲学业已衰落颓败的凄惨场景。同样，公元 529 年的雅典哲学学校被关闭——这是西方哲学发展史的一个象征性事件，也证明了古希腊哲学式微的败落境况。事实表明，丧失生存活力的古希腊哲学已经难以再维持下去。这种曾经辉煌的、积极的意识形态必须"寻租"到另一种文化形态中，方能走出困境、重见天日。

---

① 琉善．琉善哲学文集［M］．王永江，译．北京：商务印书馆，1980：20-21.

② 中共中央马克思、恩格斯、列宁、斯大林著作编译局．马克思恩格斯全集：第 3 卷［M］．北京：人民出版社，2002：148.

2.1.3 宇宙本体哲学的轻视之"身"

尽管早期的哲学家通过观察璀璨的星空和潮汐的涨落对宇宙本原及规律产生了追问，并为欧洲的形而上学和自然哲学勾画出了轮廓，但是对身体的冷漠与轻视一开始就体现在希腊哲学探求世界本质这一哲学旨趣里。自从早期自然哲学家追问什么是组成世界的基本材料这个问题开始，人作为存在的身体就没有受到哲学家的重视。前智者学派带有宗教神话烙印的世界本原学说充满了对灵魂的崇拜，身体几乎难以成为自然哲学家的主流论题，身体永远是灵魂的配角。在赫拉克利特的心理学和伦理学中，人类的灵魂被判作宇宙之火的一部分而存在，并受"普遍之火"的补养。我们通过鼻子去呼吸火，用感官接受火。在赫拉克利特看来，没有理性的感性知识是不可靠的，真理只能靠理性来发现。因而，人们必须服膺于流变中的万物理性之法则，而不能轻信自身的感觉。所以，赫拉克利特劝诫那些明智之人应该坚守万物中的理性法则，"过唯理的生活，服从理性的命令，才合乎伦理"①。尽管根据赫拉克利特的残篇难以看出赫拉克利特对物质和精神的区分，但他所讲的"逻各斯"并不是显露在事物的表面，而是在事物"背后"的东西。所以，赫拉克利特认为，"人们在日常生活中凭感觉听、说，即光靠感觉是不能认识、理解逻各斯的"②。与感觉相比，他更强调思想、智慧、理智的重要性。因为智慧和思想不在于认识事物的表面现象，而是对事物的内部本质——"逻各斯"的认知。诚如赫拉克利特所说："思想最大的优点，智慧就在于说出真理，并且按照自然行事，听自然的话。"③ 本性是内在的，需要智慧和思想，断然不能凭借感觉，而要凭借理智。人们认识"逻各斯"只与人的灵魂有关，因为，"'逻各斯'是灵魂所固有的，是增长着的"④。所以，在赫拉克利特看来，思想是人最大的优点，而智慧就在于认识真

---

① 梯利．西方哲学史［M］．北京：商务印书馆，2000：23.
② 北京大学哲学系外国哲学史研究室．古希腊罗马哲学［M］．北京：生活·读书·新知三联书店，1957：22.
③ 北京大学哲学系外国哲学史研究室．古希腊罗马哲学［M］．北京：生活·读书·新知三联书店，1957：41.
④ 北京大学哲学系外国哲学史教研室．西方哲学原著选读：上卷［M］．北京：商务印书馆，1981：29.

理，并"按照自然行事，听自然的话"①。所以，人生的目的是要认识自然，追求真理，而不是寻求享乐，"如果幸福在于肉体快乐，那就应当说，牛找到草吃就是幸福的了"②。毕达哥拉斯学派思想是受了奥尔弗斯神秘教义的影响，也可能受到埃及宗教迷信的影响，认为灵魂是个不朽的东西，"身体是灵魂的坟墓或囚笼"③，当人死后，灵魂就轮回转世，可以转变为别的人，也可以转变为别的生物。在毕达哥拉斯学派看来，"人应当净化灵魂，使死后的灵魂脱离轮回之苦，得以超生。为此，他们制定了许多清规戒律，如不食用豆子，不食用肉食，不朝着太阳小便，不能践踏剪下来的指甲和头发，房子里不允许有燕子，不要用剑（铁）拨火，起床后把被单扯平，勿使人看出有人在上面睡过等"④。尽管他们主张体育运动，但是这种体育运动被当作节欲清心、净化灵魂的一种方法。巴门尼德则通过对存在和非存在的对立，把思想和感觉、真理和意见明确统一区分和对立起来。在他看来，像米利都学派的哲人那样，凭借感官对自然现象进行贯彻，去研究天文、物理，或者像毕达哥拉斯学派那样对音乐与生理学进行研究，都不可能获得真理，因为他们面对的都不是真实的"存在"，而是真实的"非存在"。如果想获得真理，人们的思想必须远离这种研究途径，排斥经验的力量，勿以茫然的、轰鸣的耳朵作为评判的标准，"而要你的理智来解决纷争的辩论"⑤。他认为，凭借感觉获得的感觉是不可靠的，不能通达真理而只能提供"意见"，只能导向"凡人们的意见"之路。其中的关键在于巴门尼德所强调的："思想和存在是同一的。"也就是说，思想的对象和内容就是存在，也只能是存在。思想与存在的目标是同一的，因为你绝不能遇到一个思想是没有它表达的存在物的。而且，只有存在能被表述、被思想。总之，感觉面对的是非存在，获得的是意见；思想面对的是存在，达到的是真理。前者是不真实的，后者才是唯一真实的。阿那克萨哥拉在"种子"和"努斯"的基础上还对人的

---

① 北京大学哲学系外国哲学史教研室. 西方哲学原著选读：上卷［M］. 北京：商务印书馆，1981：25.

② 北京大学哲学系外国哲学史教研室. 西方哲学原著选读：上卷［M］. 北京：商务印书馆，1981：28.

③ 黄颂杰，章雪富. 西方哲学通史：古希腊哲学［M］. 北京：人民出版社，2009：28.

④ 北京大学哲学系外国哲学史教研室. 古希腊罗马哲学［M］. 北京：生活·读书·新知三联书店，1957：33-34.

⑤ 北京大学哲学系外国哲学史教研室. 西方哲学原著选读：上卷［M］. 北京：商务印书馆，1981：31-32.

感觉认识提出自己的观点。他认为，感觉是客观事物作用于人的感官产生的。但与恩培多克勒不同，他强调"异类相知"。他认为，感官与客观物体一样也是有一定成分和性质的物体，只有当客观物体的成分和性质与感官的成分和性质不同时，才能对感官产生刺激，引起感觉，由热知冷，由咸知淡，由苦知甜。他又认为，感觉是有局限的，因为感觉不能认识到事物是由"种子"构成的，只有理性才能认识到"种子"。"由于感觉的无力，我们才看到真理。"① 所以，不能把认识归结为感觉。比如，我们吃面包和喝水，却能长出头发、血管、肌肉、神经等。可见在面包和水中都存在这些东西的种子，我们的感官看不到这些种子，只有理性才能认识它们。同样，德谟克利特认为世界上的各种物体自身存在颜色、声音、味道等能被感知的特性并不存在于事物内部，其只不过是与原子相结合后对我们感觉器官产生的影响。因此，我们的感官并不能给我们提供真的知识，而达到原子的思想才是获得真理的唯一途径。所以，德谟克利特认为，感觉是"暧昧的认识"，而把理性（思想）叫作"真实的（又译真理）认识"。他说："有两种认识：真实的认识和暧昧的认识。属于后者的是视觉、听觉、嗅觉、味觉和触觉。但是真实的认识与这完全不同。"② 在德谟克利特看来，真理是隐藏的，不能直接为感觉揭示，只能为理性发现，就此而言，理性优于感觉。

到了苏格拉底那里，这种"重视灵魂，贬斥肉体"的思想得到了进一步的发扬。苏格拉底不同于智者学派把感觉作为认识的准绳，使人的认识停留在感性经验的层面上，却自以为是地认为自己有知识、有智慧。苏格拉底就是要使人们从这种状态中清醒过来，超越表面的感性认识，寻求一种普遍的确定的知识，有了这种知识才能有智慧。这种知识只能通过理智（理性）获得，而理智是内在于人的心灵之中的，是灵魂的本性。所以，"认识你自己"就是认识人的灵魂的理智本性，这样才能懂得道德的本性。苏格拉底认为自己的使命就是激发人们爱真理和德行，帮助他们拥有正确的思维，以便他们获得知识，达到"至善"。为此，苏格拉底认为人要把握真理就不能轻信出现于头脑中的偶然的意见，这主要源于我们头脑里充满混乱、模糊和空洞的思想。这些未经考察的

① 北京大学哲学系外国哲学史教研室．西方哲学原著选读：上卷［M］．北京：商务印书馆，1981：40．

② 北京大学哲学系外国哲学史教研室．西方哲学原著选读：上卷［M］．北京：商务印书馆，1981：51．

知识导致我们做出许多没有根据的武断。苏格拉底的"德行即知识"的论点中规定善是万物永恒的本质，任何其他东西，诸如身体、物质、运动或不断变化的感觉世界都不是真正存在的。苏格拉底能够谈笑风生、从容赴死就是对身体以及感性知觉的忽视态度的最好体现。因为，在苏格拉底看来，身体是阻碍灵魂追求知识的绊脚石。在《斐多》中记录了苏格拉底那么轻松地赶赴死亡，就说明了这个论点。"克里对站在旁边的一个男孩子点点头。那孩子跑出去待了好一会儿，然后带了那个掌管毒药的人进来。那人拿着一杯配制好的毒药。"苏格拉底见了他说："哎，我的朋友，你是内行，教我怎么喝。"那人说："很简单，把毒药喝下去，你就满地跑，直到你的腿觉得重了，你就躺下去，毒性就会发作。……苏格拉底接过杯子……伊奇啊，他非常安详，手也不抖，脸色也不变。"①

　　如果说身体被冷落、被轻视的观点在苏格拉底那里还不够凸显的话，那么"重心抑身"则在柏拉图那里被大力弘扬，甚至成为后世哲学家构建哲学思想之圭臬。在柏拉图看来，"灵魂在它同肉体结合以前，必然已经存在（先在）。灵魂在转世为人之前已经存在了；灵魂不带肉体，可是有智力"②。柏存在于现象世界中的纯粹理念的复制品仅仅激发有理性的灵魂与思维。感觉引起理念，不能产生理念。之所以如此，是因为以前灵魂思考过这种理念，后来被遗忘了。感官世界中理念的不完善的复制品使它缅怀过去，好像使它回想起往昔曾经理解过的东西。一切知识是回忆（回想），而一切学问是一种重新觉醒。柏拉图认为，人应该在运用理性的基础上把各种感觉、知觉糅合在一起，从而实现对理念的认知。然而，这只不过是一种真正的回忆。我们通过这种回忆，灵魂跟随神灵就会看见其梦寐以求的一切，"那时它高瞻远瞩，超出我们误以为真实的东西，抬头望见了那真正的本体（理念）"③。从柏拉图的这些表述中可以发现，灵魂同肉体相结合，有碍于灵魂怀有求知的企望，有碍于取得知识。冲动和欲望当前，有碍于理性占有伦理的至高地位。"我们经常说，灵魂凭肉体去观察的

---

① 柏拉图．斐多：柏拉图对话录［M］．杨绛，译．北京：中国国际广播出版社，2012：97.

② 柏拉图．斐多：柏拉图对话录［M］．杨绛，译．北京：中国国际广播出版社，2012：34.

③ 北京大学哲学系外国哲学史教研室．西方哲学原著选读：上卷［M］．北京：商务印书馆，1981：75.

时候，——凭肉体也就是凭肉体的视觉、听觉等种种感觉呀——这时候灵魂依靠的只是这种种感觉了，所以它就被肉体带进了变化无定的境界，就此迷失了防线，糊里糊涂、昏昏沉沉的像个醉汉了。"① 在柏拉图的伦理学中，他进一步指出理性必须克服身体的障碍。如何解决这个问题？柏拉图认为，我们必须重新回到纯粹的、有理性的灵魂同肉体相结合的缘由上来。对于灵魂和肉体的结合，柏拉图运用奥尔弗斯和毕达哥拉斯学派的神秘主义，对这一问题做了神话式的解释。造物主创造的纯粹的、有理性的灵魂曾处于一个星体上。但是，它有追求感官世界的欲望，被圈入肉体中，像被关进牢狱里一样。如果它顺利地克服了本性中这种较低级的欲望，它就会回到星体上去；否则，它将经过各种动物的肉体，越来越下沉，这就是灵魂轮回。如果灵魂在它的天国生活中抵制住欲念，它就会过超凡的生活，继续致力于沉思理念。实际的情况是它注定要经历净化的阶段。所以，若想得到纯净的灵魂，真正的哲学就是一种"死亡的练习"。那么，真正热爱智慧的人，经过这番考虑，都会认为：我们追求的终极目标是真理，但是拥有肉体的我们使得灵魂必然与肉体搅和在一起，这一定会干扰我们求真的进度。尽管我们的肉体为我们提供了保证我们生命机体的养分，但这样也滋养了无尽的如欲望、愚昧以及疾病带来的各种苦痛，这都成为我们寻真之旅的羁绊。"为了赚钱，引发了战争；为了肉体的享用，又不得不挣钱。我们都成这类事的奴隶了。"② 因此，哲学家作为爱智慧之人就是一群追求死亡状态的人。在柏拉图看来，死亡只不过是身体的死亡，唯有死亡才能使灵魂摆脱肉体的纠缠变得自由自在、轻松自如；也唯有让身体消失，才能获得永恒的真理。因此，身体就被柏拉图定格为"罪恶的渊薮""真理的绊脚石"。诚如柏拉图所说："因为带着肉体去探索任何事物，灵魂显然是要上当的。"③ 当我们进行哲学探索的时候，肉体上各种恶劣的东西就会纷至沓来干扰我们宁静的反思的灵魂，使得我们难以与真理相遇。这说明："要探求任何事物的真相，我们

---

① 柏拉图．斐多：柏拉图对话录［M］．杨绛，译．北京：中国国际广播出版社，2012：39.

② 柏拉图．斐多：柏拉图对话录［M］．杨绛，译．北京：中国国际广播出版社，2012：15.

③ 柏拉图．斐多：柏拉图对话录［M］．杨绛，译．北京：中国国际广播出版社，2012：13.

得甩掉肉体，全靠灵魂用心眼儿去看。"① 此外，柏拉图之所以拼命贬低身体，是因为他认为身体的欲求和冲动导致了人世间的罪恶和苦难。柏拉图在《高尔吉亚篇》中指出，"我们的身体是一个坟墓，住在里头的灵魂的性质是摇摆不定的"②。身体的欲望就像一个有裂缝的罐子，欲望之水永远难以装满。这成为人自身痛苦和罪恶的主要根源。同样，在《理想国》中的对话也显示了对身体欲望满足感的不屑与嗤之以鼻。对于柏拉图来讲，那些拥有智慧、真正充实的人，是不会听任肉体的野性快乐，甚至把身体健康等头等大事置之度外的。如果说柏拉图的两个世界的划分注定了理念世界高于现实世界的话，那么这种二元划分注定了灵魂优越于身体；如果说柏拉图哲学的使命是对隐而不显的理念进行挖掘的话，那么在这一挖掘过程中身体扮演了"绊脚石"的角色。感性的、身体的、艺术的东西，在柏拉图看来都是不可靠的，它们离真理遥遥无期。因此，对每个人而言："保证身体需要的那一类事物是不如保证灵魂需要的那一类事物真实和实在的。"③ 由此，在这样一个理性化、精神化的宇宙世界里，物质现象只不过是我们感官的对象，或者说是永恒理念的影子而已。这种物质现象不能持久存在，并无任何价值。而唯有理性或理念才是真正的存在，并具有永恒的意义。所以，理性是人类真正构成的要素，而肉体只不过是遏制灵魂、囚禁灵魂的"监狱"。人唯有冲破自身的牢笼，飞离世俗的尘世，才能进入美好的理念世界。在这里，感觉就是回忆过程中的一个启发、一种诱因，是引起、促进"回忆"的刺激因素。更重要的是，柏拉图把思想、知识、智慧、真理归于灵魂，把感觉与肉体联系在一起，在主张净化灵魂的时候，强调要摆脱感觉与肉体的干扰。他认为："当灵魂能够摆脱一切烦扰，比如在听觉、视觉、痛苦、各种快乐，亦即漠视身体，尽可能独立，在探讨实在的时候，避免一切与身体的接触和联系，这种时候灵魂肯定能最好地进行思考。"④ 因为肉体的各种需求、欲望是引发各种战争、争斗的原因，会玷污灵魂，阻碍灵魂获得知识和真理，"如果有身体相伴就不可能有纯粹的知识。在宇宙的生成论中，柏拉图指出，人

---

① 柏拉图.斐多：柏拉图对话录 [M].杨绛，译.北京：中国国际广播出版社，2012：15.

② 柏拉图.柏拉图全集：第2卷 [M].王晓朝，译.北京：人民出版社，2003：380.

③ 柏拉图.理想国 [M].郭斌和，张竹明，译.北京：商务印书馆，1996：375.

④ 柏拉图.斐多：柏拉图对话录 [M].杨绛，译.北京：中国国际广播出版社，2012：15.

的肉体是诸神中借取的一定比例的火、土、水、气结合而成的。在灵魂被植入肉体时，这四种元素的无序运动，造成了强大的'感觉'运动，扰乱了灵魂的理性运动，使得灵魂失去了控制和统驭的能力。因此，'灵魂在被装进可朽的肉体时开始是没有理智的'。后来无序运动减弱，灵魂运动平静下来而纳入轨道，能用正确的名字称呼相同的和相异的，于是它就又有了理性，这样，灵魂的拥有者成为理性的存在物"。因此，柏拉图主张："如果我们想要获得关于某事物的纯粹的知识，我们就必须摆脱肉体，由灵魂本身来对事物本身进行沉思。""仅当灵魂与身体分离，独立于身体，获得知识才是有可能的。"① 据此，他甚至认为，只有在死后才能获得知识和真理，因为死后，灵魂会与肉体分离，独立于身体，完全摆脱感觉的干扰。他把死亡看作"灵魂从身体中解脱和分离"，认为"灵魂解脱欲望主要或者只有在真正的哲学家那里才能看到"。事实上，哲学家的事业完全就在于使灵魂从身体中解脱和分离出来。所以，哲学家对死亡毫无畏惧，一点都不惊慌。这就是柏拉图的灵魂净化说。

尽管亚里士多德反对柏拉图的"理念学说"，用带有物质色彩的方式去追寻一个统一的世界，但是依然没给身体留下太多的空间以及对身体产生更多的重视。亚里士多德认为形而上学的问题，是要发现终极的本原。只不过，亚里士多德所谓的世界终极本原既不是德谟克利特飘动的原子，也不是柏拉图的理念，而是在二者之间走一条折中的道路。亚里士多德认为，柏拉图的理念是具有一定形式的实体存在，而德谟克利特的原子运动也总有一定的形式。因此，质料和形式构成了整个世界。在亚里士多德看来，生物具有"自然"，其运动根源在于灵魂。生物的形式就是灵魂，或灵魂的部分，或包含灵魂的某种东西。灵魂一旦离去，生物就不再是生物。研究灵魂，即使不研究整个灵魂也要研究决定生物之为生物的那部分灵魂，就是自然哲学家的职责了。此外，"自然"有双重含义，既指称"质料"，又指称"形式"本体，后者是包括动力因和目的因的本体。正是在后者这个意义上，整个灵魂或灵魂的部分就是生物的"自然"。正因为如此，自然哲学家关注灵魂胜于关注质料，因为不是质料使灵魂成为动物的"自然之所是"，而是灵魂使质料成为动物的"自然之所是"。这样，亚里士多德自然哲学的任务就是研究自然事物与质料不可分离的形式、运动、"何所为"及各种属性，借此把握事物"是其所是"的本质。自然界是一个真实的存

---

① 柏拉图．斐多：柏拉图对话录 [M]．杨绛，译．北京：中国国际广播出版社，2012：15.

在，人类认识的主要来源是对物质世界的感觉。这一唯物论的思想同样体现在亚里士多德的生物学中。在亚里士多德看来，在整个自然界甚至无机界中，凡是有生命痕迹的地方就有灵魂。有灵魂的各种等级和程度存在，同生命的各种形式相应。灵魂不能没有肉体，不能没有一个特定的肉体。灵魂和肉体构成一个不可分割的统一体。尽管如此，在他的哲学思想中，"归根结底形式或理念也是最本质的因素"①，他的思想让亚里士多德用性质、动力和目的论等来解释自然的时候仍然提出"肉体是器械或工具"②。既然肉体是工具，那么这个工具一定会有一个操作者，很显然，这个操作者就是灵魂。因此，"灵魂推动肉体，确定其结构；它是生命的元质（活力论）"③。走笔至此，我们能够看到，从古希腊宇宙本体论的形成历程来看，在理性作为古希腊哲学的逻辑主线的视域下，身体是处于配角地位的、是被蔑视的。苏格拉底、柏拉图以及亚里士多德都没有给肉体任何"翻身"的机会。古希腊哲学中理性高于感性、灵魂优位于肉体成为西方哲学"重心抑身"思想的真正滥觞。

一言以蔽之，古希腊哲学从探究客观世界的本质开始，后来逐渐地转向内部即转向人类自身进行人文主义的追问。古希腊哲学从自然到人类这一话题的转移使得精神成为这个时期哲学研究的主要议题。正是对人类思想和人类行为进行形而上学的追问中，古希腊人开出了一条朴素的理性主义的逻辑线路。这条逻辑线路在涤荡古希腊神话以宗教创世说中的神是掌管世界变换的诗性幻想的同时，也让理性化取代神性并把经验事实作为探索未知世界的逻辑原点，然而，身体则成为古希腊罗马哲学轻描淡写的角色，甚或被丢在偏远的角落而成为无人问津的"自在之物"，这是希腊哲学的主要精神。

2.2 信仰哲学中的"禁身"

2.2.1 古希腊哲学"寻租"

尽管基督教与希腊神话分属于两种文化传统的信仰体系，然而古希腊哲学

---

① 梯利. 西方哲学史 [M]. 北京：商务印书馆，2000：86.
② 梯利. 西方哲学史 [M]. 北京：商务印书馆，2000：91.
③ 梯利. 西方哲学史 [M]. 北京：商务印书馆，2000：86.

中的某种神学化因子，使得没落的古希腊哲学能够"寻租"到基督教这一信仰文化体系中，并能够形成一个新的哲学派别——基督教哲学。在基督教哲学形成的过程中，古希腊哲学与基督教的结合过程经历了最初的激烈冲突，中期的融合以及晚期的分裂几个阶段。最终，由于理性战胜信仰，西方哲学迎来了发展史上的第二次危机以及认知论哲学的转向。

　　哲学与基督教的融合并非一帆风顺。在基督教排挤哲学的众多事件中，以极端信仰主义德尔图良为代表。他认为，希腊哲学是一种类似于异教徒的智慧，人拥有了这种哲学智慧，甚至比异教徒更危险。故他在《申辩篇》中向统治者建议，应该把公开摒弃宗教崇拜的哲学家与虔诚信神的基督徒交换地位，用迫害虔诚信神的基督徒的方式对待哲学家才是公平的。在德尔图良看来，哲学家超越了基督教所谓信仰是上帝通过基督事件启示给人的真理的原则，探索了自己不该知道的东西，从而导致了哲学与基督教格格不入的现实。如德尔图良所说："不要知道你不该知道的，因为你该知道的已经知道。……对于信仰的规范来说，什么也不知道就是知道一切。"① 正是在这种意义上，哲学就成为一种多余的存在，完全被基督教徒弃若敝屣。德尔图良认为，哲学虽然也认识到了真理，但那是盲目幸运的结果，是那些"自信的人由于歪打正着找到了港湾，有时即便在昏暗中由于盲目的幸运发现了某个入口和出口"②。因此，他愤怒地说："这些人没有被送去喂野兽，其实完全应该这样做，因为他们是哲学家而不是基督徒。"③ 同样，德尔图良在《反异教信条》一书中就详细地论述了反对哲学的内在缘由。第一，哲学是针对现实世界的一种智慧，哲学的成果只是对自然与上帝旨意的一种轻率解读。它是"人与魔鬼"的学说。第二，异端之所以出现，是因为人们受到哲学的教唆。比如，诺斯替派创始人瓦伦提诺属于柏拉图主义学派，另一异端领袖马谢安出身于斯多亚派，伊壁鸠鲁派否认灵魂不朽，所有的哲学家都不相信尸身复活，斯多亚派的芝诺将神等同于物质，一切崇拜火的异教徒都与赫拉克利特有关。第三，哲学的理性推理方法是错误的途径。他毫不含糊地排除了基督教与哲学相结合的可能性："让斯多亚派、柏拉图、辩证法与基督教相混合的杂种滚开吧！我们在有了耶稣基督以后不再需要奇谈怪

---

① 德尔图良. 论异教徒的偏见 [M] //张志伟. 西方哲学史. 北京：中国人民大学出版社，2006：198.

② 张志伟. 西方哲学史 [M]. 北京：中国人民大学出版社，2002：198.

③ 赵敦华. 西方哲学简史 [M]. 北京：北京大学出版社，2001：121.

论，在欣赏了福音书之后不再需要探究。"① 后来，由于德尔图良脱离了正统教会而加入异端，教会最后采用的是把基督教与哲学相融合的理性辩护主义的立场，德尔图良的这种极端的信仰主义黯然退场。

尽管基督教与哲学之间冲突激烈，但是二者之间并非没有融合的基因。这个基因就在于被基督教奉为圭臬的《圣经》与希腊哲学的本质诉求有内在的相通性。脱胎于犹太教的基督教的《圣经》包括犹太教的经典《旧约》和记载耶稣基督及其使徒言行的《新约》即为明证。在基督教诞生之初，一些深谙希腊文化的犹太人就能够有意识地运用希腊语言去阐释《旧约》。此外，《新约》成书于希腊化地区，其不可避免地受到希腊哲学概念的影响。后来，《旧约》中至高无上的神——耶和华，在受到犹太教的创始者摩西询问其姓名时，耶和华说："我是我所是。"（I am who am.）众所周知，"是者"是希腊哲学致力认识的对象，也把最高的、唯一的原则或实体称为神。同样，在基督教向希腊化地区传播的过程中，也渗入希腊文化的因素。《新约》使徒书信的作者自觉不自觉地采用了希腊哲学的一些诸如"逻各斯""精神""灵魂"和"肉体"等概念来表达基督教义。尤其是《约翰福音》这部成书最晚的书更是富有哲理。它不但显示了与前三部福音书的不同，而且对耶稣和上帝的关系做了富有哲学的阐释。这就是注定的"道成肉身"学说。道成了肉身，住在我们中间，有恩典有真理。"道"即希腊文"逻各斯"的意译。有了这样一个机缘，护教士查士丁（Justin，100—165）率先提出了"基督教哲学"②的概念。在查士丁看来，"逻各斯"与上帝等同，"逻各斯"也是上帝内在理智和智慧的展示。因为，在上帝创造万物的时候，运用的就是"逻各斯"。"逻各斯"如同上帝般统治整个世界，并向世人启示真理。正是在"逻各斯"与上帝等同的关系上，他最终得出了"真哲学就是真宗教、真宗教就是真哲学"③的结论。接着，教父思想集大成者的奥古斯丁提出"基督教是真正的哲学"并完成"上帝存在的知识论证明"，再到安瑟尔谟的"信仰寻求理解"以及托马斯·阿奎那"欲信仰之，必先知之"的著名言论，就是基督教与希腊哲学、信仰与理性融合在一起的有力证明。此后，哲学与宗教、理性与信仰开始了崭新的结合。

① 赵敦华. 西方哲学简史［M］. 北京：北京大学出版社，2001：122

② ARMSTRONG A H. The Cambridge History of Later Greek and Early Medieval Philosophy［M］. London：Cambridge University Press，1967：198.

③ 张志伟. 西方哲学史［M］. 北京：中国人民大学出版社，2002：195.

2.2.2　信仰哲学的危机

综上所知，基督教哲学的建立滥觞于 2 世纪护教士的护教活动。在护教士学者维护基督教的正统地位，并与哲学、异教、异端展开的论战中，一些有文化教养的护教学者采用哲学去论证和捍卫自己的宗教信仰，从而成为基督教哲学得以形成的前提基础。不难发现，基督教与哲学的媾和是一种畸形的"姻缘"。因为，这种有问题的姻缘一开始就埋下了分离的因子。这一点，我们能从信仰与理性之间的排除、融合以及最终"分手"的历史发展脉络中发现问题的端倪。一方面，基督徒信仰的重要支撑是信仰者的情感体验以及自由意志，并通过施加一定的斋戒、静观等宗教实践去展示自己的宗教信仰。而哲学中的逻辑论证不仅使信仰者心生反感，而且使信仰陷入困境。这样，当宗教哲学内部展开理性论证的时候，宗教激进主义和神秘主义自然会使奥古斯丁的神秘光照论对理性加以驳斥，个体经验自然就成为宗教生活的主要格调，基督哲学内部的分裂就在所难免。另一方面，经院哲学中的唯名论和唯实论之间的论战早就预设了理性与信仰背离的历史命运。众所周知，唯名论和唯实论争论的焦点是一般与个别的关系问题。这个问题早在 3 世纪新柏拉图主义者波菲利的《亚里士多德范畴篇注释》中就已提出。它关涉共相性质的三个方面："共相是否独立存在，或者仅仅存在于理智之中？如果它们是独立存在，它们究竟是有形的，还是无形的？如果它们是无形的，它们究竟与感性事物相分离，还是存在于感性事物之中，并与之一致？"① 这就是蜚声西方哲学史的波菲利问题。唯名论代表洛色林认为只有殊相才是现实的存在，而共相只不过是一种表达思想的"声音"或"名词"。任何词汇都表示个别事物，而不能代表共相。唯实论的安瑟尔谟对洛色林的唯名论进行了反驳，认为殊相只是人从感觉出发，而没有通过理性抽象能力加工的产物。因而，这种殊相并不真实可靠。事物的真实性和良善性在于有了最高的真和善，而这个最高的真和善就是上帝。所以，感觉的对象并不存在，而唯有理性认识的共相才是最真实的，共相先于殊相而存在。威廉·奥卡姆认为唯实论从共相推论殊相是极端错误的。殊相是真实的、独立的存在。因为，如果共相"在物之先"，则与上帝从空无中创世相矛盾；如果共相"在物之中"，则它既是独立的实体又存在于众多事物之中，这也自相矛盾。所

---

① 赵敦华．西方哲学简史［M］．北京：北京大学出版社，2001：146.

以，共相只不过是存在于灵魂中的一种"被设想"之物，是概念、符号，现实中没有对应的实在对象。正如"奥卡姆剃刀"阐述的那样，"如无必要，勿增实体"。也就是说，在可感实体之外附加一层一般实体完全是多余的、冗杂的。所以，奥卡姆批判托马斯·阿奎那的唯实论，正如亚里士多德批判柏拉图的理念论一样，"实体形式""隐蔽的质""本质"等都应予以抛弃、剔除。邓·司各脱认为，共相是上帝心中的形式，应先于事物本身而存在，而存在于事物之中的本质和一般的特性是后于事物而存在；在托马斯观点的基础上，认为理性的真理与信仰的真理之间并非只有冲突，而是能够运用哲学知识维护信仰真理。当理性面对宗教的神秘特性而束手无策之际，信仰真理可以更好地弥补理性的缺陷。但是，邓·司各脱比托马斯对理性的限制更加深刻。他认为，理性不能证明关于神圣的性质、目的以及灵魂不死等命题。这些问题唯有在信仰的范围内才最有确定性。宗教信仰的根本目的不是去排除怀疑，而是排除使人信服的怀疑。因而，宗教不是揭示拯救世界的计划，而是一种实际的行动。这一点与哲学的论证以及理论的阐述具有本质区别。哲学作为一门独立的科学具有自身的学科特性，绝不是从属于神学的奴婢。能够看出，邓·司各脱在维护宗教信仰的同时，也为哲学走出宗教的束缚开辟了道路。

13 世纪之后的晚期经院哲学在承认上帝存在的基础上，开始反对用理性去思考与信仰，理性慢慢开始走向独立。理性独立的尝试使得哲学开始聚焦于自然、科学以及逻辑等领域，然而，宗教神学则完全归属于基督教信仰。正是在哲学与神学、理性与信仰的同盟土崩瓦解之后，经院哲学的解体、衰落的时代也随之而来。这样，肇始于教父哲学，再到经院哲学的建立，基督教哲学走过了漫长的 10 个多世纪，伴随着理性与信仰的冲突、融合以及分离，终于走向了自我命运的终极。早期的护教士对理性进行排斥，主要是为了神学体系的建立。中期的基督教包容理性，主要是为了让理性给信仰套上合理化的标签，因此护教士不得不利用哲学的词句、形式和内容。但是，哲学内在的理性化的诉求，与信仰哲学的分离是天生注定的。尤其是晚期的经院哲学为保证信仰的纯洁性而排挤了理性，这在保证基督教的优越性的同时，削弱了信仰。于是，宗教神学更加强调与信仰相关的意志、直觉以及神秘的情感体验。而哲学则将重心放在自然、科学以及实验等方面。正是在哲学与神学、理性与信仰分离的基础上，孕育了西方近代认知论哲学。

2.2.3 信仰哲学的禁锢之"身"

对身体的禁锢与蔑视滥觞于基督教中的所谓背负在人身上难以挥去的、逃之不脱的"原罪"（original sin）。在《圣经·创世纪》中，因为伊甸园中亚当和夏娃受到蛇的引诱偷吃禁果，而犯了弥天大罪。为了惩罚罪人亚当和夏娃，上帝不仅把二者赶出了伊甸园，而且亚当要饱受身体的劳役之苦，夏娃则要承受生育后代的分娩之痛，以解脱自我的罪责。不仅如此，作为亚当和夏娃的后代，人类也同样要遭遇生老病死之痛以及洪水、地震、瘟疫等自然灾难来清洗自我罪恶的灵魂，而且这种罪孽会世代相传，人将永负沉重的锁链。很显然，上帝对人类始祖之罪的惩罚是通过身体来实现的。因此，基督教中的原罪说与其说暴露了上帝的一个缺陷，不如说是个现实的身体问题。身体，在基督教哲学中已成为人类原罪的代名词。关于这一点，在保罗那里得到了充分的说明。在《罗马书》中，保罗认为人的肉体具有软弱性，时常会遭受死亡，也会行使罪恶行为。"我也知道，在我里头，就是我肉体之中，没有良善。因为立志为善由得我，只是行出来由不得我。"所以，"只有把自己完全献给神。让神完全掌管我们的肢体。才是神喜悦的"。一如《哥林多后书》指出，"亲爱的弟兄啊，我们既有这等应许，就当洁净自己，除去身体灵魂一切的污秽，敬畏神，得以成圣"，"也不要将你们的肢体献给罪作不义的器具。倒要像从死里复活的人，将自己献给神。并将肢体作义的器具献给神"。也就是说，保罗认为理智不是人的终极动力，身体也不是人的枷锁，而是献给上帝的活祭。之所以如此，是因为人们对肉体的随从必然导致体贴肉体的事情，人们对圣灵的随从必然导致体贴圣灵的事情。在保罗看来，人们一旦体贴了肉体就是与上帝为敌，必将走向灭亡；而体贴圣灵则意味着服从上帝，就会生命安康。

在基督教中，肉体被认为是一个房子或容器，里面可以有善住着，也可以有恶住着。肉体一旦有需要，就可能放纵邪情与恶欲。很显然，人作为一个有理性的动物，在有生之年很难做到不和肉身的情欲交往而保持所谓自身的纯洁。那么，做到自身纯洁的可靠途径就是压制身体，控制身体欲望、情感和冲动。只有身体成为灵魂宰制的对象，才能获得真理以及人生的幸福。诚如彭富春认为的那样，肉体与精神的重要区别在于肉体是人的动物性层面的展示，其特性是欲望、冲动和感性；而精神是人的理性层面的展示，其特性是控制感性，是思想的根据和原则。"肉体是人的动物性，是其欲望和冲动。精神就是人的理性，它作为思想的最高要素，……于是不是肉体规定精神，而是精神规定肉体。……这是柏拉图主义和基督教思想的基本原则。"① 随着古希腊哲学逐渐式微，宗教哲学逐渐成为社会主流思想之后，柏拉图"重心抑身"的观点逐渐流溢出古希腊传统，以宗教神学的改写方式得以流传。柏拉图哲学中的身心二元对立的观点，经由新柏拉图主义者、基督教领袖圣保罗，最终在基督教神学家奥古斯丁那里得到完善。仔细对比柏拉图哲学与中世纪基督教哲学，奥古斯丁神学中的上帝与柏拉图的"理念"极其相似。首先，柏拉图的神秘的"理念"与奥古斯丁基督教哲学中的上帝具有同一性，都具有至善的、不证自明的属性。其次，如同柏拉图把世界分为理念世界与世俗世界一样，奥古斯丁按照基督教神学的独特方式区分了上帝之城与世俗之城。理念世界与世俗世界不同的是，柏拉图主义主张的理念世界与世俗世界的对立只不过是灵魂与身体的对立，而奥古斯丁言说的上帝之城与世俗之城的差异在于是否获得上帝的拯救。也就是说，获得上帝救赎的人居住在上帝之城，而世俗之城居住着没有得到上帝宽恕的人。在奥古斯丁看来，只有对上帝爱，才能与上帝或者至善融合。而达到这个程度，就必须抛弃世俗之城那种短暂又片刻的欢愉，克制身体那种短暂的满足。对柏拉图来说，欲望的身体阻隔了永恒真理的获得；对奥古斯丁来说，欲望的身体则无法通达上帝之城，无法获得永世的幸福。基督教禁欲主义的帷幕在奥古斯丁那里徐徐拉开之后，修道院变成了禁锢人之身体的静谧的舞台。最后，基督教会与修道院那漫长的历史只不过是镌刻禁锢身体的历史。宗教的克己、修行无非是扑灭身体欲望之火的基本手段。世俗之人唯有通过斋戒或者苦修，方能得到上帝的饶恕，人类的幸福也方能如期而至。"灵魂活跃状态的前提，是身体的必要尘封。"在柏拉图与奥古斯丁所谓的身体和灵魂的二元对立的基本构架中，身体等同于多变、短暂、贪欲，并且与永恒、不朽、至善的真理格格不入。真理不仅永远优越于身体，而且身体永远与绝对的理念相隔万里。正是在这种逻辑推理之下，身体由古希腊时期倍受"轻视"的命运转为被"禁锢"的命运。这个时期的基督教哲学对身体的压制、禁锢程度已经远远超越了以往任何时期，"禁欲、苦修、忏悔与身体联系在一起"②。因而，与柏拉图哲学一样，宗教神学在灵魂或精神至上的旗帜下，身体就成了以上帝的名义疯狂

---

① 彭富春. 身体与身体美学 [J]. 哲学研究，2004（4）：59.
② 胡金木. 压制、隐匿与凸显：道德教育中的身体转向 [J]. 教育理论与实践，2007（19）：35-39.

压制和奴役的对象。身体从此被彻底打入冷宫，陷入万劫不复的深渊。

2.3 认知论哲学中的"隐身"

2.3.1 认知论哲学的形成

经过 15 世纪和 16 世纪文艺复兴时期的思想洗礼，西方哲学于 17 世纪和 18 世纪完成了认知论哲学的转向。这个时期的哲学家在理性精神的指导下，开始积极探索知识的起源、性质、对象等问题，并在前人没有涉足之处构建新的知识体系。正如笛卡尔所讲："如果我要想在科学上建立一些永恒的、经久的东西，就必须……重新从根本做起。"① 近代哲学家抱着"从头开始、从知识的基础"出发的态度，从两个线路展开了积极的哲学探索。经验论的代表如培根、霍布斯（Thomas Hobbes）、洛克（John Locke）、贝克莱（George Berkeley）和休谟（David Hume）等认为，人类知识的唯一来源是现实经验，并认为实验科学是知识来源的主要形式，主张通过实验和观察等手段去获得知识。所谓的真理就是观念与经验的一致。与经验论不同，唯理论的代表如笛卡尔、斯宾诺莎（Benedictde Spinoza）、莱布尼茨（Gottfried Wilhelm Leibniz）等认为，人的知识来源是天赋观念，并认为数学是知识的基本形式。唯理论并不看重观念与实验，而是倡导数学方法，认定观念内部的标准才是真理的标准。尽管二者都关注知识的基础问题，但是休谟的怀疑论以及唯理主义的独断论告诫这个时代迫切需要一种研究普遍和必然的知识的可能或不可能、来源、范围和界限的认识论。在康德看来，科学知识一方面离不开感觉经验的内容，另一方面具有普遍性的、必然的形式。二者结合才能形成科学知识。但是，康德认为"自在之物"作为人类经验的外部来源确实不能认识，对科学知识的形成起关键作用的是"自我"（主体）的"综合作用"。这种具有人类普遍意识的"综合作用"能够把具有多样性的东西统摄于普遍性、必然性之下，并在此基础上使科学知识得以形成。康德这种极力弥合经验论和唯理论的做法受到黑格尔的强烈反对。黑格尔认为，

---

① 北京大学哲学系外国哲学史教研室．西方哲学原著选读：上卷［M］．北京：商务印书馆，1981：366.

具有多样性的东西是相互对立并非彼此分离，因而不是真实的。在黑格尔看来，唯有具有普遍性的、必然性的才最真实。只不过，这种普遍性并不排斥特殊性，而是内含着特殊性的具体普遍性。或者说，这种普遍性与特殊性的有机结合就是一种个体。这种有机结合也可以称作并未脱离矛盾、对立的具体同一或对立统一。此外，作为一个客观唯心主义者的黑格尔认为，整个世界中只有精神才是最具普遍性、必然性的东西，是最真实的存在。而那些多样性的、单纯的、物质性的东西不具有普遍性，也不是真实的存在。可以说，在黑格尔哲学中离开精神则不真实和离开统一亦无真实这两条原则像一根红线贯穿其始终。能够看到，黑格尔哲学中"绝对精神"既真实又是对立的统一。黑格尔以"绝对精神"为逻辑起点，在延承费希特和谢林正反合的逻辑论证模式，构建了逻辑、自然和精神三个发展阶段，也就是从思维到存在、从主体到客体又到二者统一的过程，从而完成了唯心主义的思维与存在、主体与客体同一说。也就是说，一个黑格尔式的超现实的"较真式的思想王国""观念王国"① 得以建立。这样，认知论哲学也随着黑格尔哲学的"观念王国"的建立而日臻完善。

2.3.2　认知论哲学的危机

黑格尔之后，现代西方哲学面临失去研究对象的危险。19世纪自然科学革命使得传统哲学关于自然的研究成为累赘。孔德的"实证主义"驱赶了自然哲学的思辨性以及自然科学对物质的研究取代了哲学关于物质世界的一般性原理的结论。另外，20世纪初，冯特开创了心理学，其对人的精神现象的研究逐渐游离于哲学的领域之外。心理主义逐渐成为取代认识论、侵占西方哲学的最后地盘。这样，传统哲学就失去了三大传统主题——上帝、心灵和世界。这个时期，西方现代哲学呈现出一种门派林立、斑驳陆离的学术场景。与罗蒂把这个时期的哲学家形容成"好莱坞五分钟的明星"② 的观点不同，卡尔纳普曾不无揶揄地称这个时期的形而上学家的公众形象如同不会赚取金钱的律师，又如没有任何音乐才能的"音乐家"，并且各个哲学学派之间相互攻击，甚至以邻为

---

① 赵敦华. 西方哲学简史［M］. 北京：北京大学出版社，2001：123.
② RORTY R. The Consequences of Pragmatism［M］. Michigan：University of Minnesota Press，1982：216.

壑。这如同古希腊哲学晚期的相对主义的"无公度性"① 已经成为黑格尔哲学之后的新常态。现代西方整个哲学舞台上各个哲学学派之间并没有一个评价是非、良莠的统一标准。"相对主义的结果不是百家争鸣的繁荣，而是各行其是的芜杂。"②

面对现代西方哲学面临的学术困境，发端于 20 世纪的分析哲学和现象学一反西方传统哲学的研究对象，把数学基础问题、语言语义问题以及逻辑性质问题纳入哲学的研究视域，并由认知论哲学向"语言哲学"转变。在语言哲学家维特根斯坦看来，哲学的重要任务不是关注科学意义上的所谓真理，而是应该着重去"澄清"自然科学解释的那些观念和命题。因为，哲学一旦"澄明"了自然科学上的一些观念和命题，不但可以消解人类理智上的不安，而且可以为哲学指出一条自我救赎的疗愈路径。在维特根斯坦这一观点的指引下，现代西方哲学开始了语言哲学阶段的艰难探索。曾如维特根斯坦在"语言图像说"指出的那样，人类的哲学应该去寻求一种完美的语言，这种语言能够真实地反映世界的存在现状。并且，这种完美的语言就像一种实在的图像。因为图像与现实之间有一种共同的结构，这使得图像与实在现实是一一对应的关系。所以，我们能够通过"语言是图像""图像是实在的模型"这种逻辑关系去对"图像与实在之间是否符合"做出真理与谬误的决断。问题在于，这种"图像"式的语言建立必须彻底排除客体的干扰，又需要一个能够展示客体的"主体模型"。正是在这个意义上，维特根斯坦说："我的语言的界限意味着我的世界的界限。"③ 所以，语言哲学并不是必须对"人心"展开研究，而是关注命题的分析。维特根斯坦认为，命题各项之间的终极性联系的得出，关键在于命题分析得清楚、透彻，这就是"原子命题"，也是维特根斯坦语言哲学中的"真值函项论"的根本构成要素。这样便可以构造一个人工化的、理想化的逻辑语言，避免日常语言和形而上学语言的混乱状况。问题是，维特根斯坦的"真值函项论"旨在说明命题与命题之间的关系，是"语言的镜子模型"的内在构造逻辑，而维特根斯坦的"语言图像论"则旨在说明语言与实在之间的反映与被反映的

---

① 赵敦华. 20 世纪西方哲学的危机和出路 [J]. 北京大学学报（哲学社会科学版），1993（1）：53.

② 赵敦华. 20 世纪西方哲学的危机和出路 [J]. 北京大学学报（哲学社会科学版），1993（1）：53.

③ 维特根斯坦. 逻辑哲学论 [M]. 郭英，译. 北京：商务印书馆，1962：79.

"镜像关系"。不难看到，对于前期的维特根斯坦的语言哲学中的"镜子模型"只不过是改造了传统心灵主义和主体模型的"镜子隐喻"。因此，这个看似消解了一切哲学问题、主张"对不可说的东西保持沉默"的语言哲学实则给哲学划定了一个终极性语境。这就导致维特根斯坦一方面在对含混不清的日常用语表示不满的时候，去找寻一种更为精确的语言；另一方面认为科学语言中对不能言说的有限性只能保留在可以言说的世界里。如果说维特根斯坦前一方面是科学心态的话，那么后一方面便是触摸到了诗意思想的边缘。也就是说，能够说清楚的东西归属于科学的思想，而不能说清楚的东西归属于诗意的思想。维特根斯坦治疗现代哲学疾病开出的药方——"明镜"（图像）语言，实则把哲学定格在"澄明"含混的语言上。这样一来，维特根斯坦就像柏拉图把诗人逐出"理想国"那样把诗化的语言排挤到哲学的领域之外。可以说，尽管一个"语言的理想国"被维特根斯坦构造了出来，但是"镜子模型"的理想与现实生活的尖锐冲突一直困扰着维特根斯坦。维特根斯坦写道："说在哲学中我们考察一种与日常语言相反的理想语言，这种说法是错误的。因为这使得看起来好像我们认为我们可以对日常语言加以改进。然而日常语言是完全正确的。"① 对于这种思想上和现实上的矛盾，维特根斯坦以重出江湖的身姿于 1929 年重新改造其前期语言哲学，并提出了语言游戏说。可以说，语言游戏说是对前期语言图像说及其全部学说的彻底清算。如果说前期维特根斯坦的语言图像如同监狱把我们禁锢起来，那么后期维特根斯坦的语言游戏则致力于把这些图像监狱摧毁。这是说，前期维特根斯坦的《逻辑哲学论》变成了其后期《哲学研究》的众矢之的。"当哲学家使用字词——'知识''存有''客体''我''命题''名称'——并且想抓住本质时，我们必须时时这样问自己：这些词在一种语言中，在它们自己的老家中是否真的这样使用？"② 这一切都需要进一步核查哲学抽象化的"镜子模型"。通过这些核查，其目的不但要割除掉培根和笛卡尔包括以后哲学家关注的关于心灵的"镜子模型"，还要进一步摧毁维特根斯坦在前期研究中建立的理想化的语言的"镜子模型"。质言之，现在人们要做的首要之事是摆脱形而上学对字词乃至语言的束缚，并积极地运用到日常生活中去。毋庸置疑，"语言图像说"把主客二分的认识论模式转化为语言模式以及思维与存在能够同

---

① 穆尼茨. 当代分析哲学 [M]. 上海：复旦大学出版社，1986：322.
② 维特根斯坦. 哲学研究 [M]. 李步楼，译. 北京：商务印书馆，1996：72.

处一个逻辑空间，就这一点对整个传统形而上学造成了很大的冲击力和破坏力。但是，"语言图像说"并没有完全消弭主客二分的传统认识论和视觉隐喻。在后期的"语言游戏说"中，维特根斯坦主要阐释了哲学的任务不再是提供一套终极性话语和一套表象理论，而是使语言向人的回归、向生活世界靠拢。这就是说，把语言的生活形式作为哲学考察的焦点。维特根斯坦的"语言游戏说"强调语言的活动性，它是一种社会活动。从这些转变可以看出，维特根斯坦彻底根除了其前期思想中留存的"镜子模型"的狠劲，宣告了"语言表象论"的彻底破灭，也标志着对传统本质主义和实体主义根本性的倾覆，这是一种走出西方知识论的传统运思之路。

与西方语言哲学同时代兴起的是由胡塞尔发起的现象学运动。从现象学运动来看，胡塞尔由语言意义问题进入意识结构的分析、采用现象学方法建立意向性理论，进而构建了一套先验哲学体系。但是，在其晚期著作《欧洲科学危机和超验现象学》中，他说："最为重要的值得重视的世界，最早在伽利略那里就以数学的方式构成的理念存有的世界开始偷偷摸摸地取代了作为唯一实在的，通过知觉实际地被给予的、被经验到并能被经验到的世界，即我们的日常生活世界。"① 正是因为人类生活世界的模式被遮蔽，才成为近现代以来欧洲的种种问题和危机。所以，消解现代这些危机与问题，必须回归现实的"生活世界"。胡塞尔认为，生活世界是永远事先被给予的，永远事先存在的世界，一切目标以它为前提。既是在科学真理中被认知的普遍目标也是以它为前提。然而，胡塞尔并没有如期贯彻回归"生活世界"的哲学主旨，而是囿于西方传统哲学的路径陷入"唯我论"的窠臼难以自拔。与胡塞尔的"现象"——是在意向活动中显示出来的对象（意向事物或一般本质）不同，海德格尔认为，在对存在的意义思考之前，首先必须在存在有所作为的进程中洞察自我存在，即胡塞尔所说的"意向"。因此，现象学的中心问题不是认识论，而是存在论。在海德格尔看来，正是由于柏拉图主义以降的西方哲学反转了人与语言之间的关系，让语言从"它在"转换成了属我之物，遮蔽了存在。也正是语言最早模糊、晦蔽了存在的明显状态，从而使存在得以缺失成为可能。要澄明语言的真正内涵，就不得不掀转人与语言之间的关系，让语言成为"存在之家"从而召唤人的栖居。

① 胡塞尔. 欧洲科学危机和超验现象学［M］. 张庆熊，译. 上海：上海译文出版社，1988：59.

诚如海德格尔所说："当人思索存在时，存在也就进入了语言，语言是存在之家。人栖住于语言之家。"① 能够看出，从早期罗素的"摹状词"理论和维特根斯坦的"语言图像说"，到后期分析哲学中维特根斯坦的"语言游戏说"理论，从对西方现代人本主义哲学奠基者胡塞尔《逻辑研究》语言的意义问题的深入探索，到海德格尔的诗化存在论学说的推出，无不说明现代西方哲学这两大运动共同的哲学旨趣——回归"生活世界"。对于这种西方哲学研究范式的转换，一如张再林认为的那样，从现代哲学发展的历史方向来看，早期的现代哲学实现认识论到语言哲学的转向是一种哲学范式的更新，近现代哲学由抽象思辨转入生活世界则实现了哲学范式根本性革新，"即所谓的世俗化的转向"②。

之所以如此，是因为西方传统哲学包含着以"绝对意识"为基本价值取向的哲学精神，这种精神催生了两个前提预设，一是预想一个终极的、完美的未来世界作为现实世界的替代物，二是预想一个强大的实体或力量为实现终极目标做保证。这样，一条脱离现实生活、无视现实生命的逻辑线路就破壳而出。在实体形而上学看来，实体必须是绝对真实、完美的，是属于现象背后并决定现象的超验本质领域，并且实体具有统摄一切、永远在场的特性。因此，实体就成了给人们提供永恒超越历史的价值原则和价值框架。这种脱离现实生活世界的实体本体论在真理观上体现为绝对主义，在道德观上体现为道德理想主义，在哲学方法上体现为从观念出发的教条主义。在实体形而上学"同一性"思维模式下，西方传统哲学难以做到置身生活世界去叩问生命的价值和意义，更难以对个体生命的照顾与关怀以及对现实生活世界的创造性、超越性品格做进一步的澄明。正如罗伯特·所罗门（Robert C. Solomon）所言："先验自负的教训在于：为了合乎人性，我们不需要更多于人性的东西。"③ 很不幸，二战时期恶魔般的"奥斯维辛"将人类所谓实体形而上学"同一性"思维的神圣击打得粉碎。一如阿多尔诺所讲："奥斯维辛集中营证实纯粹同一性的哲学原理就是死亡。"④ 一旦不可一世的"同一性"战胜了"非同一性"、个人成为任由工具理

① HEIDEGGER M. Basic Writings [M]. KRELL D F, ed. New York：Routledge, 1977：193.
② 张再林. 身体哲学视野下的中国传统生命辩证法：兼论中西辩证法的理论之辨 [J]. 中国人民大学学报, 2013, 27（3）：39.
③ 所罗门. 1750 年以来的大陆哲学 [M]. 牛津：牛津大学出版社, 1988：202.
④ 阿多尔诺. 否定的辩证法 [M]. 张峰, 译. 重庆：重庆出版社, 1993：362.

性碾压的、无足轻重的存在者，"个体生命将成为'奥斯维辛'焚烧炉里的缕缕青烟"① 从烟囱里升上天空。反观古希腊哲学创立之初，其初衷是为"幸福生活"提供一劳永逸的基础和指导。对于这一点，无论从柏拉图对《理想国》的眷顾，还是亚里士多德对"至善圆融"生活的向往以及中世纪哲学对"上帝之城"的迷恋，我们都能明悟出哲学是把服务于人的幸福生活作为自己的重大使命。在对古代哲学初衷渐行渐远的近现代哲学的"形而上学批判"② 中，生命哲学的兴起无疑是对哲学发展内在悖论的彻底清算。重提生命的学术潮流，发端于尼采、叔本华，发展于狄尔泰、柏格森和齐美尔，直到梅洛·庞蒂彻底的身体本体论的建立，都表明了人们对现代哲学的反叛与对生命欲望的强烈诉求。在人们振聋发聩的呐喊中，近现代哲学唯有成为捍卫人的生命权益、推动人们的思想自由创造和生命幸福的智慧之学才是人间正道。这也是哲学的重大理论觉醒。

2.3.3　认识论哲学的隐匿之"身"

在中世纪末期，经过文艺复兴和宗教改革短暂的过渡后，基督教会逐渐被国家击退，理性逐渐取代信仰，世俗的景观得以重现人间。随着神学也逐渐让位于哲学和科学，身体也渐渐走出了宗教神学的禁锢。但是，尽管人们曾经在文艺复兴歌颂过身体，但身体并非文艺复兴的主角。文艺复兴主要是通过摧毁神性而恢复人性，并非解放身体。因此，尽管身体摆脱了神学的压制，但并未获得自我的完全解放。因为，与神学对立的不是身体而是知识。文艺复兴的任务就是激发人对知识的欲望，一举摧毁神学的同时去发现自然世界的奥秘。在通向知识世界之路不再是灵魂，而是一个意识、内心推算的理性世界。因此，在人们求真的道路上，身体并没有处于紧要位置。在西方认知论哲学转向之后，尽管人们从上帝的奴役当中解脱出来，成为自己的主人，但是身体并没有得到彻底的解放。这是因为近代哲学的理论自觉只不过是人的精神的觉醒，人的身体依然未摆脱受禁锢的困境，也并未成为现代哲学关注的对象。这一点，无论对于笛卡尔还是黑格尔来说，身体只不过是"灵魂""我"抑或"绝对理念"

---

① 贺来."奥斯维辛"与现代哲学考察现代哲学转向的一个重要参照系［J］.天津社会科学，2004（1）：29.
② 贺来."奥斯维辛"与现代哲学：考察现代哲学转向的一个重要参照系［J］.天津社会科学，2004（1）：15.

奴役的对象。所以，身体依然是"通往人的主体之途"的最大障碍。我们完全可以这样认为，发端于柏拉图、由奥古斯丁尽力发挥的对身体的蔑视、禁锢的思想，殆至笛卡尔领军的近代哲学已经被转换成身体被忽视、隐匿的历史命运。

毋庸置疑，笛卡尔是造成身体被隐匿这一历史命运的始作俑者。在这个以"怀疑"为哲学起点的哲学家看来，我们身体感觉到的诸如河流、天空、眼、手等都不是真实的，就像是梦中虚幻的东西一样，但是，笛卡尔认为唯一不是虚幻的就是我们对这些事物的思考本身。所以，笛卡尔发现了与自我须臾不可分离的东西——思想，这正是"我"得以存在的唯一凭证。"我是一个心灵，一个理智，……"① 为进一步说明此观点，笛卡尔把身体和心灵分属于两个不同的领域，物质具有广延性，但不能思考；心灵能思考但不广延。作为"我思故我在"的"我"只能是精神上的主体，意识哲学的秘密只能是心灵的秘密。尽管笛卡尔让哲学目光从自然转到了人内心，从而让主体性哲学代替了信仰哲学，上帝开始让位于人的主体。但是，在这一转变的路途中，身体被置换掉了。因为人的主体性的实质标签是思维，而不是具有广延性的身体。亦即笛卡尔为近代哲学设定主旋律的"令人无法决绝的反思的洞见"的"我思故我在"的这个"我思"是一种纯粹的精神行为，与身体毫无关涉。或者说，这个"我"是一种纯灵魂的"我"，一个无肉体存在的精神之"我"。尽管为调解身心之间的矛盾，笛卡尔设想了一个并不存在的人身心交汇点——"松果腺"，但这不是真正意义上的身心统一，而是一种难以解释身心交融问题的逃避。从表面来看，笛卡尔试图在身心一体上做努力，但实际上他难以放弃心灵高于肉体的初衷，身体只不过是由简单的、可分的事物构成的，分属于物质世界机械装置。笛卡尔式的身心统一需要心灵设想自己委身于肉体之中，也需要身体融入心灵，然而，这对笛卡尔来说是不可能的。因此，真正统一的缺席，"有着不过是简单的并置"②。同样，在康德批判哲学中也未见到身体的影子，黑格尔哲学中也仅仅把身体作为精神的外化物而稍做描述。"直接性的理念就是生命。"③ 作为灵魂的概念，在肉体里得以实现。尽管灵魂是凭借着肉体的外在性能够以直接地自己和自己加以普遍性的联系，但是肉体作为灵魂的特殊化代表除了表示在它那里

---

① 笛卡尔. 第一哲学沉思集 [M]. 徐陶，译. 北京：九州出版社，2007：47.
② 杨大春. 语言·身体·他者：当代法国哲学的三大主题 [M]. 北京：生活·读书·新知三联书店，2007：131.
③ 黑格尔. 小逻辑 [M]. 贺麟，译. 北京：商务印书馆，1980：404-405.

的概念规定外，不表示任何别的差别。因此，在黑格尔哲学的精神现象学那里，现实的人只不过被片面地成为意识和精神的抽象化身；人类社会历史也不过是意识与精神历史的缩影。人的身体只能在无尽的黑暗中苦苦挣扎，最终消失在无尽的"概念王国"中。遭受神学禁锢的身体还未来得及庆贺，却陷入了理性的铁笼，又一次被放逐、被边缘化。如汪民安所言："在中世纪，身体主要是遭到道德伦理的压制；而在宗教改革之后，尤其是从 17 世纪起，身体主要是受到知识的诘难。"① 由于理性之光取代了上帝之光，科学知识得到了人们的高度重视，并得到了前所未有的发展。信仰哲学对肉身的压制转换成了理性对非理性的漠视，身体在现代科学知识的话语体系下无从栖身。所以，在现代社会中的人们形成这样一种思维定式：科学知识是经过理性的思维加工形成的对纷繁复杂世界的"规律""本质"的真理性认识，而通过人的身体的感性经验则是对现实世界"现象"的肤浅的非确定认识。这样身体成了理性的对立面，备受科学知识的歧视。因而，现代西方哲学流行着这样一个公理：科学知识都是经由心灵的"反思"、理性的推算而得到的，而非身体的"有感而发"去获得。科学知识永远是理性事件，与身体无关。康德的"人为自然立法"则指理性的公然运用，身体显然难以完成这一重要使命。黑格尔在"绝对理念"之下建构庞大的逻辑哲学体系，完全是"精神自我"的理性演绎，显然没有给身体留下多余的地盘。尽管马克思认识到了意识不能离开物质基础，并认为身体现实问题是人类历史得以前行的重要推手，身体与社会历史破天荒地建立了一种政治经济学关系，不幸的是，身体在马克思那里并非历史的主角，意识主体也并非在历史的舞台上黯然退场。因为，马克思认为身体满足之外重要的是人性的惬意、精神的愉悦。人类历史最后的解放不外乎是人性从奴役的状态中解脱出来，人获得的自由无非是人性全面的解放。这里，"人性无论如何应该理解为一种精神的自治"②。由此，我们看到，在文艺复兴之后的西方哲学认知论哲学中，身体并未获得其应有的重要地位，充其量只是人得以活下来的、吃饭的一个经济学工具。身体一直处在灵魂和意识为它设置的灰暗地带迷茫、徘徊。如果说在古希腊，哲学家在身体与灵魂的悖论中贬低身体还能隐约看到身体的影子，在信仰哲学那里教会规训身体还会阐释为什么压制身体、怎样对身体实施苦修的话，

---

① 汪民安，陈永国. 身体转向 [J]. 外国文学，2004 (1)：36-44.
② 汪民安，陈永国. 身体转向 [J]. 外国文学，2004 (1)：36-44.

那么到了笛卡尔之后的意识哲学那里，在身体的"去神秘化"或者"祛魅"的过程中，由身体的在场蜕变为身体的缺席，身体被人类理性完全遮蔽和遗忘了。此前，人们之所以"轻视""禁锢"身体，是因为身体是一个问题，而现在的科学真理已经不再理睬身体，"理性因为身体的反智性而放逐身体。……其中一个最明显的事实是：身体被置换掉了"①。这样，西方传统哲学成为一场对身体由"轻视""禁锢"转变为"遗忘"的哲学闹剧。

<hr/>

① 汪民安，陈永国.身体转向 [J].外国文学，2004 (1)：39.

3 身体的解蔽

面对黑格尔哲学之后现代哲学门派林立的学术乱象，语言哲学以及现象学运动开出的"治疗药方"是回归"生活世界"。但是，胡塞尔哲学的先验性和语言哲学囿于语言与逻辑的纠缠，都难以实现这一哲学梦想。因为，回归"生活世界"就必须关心个体在世生存的体验与真理和价值的统一。很显然，意识哲学中阐释的理念、上帝以及纯粹意识不仅不能对这个问题做出更好的解答，而且胡塞尔的先验现象学以及语言哲学难以真正地落实到生活实践中去。这样，肇始于维科，经由费尔巴哈、尼采以及柏格森和梅洛·庞蒂等哲学家的努力，让一个备受诟病的身体一举成为消解现代哲学困境的不二法门，一场轰轰烈烈的"翻身"① 运动就此拉开了序幕。

3.1 肉体的复魅

3.1.1 维科："以'身'度物"

对身体的重视在意大利哲学家维柯（Giovanni Battista Vico）那里已经初见端倪。众所周知，在启蒙运动的后现代社会中，同样滋生着自我"异化"的文化因子。维科敏锐地察觉了这一"异化"迹象，并从历史出发考察了人的非理性存在。与笛卡尔"人天生具有理性"不同，维科认为人类历史是处于变动不居的过程，作为人的祖先——原始人类并不具有理性的能力。诚如他说："最初

---

① 刘小枫. 个体信仰与文化理论 [M]. 成都：四川人民出版社，1997：477.

的各民族都用诗性文字来思想，用寓言故事来说话，用象形文字来书写。"① 既然原始人具有非理性，那么笛卡尔的"人天生具有理性"就具有极大的欺骗性。"我思故我在"的"我在"不是根据理性的"我思"，而是一种肉体的理智。毫无疑问，维科这一振聋发聩般的呐喊无疑是对现代理性的一次彻底的反叛。人类历史并非一成不变的集合体，而是一个非静态的流变过程。人的理性也非先天存在，而是从人的非理性中衍生出来的。因此，人作为本初的存在并非理性的动物，而是非理性的动物。诚如维科认为的那样，从信仰哲学到近代哲学，人只不过是逃离了上帝禁锢而又堕入了主体哲学设置的工具理性化的"牢笼"。马克·里拉在他的《维柯：反现代的创生》一书中指出，维柯在 19 世纪和 20世纪最大的贡献就是把现代社会科学作为反现代的政治目的和宗教目的，尤其是他的如下直觉："作为次理性的动物的人的科学，可以成为证明人的理性有多么少的有效工具。"② 至此，我们将容易领悟到维柯的"新科学"是在告诫现代的我们："人需要从理性和哲学中解放出来，而不是通过它们来达到解放。"③虽然维科对现代理性的反叛直到 19 世纪才被人们觉察与认可，但正是在这个意义上，维科被以赛亚·柏林称为"反启蒙的先知"④。

众所周知，维柯不是严格意义上的美学家，但是他作为历史哲学家对现代工具理性至上思想的批判为身体走向哲学舞台的前端打下了坚实的理论基础。譬如，维科用"诗性智慧"来描述原始人的生存状态，并由此引申出"诗性思维""诗性文字""诗性政治"等一系列充满感性光辉的诗性话语。我国美学家朱光潜把这些"诗性思维"比作"形象思维"。那么，怎样理解维科的"诗性思维"？只要我们认真梳理维科对"诗性智慧"与"玄奥智慧"的区分就能发现答案。维科指出，"诗性智慧"是人存在的本真状态，它是感觉的、想象的；"玄奥智慧"是历史发展后的人的生存状态，它是理性的、抽象的。正是通过二者的区分，维科阐释了在原始人的世界中，"都凭一些有生命而哑口无言的实体，凭想象来构思事物的意象或观念"⑤。再通过这些意象或观念，原始人用具

①　维柯. 新科学：上 [M]. 朱光潜，译. 合肥：安徽教育出版社，2006：251.

②　里拉. 维柯：反现代的创生 [M]. 张小勇，译. 北京：新星出版社，2008：285.

③　里拉. 维柯：反现代的创生 [M]. 张小勇，译. 北京：新星出版社，2008：16.

④　以赛亚·柏林. 反潮流：观念史论文集 [M]. 冯克利，译. 南京：译林出版社，2011：144.

⑤　维柯. 新科学：上 [M]. 朱光潜，译. 合肥：安徽教育出版社，2006：252.

有自然意义的语言来表达自己。也就是说，原始人是用身体而不是用意识去感知世界、想象世界和表达世界。维科认为，只要稍加观察人类的语言就能发现所有语种在表达无生命的物体时均使用身体部位或者感觉、情欲来进行隐喻。例如，"用'首'（头）来表达顶或开始，用'额'或'肩'来表达一座山的部位，针和土豆都可以有'眼'，杯或壶都可以有'嘴'，耙、锯或梳都可以有'齿'，任何空隙或洞都可叫作'口'……"① 维科正是通过这数不胜数的类比表达了这样一种思想——人在自我的懵懂中与世界万物融为一体，并在无知中成为权衡其他一切事物的标准。世界的样子就是人自身的样子。因此，诚如维科所说："正如理性的玄学有一种教义，说人通过理解一切事物来变成一切事物，这种想象性的玄学都显示出人凭不了解一切事物而变成了一切事物。这后一个命题也许比前一个命题更真实，因为人在理解时就展开他的心智，把事物吸收进来，而人在不理解时却凭自己来造出事物，而且通过把自己变形成事物，也就变成了那些事物。"② 正因如此，维科非常推崇指出古希腊盲诗人荷马，因为在荷马的诗句中不是玄奥的智慧，而是纯粹的诗性智慧。这主要是指人类在极度贫困、毫无文字记录的状况下，每个民族都只能用肉身去感知事物，并通过自身的想象力去放大、领悟这些事物，进而用敏锐的巧智保存这些想象性的类概念。尽管这几种功能固然属于心灵，但是，这些"不过都根植于肉体，从肉体中吸取力量"③。维科与其说在对理性社会深思的基础上对理性压制感性进行了申辩，毋宁说是在进行一种"以身度物"，让肉体喊出了反叛理性之振聋发聩的呼声。

3.1.2 费尔巴哈："血肉之躯"

虽然维柯对身体的先知先觉在他那个时代显得格格不入，但是两个世纪之后关于身体的问题首先在费尔巴哈那里得到了进一步阐明。与维科反对现代理性主义的立足点不同，费尔巴哈人本学的建构是从批判黑格尔哲学开始的。费尔巴哈认为，人与人的思维等现实一切的总和都是自然的产物。黑格尔颠倒了自然和思维的关系，"把第二性的东西当作第一性的东西，而对真正第一性的东

---

① 维柯. 新科学：上 [M]. 朱光潜，译. 合肥：安徽教育出版社，2006：200-201.
② 维柯. 新科学：上 [M]. 朱光潜，译. 合肥：安徽教育出版社，2006：200-201.
③ 维柯. 新科学：上 [M]. 朱光潜，译. 合肥：安徽教育出版社，2006：144.

西或者不予理睬，或者当作从属的东西抛在一边"①。这是导致黑格尔哲学错误的根源。在费尔巴哈看来，作为第一性的自然与作为第二性的思维具有本质的区别。此外，黑格尔提出的作为绝对理念并未实现存在与思维的统一。黑格尔宣讲的统一只不过是在思辨领域中的统一。诚如费尔巴哈讽刺黑格尔哲学时说："从精神里面推出自然，……等于处女不与男子交媾仅仅凭着圣灵生出救世主……用语言使瞎子复明。"② 费尔巴哈通过以直观对思辨、第一性与第二性之辩提出了自己人本学的哲学思想。与黑格尔哲学不关注人的生命感性的物质存在不同，费尔巴哈认为自我感觉通常是自我生理机体的一种反应，这种反应不是一种抽象的、孤立的自我感觉，而是与我的心脏、大脑联系在一起的身体行动。因为，"身体虽然由许多部分组成，但它是'统一的物体'，个体的、有机的统一"③。在灵魂与肉体的关系上，尽管费尔巴哈并没有反对灵魂的存在，但是灵魂的存在却离不开人的肉体，而是"内部的东西一定表现到外部来"④。在这个意义上，我们可以说身体成就了灵魂，而不是相反。能够看出，费尔巴哈把人的存在看作一种感性的存在，这种感性的存在是身体的存在。如费尔巴哈所说："身体是人的存在；夺去身体便是夺去存在；谁若是已经无感性的，谁就已经不存在。"⑤ 需要指出的是，费尔巴哈这种身体的存在与笛卡尔以及法国哲学家拉美特利把身体下降为机械性的物质机器不同，费尔巴哈认为身体并不是一具冰冷的躯体，而是作为一种对抗理性推理的感性存在。"理性是推断，但正因为如此，无论这个推断的前提或结论都具有感性的本质；理性的事情只是作为它们之间的中介、联系，即给本质加上联系，而不是创造本质。"⑥

诚如费尔巴哈认为的那样，哲学是对现实世界进行研究的一门科学，然而，

---

① 北京大学哲学系外国哲学史教研室．西方哲学原著选读：下卷 [M]．北京：商务印书馆，1982：455.

② 费尔巴哈．费尔巴哈哲学著作选集：下卷 [M]．北京：生活·读书·新知三联书店，1959：477.

③ 费尔巴哈．费尔巴哈哲学著作选：上卷 [M]．荣震华，李金山，等译．北京：商务印书馆，1984：201.

④ 费尔巴哈．费尔巴哈哲学著作选：上卷 [M]．荣震华，李金山，等译．北京：商务印书馆，1984：207.

⑤ 费尔巴哈．费尔巴哈哲学著作选：上卷 [M]．荣震华，李金山，等译．北京：商务印书馆，1984：213.

⑥ 费尔巴哈．费尔巴哈哲学著作选：上卷 [M]．荣震华，李金山，等译．北京：商务印书馆，1984：218-219.

作为现实的总和只不过是自然的一种展现。所以，哲学要揭示自然的秘密则必须以人为起始点。因为，人既是自然界的一部分，又是自然界的本质。人的存在是一种感性直观的物质存在。这种感性直观的物质存在首先表现为身体的存在，因此，"身体是人的存在"①。费尔巴哈说："自我感觉经常是特定的自我的感觉，……我从来不曾没有头脑而思维，从来不曾没有心脏而感觉。"叔本华发现人的身体直接表现了"生命意志"。对他来说，身体并不是笛卡尔哲学里的灵魂的"寄居物"，而是一种先于灵魂的存在物。人们现在可以看到这样的事实，那就是身体是以双重的方式出现的。也就是说，意志的行为同身体的反应在同一当下产生。正像意志作为每个人熟悉的东西呈现在面前那样，身体确实是每个人最实在的、最现实的东西的存在。然而，身体作为现实的存在并非具有客观认识的本质，而是如同人感受疼痛那样的直接经验。所以，身体体验是采用直接的方式，而非以主客二分的方式发生的。由于叔本华减弱了主体—客体的双元论，身体这个话题就获得了哲学上特别重要的地位。人们对客观事物的认识——对康德来说是唯一的认识方式——通过作为一个"直接客体"的身体的经验得到补充。费迪南·费尔曼在《生命哲学》中提出，叔本华用产生深刻印象的图像充分表达这一点。我们已经不能从外部来得知事物的本质，无论怎么研究，得到的都仅仅是图像和名字。人们就像一个环绕宫殿打转的人，这个人怎么也找不到入口，只能去画房屋的正面图。这就是客观认识的情况，在这种认识中，因为世界是表现的内聚，所以永远是外部的。也就是说，如果身体世界不仅是我们的表象，而且是更多的东西，那么这更多的现实只能在身体经验中获得。同样，身体经验也构成了进入真正现实的大门，这种真正现实就是事物的内在本质。当意识哲学把身体贬斥为无爱恨情仇的、僵化的机器部件堆砌物的时候，费尔巴哈的人本学却把身体当作一个有血有肉、充满欲望冲动的感性存在。

显然，费尔巴哈的人本学是一种带有形而上学色彩的唯物主义。尽管马克思曾经批判过费尔巴哈的这种感性化的、而非思辨的唯物主义，然而，也正是这种感性化的唯物主义把人看作一个感性的身体存在并以感性直观的形式去认知真理，使费尔巴哈对身体与灵魂、肉体和精神的二元论、"扬心抑身"的意识

---

① 费尔巴哈. 费尔巴哈哲学著作选：上卷 [M]. 荣震华，李金山，等译. 北京：商务印书馆，1984：213.

哲学进行了摧枯拉朽的革命，也使得费尔巴哈的人本主义成为后现代身体革命的时代先声。一如他对自己的人本主义如此评价道：近代哲学中的所谓唯物主义、唯心主义派别乃至心理学和生理学都不是真正的真理，因为唯有人本学的观点才能使我们真正地理解整体性和个别性。"只有感性、直观的观点是真理……"① 这是费尔巴哈哲学发出的肺腑之声。

3.1.3　尼采："'醉'之肉身"

如果说维科通过从历史的角度考察了人的非理性，费尔巴哈通过把人当作一种感性直观的物质存在去抵制理性的话，那么尼采——这个不合时宜的哲学家——则直接扯断了身体与意识对立的哲学叙事的线索，让这一若隐若现的肉体成为后现代哲学一根鲜明的思想经脉。尼采通过挖掘古希腊神狄奥尼索斯形象中的"酒神精神"发现："肉体是一个大的理性……"②，"'身体乃是比陈旧的灵魂更具令人惊异的思想'，'对身体的信仰始终胜于对精神的信仰'"③。尼采在他的文学著作《悲剧的诞生》中重提狄奥尼索斯，与其说是尼采对古希腊"酒神精神"的大力推崇，不如说是狄奥尼索斯艺术与阿波罗艺术相对立又彼此融合彰显了一个原始的、奔放的、生命力的狂喜。这种原始的生命让人能在奔放中获得前所未有的满足。尼采心仪的狄奥尼索斯是一个奔动不息的生命力，也是洋溢着热情生命的身体符号。在尼采看来，真正的悲剧艺术应该是一种"肉体的想象力"（维科语）。在这种肉体的想象力中，"不仅人与人之间得以重新缔结联盟，连那疏远的、敌意的或者被征服的自然，也重新庆祝它与自己失散之子——人类的和解节日"④。正是从狄奥尼索斯出发，尼采发现了身体的秘密，并高呼"我完完全全是肉体，此外什么也不是"⑤。在尼采近乎疯人般的呼喊中，身体从灵魂的遮蔽中走向澄明，并在西方传统哲学的舞台上崭露头角。为此，尼采区分了人类社会历史中的三类文化：一类是理性文化，以苏格拉底、柏拉图为代表；一类是给人以审美假象的阿波罗文化；一类是狄奥尼索斯艺术

① 费尔巴哈. 费尔巴哈哲学著作选：上卷 [M]. 荣震华，李金山，等译. 北京：商务印书馆，1984：205.
② 尼采. 权力意志 [M]. 张念东，凌素心，译. 北京：中央编译出版社，2000：64.
③ 尼采. 权力意志 [M]. 张念东，凌素心，译. 北京：中央编译出版社，2000：49.
④ 尼采. 悲剧的诞生 [M]. 孙周兴，译. 北京：商务印书馆，2012：25.
⑤ 尼采. 查拉图斯特拉如是说 [M]. 孙周兴，译. 上海：上海人民出版社，2009：33.

式的悲剧文化。在尼采看来，悲剧艺术代表了古希腊戏剧的最高成就，它能使人在一种醉的迷狂中、一种紧张狂喜的状态中和世界进行交流与沟通。人的生命也在这种醉的艺术中得到拓展和更新。正如尼采宣称的那样，酒神文化的内在本质是让希腊人在身体思考、表达和自我展示中重回人类本初状态，并在身体的思考中表达、展现自我。不难发现，尼采的这种表述的宗旨与维科在考察异教世界——"最初各民族都用诗性文字来思想，用寓言故事来说话，用象形文字来书写"① 的表述可谓百虑一致、秘响旁通。

此外，尼采对狄奥尼索斯艺术的崇拜是对理性割裂人与自然关系的一种批判。尼采认为"神秘苏格拉底主义"用逻辑代替了直觉体验、用理性代替了感性，使人脱离了自然，身体的自然属性受到禁锢。灵魂的不朽使人的自我不断膨胀，最终导致人的身体失去了灵性和活力，而成为惰性的身体。我们通过狄奥尼索斯悲剧艺术可以让人在醉的狂热、颤动中与自然热情相拥，并且让"人这种最高贵的陶土，这种最可珍爱的大理石"② 在酒神艺术的迷狂中去感悟人生的狂喜与满足。为此，伊格尔顿说："正是肉体而不是精神在诠释着这个世界……"③ 正是这样，世界被尼采砍削成各种大小心仪的条条块块，并给予哲学条块以相应的含义。同样，基督教也没逃脱尼采批判的视野。尼采认为，中世纪的禁欲主义和苦行主义的本质就是基督教把身体当作"原罪"的身体。身体不但要承受惩罚以获得救赎，而且被当作阻碍灵魂获得安宁和永恒幸福的羁绊。正是在基督教"原罪"教旨的指导下，身体难逃被压制与禁锢的命运。一旦身体受到压制，人就会不断丧失自我，强大的生命力难以彰显。所以，尼采极力提倡回到苏格拉底之前的诸神遍在的时代，用酒神精神反叛阿波罗精神，从而让人的生命价值真正得以实现。

同样，尼采对于身体的大力推崇与对大地的歌颂是密不可分的。尼采说："从前，亵渎上帝是最大的亵渎，……现在，最可怕的亵渎就是对于大地的亵渎，就是对于玄妙莫测之物的内在的高度敬重，高于对大地意义的敬重！"④ 如果我们想真正理解尼采对大地的歌颂，就不得不充分认识柏拉图思想。柏拉图

① 维柯. 新科学：上［M］. 朱光潜，译. 合肥：安徽教育出版社，2006：251.
② 尼采. 悲剧的诞生［M］. 孙周兴，译. 北京：商务印书馆，2012：26.
③ 特里·伊格尔顿. 美学意识形态：修订版［M］. 王杰，傅德根，麦永雄，译. 桂林：广西师范大学出版社，1997：227.
④ 尼采. 查拉图斯特拉如是说［M］. 孙周兴，译. 上海：上海人民出版社，2009：7.

秉承苏格拉底的思想，对灵魂的优先地位进行了确立，导致了肉体与灵魂的对立，从而认为"肉体只不过是灵魂的一个'载体'，而且对于灵魂力量的自由发展实际上是一种妨碍"①。在柏拉图设定的这个超越感觉的世界里，精神不断地被流射出来，并且精神不断向下流射，最后形成灵魂。灵魂去创造整个物质世界。大地在整个世界的层级中处于最低等的层次，不仅分有的理念最少，而且会妨碍灵魂对上帝的冥思，所以应当受到鄙弃。与柏拉图哲学的逻辑线路不同，尼采的大地学说不仅彻底击垮了真理位于世界线性发展层级的最高地位，也使柏拉图哲学中自上而下的分有学说变得荡然无存、销声匿迹。与柏拉图提出的真理至高无上的观点相异，尼采认为世界万物最根本的基础是大地，真理只不过是大地孕育的一种结果。诚如尼采认为的那样，我们应该把曾经失去的德行重新放回大地，唯其如此，我们才能真正实现对身体和生命的回归。"使得它能为大地赋予意义，一种人类的意义！"② 在尼采看来，除了大地本身拥有的本根性、宽容性以及丰富性之外，大地还具有疗愈人的身心疾苦的功效。一如尼采所说："大地还当成为一个康复之所！"③ 应该说，自柏拉图哲学以降的西方哲学是以逻辑论证的理性手段彻底打乱了人自我生命的律动。人在固定的逻辑、演绎的模式中扼杀了自我创造、自我实现的任何可能。正是这样，现代人类迷失在理性建构的"迷宫"中。身体日渐丧失，科技不但要绑架基督教，而且日益成为监禁现代人的帮凶。因此，现代人必须回归大地，在大地的新鲜气息中，让人类摆脱"虚弱""饥饿"与"恶劣"。尼采哲学中的查拉图斯特拉这位先知，不仅热爱森林，而且能与森林的花草鸟虫、山川溪流和谐相处，城市对他来说充满了厌恶。他说："在城市里生活是不妙的，那里有太多发情的人。"④ 因而，相对于柏拉图的哲学——这种天空哲学而言，尼采哲学就是一种大地哲学。

不管是对酒神精神的颂扬，还是对大地哲学的阐释，尼采批判的目的都是让压抑的身体解放出来，恢复其应有的创造力。在尼采看来，如果人的生命内部存有精神、灵魂的话，那么这些精神和灵魂只不过是生命之力的派生物，其

---

① 特里·伊格尔顿. 美学意识形态：修订版 [M]. 王杰，傅德根，麦永雄，译. 桂林：广西师范大学出版社，1997：227.

② 尼采. 查拉图斯特拉如是说 [M]. 孙周兴，译. 上海：上海人民出版社，2009：95.

③ 尼采. 查拉图斯特拉如是说 [M]. 孙周兴，译. 上海：上海人民出版社，2009：96.

④ 尼采. 查拉图斯特拉如是说 [M]. 孙周兴，译. 上海：上海人民出版社，2009：63.

并不具有决定作用。在尼采的哲学视野中，力和身体相互表达，力是身体之力，而身体是力的身体。身体和力属于生成范畴，而非存在范畴；它们是偶然的，而非必然的；是自然主宰的，而非文化驯养的；是感性的，而非理性的；是差异的，而非统一的；是片段的，而非整体的；是此刻和瞬间的，而非目的论和终结论的；是跳着快乐的、欢心舞蹈的，而非肩挑重负的、愁容满面的；是自我永恒强化和增长的，而非自我贬黜和衰败的；是积累和释放的、反复轮回的，而非一劳永逸的、结构稳定的。正是身体具有这些特点，被柏拉图看作谎言所在，而非真理所在；被基督教看作罪恶所在，而非美德、价值和意义所在；被民主启蒙看作感性和谬误所在，而非知识和理性所在。尼采的伟大使命就是要为这些在哲学史长期被压制的东西恢复声誉，就是要为身体和力恢复名誉，让一度被贬值的东西重新奠定价值，对一切的价值重新评估。因而，身体在尼采的手中得以自足的运转。这样，身体一反西方传统哲学的贬斥与压抑，成为世间万物一切行为的检测依据。西方传统哲学中所谓的真理与知识也开始闪烁着肉体的光芒，身体不再被认为是"罪恶的渊薮""臭皮囊"而备受责备甚至弃若敝屣，也不再遭受"轻视""禁锢"以及被"遗忘"的悲惨命运。以身体为根基的生命是充盈的、强健的、有力的，而非柏拉图主义把生命看作匮乏的、孱弱的、衰迈的，也非基督教式的否定性力量。柏拉图主义拼命地谴责感性世界，而尼采却极力肯定感性世界。如果说柏拉图尊崇以知识和理念组成的世界是真实的世界，以身体情感、欲望组成的感性世界为虚假的世界的话，那么尼采认为这些"真实的"和"虚假的"概念也必须换位，肯定身体的就是真实的，否定生命的就是虚假。诚如尼采所讲："虚假的世界是唯一的世界。"①尼采之后，福柯的"驯服的身体"、德勒兹的"无器官的身体"都直接延续了尼采的"身体"理论，从不同视角对身体的价值进行了积极的肯定。唯有站在身体的视角去分析、把握世界，才能真正地认识世界，身体是认知世界的源头和尺度，世界的问题应该始于身体。可见，身体在经历了被压制的卑贱状态与被隐匿的卑微状态之后，终于成为后现代哲学舞台一个耀眼的明星，也成为哲学学界难以绕开的学术话题。

---

① 尼采. 偶像的黄昏 [M]. 周国平，译. 北京：光明日报出版社，1996：21.

3.2　身心二元的消解

不难发现，维科从历史发展的根源上探索身体的重要性，这只是对身体解放初步的探索；费尔巴哈提出的感性的身体，也只是停留在生物性的肉体层面；尼采通过对狄奥尼索斯酒神精神和大地哲学的大力提撕，最终导致了虚无主义的产生。让人匪夷所思的是，尼采一旦用酒神精神对抗基督教，这种对抗一方面让现代理性变得异常强大，另一方面加深了虚无主义的广阔蔓延。因此，尼采对身体的解放一方面批判现代性从而开启了后现代的大门，另一方面助长了虚无主义对现代人的侵蚀。由此看出，对现代社会理性的批判不是仅靠非理性的批判，而是应该入手现代性的内部，重新挖掘现代话语中的反话语。尼采身体哲学的矛头直指柏拉图、笛卡尔、黑格尔建构的意识哲学体系，在于过分强调古代哲学源头的始发性。这一切都在一定程度上释放了身体哲学的消解力量。但是，诚如哈贝马斯所言："它不是克服现代性的，而是把现代性内部固有的反话语重新挖掘出来，并把它从黑格尔和尼采之间毫无意义的对峙当中解脱出来。"① 这些哲人的身体理论的缺陷告诉我们，唯有冲破身心二元对立的思维范式，让身体成为真正的主体，才能让一个有血有肉的、带有生命色彩的身体哲学绽放出灿烂的光彩。

3.2.1　狄尔泰："体验"中的身心和解

随着 19 世纪末期人们对实证主义和理性主义质疑的声音此起彼伏，理性能不能被具体体验成为对黑格尔理性哲学重新审视的重要问题。这个问题的起因来源于异化的经验。马克思首先在经济学的理论中提出了这种异化。从心理学的层面上来说，人类对自己的智力的启动过程明显感到难以应对，以致现代人对尊崇的理性已经失去了往昔的安全性，现代人也开始在缺失了大地根基的悬空中摇晃。正是在这种摇晃过程中，人进入了一个亦真亦幻、亦虚亦实的险境中。尼采用很形象的文字描述了这种状态："在梦中，骑在老虎的背上行走。"②

---

① 哈贝马斯 . 现代性的哲学话语 ［M］. 曹卫东，译 . 南京：译林出版社，2011：362.
② 尼采 . 尼采遗稿 ［M］. 赵蕾莲，译 . 哈尔滨：黑龙江教育出版社，2012：9.

那么，现代人失去的那个安全感的土壤是什么？对于尼采和叔本华这些能够敏锐嗅到新时代之音的哲学天才来说，他们纷纷把问题的症结指向了"生命"。正是理性哲学失去了对生命的关注，使哲学成为脱离人间的神仙之学，也正是蔑视了生命的存在，才使现代人类倍感不安和威胁。诚如叔本华所指出的，"认识论的唯心主义已经不再能清楚地区隔梦境和现实，世界就像一个舞台：拿走一块布景，就会出现另一块布景"。① 毫无疑问，一个关于生命的世界布景即将展开。

只要谈到生命，我们就不得不提到作为 20 世纪第一个出现的非理性主义的哲学流派——生命哲学。从 18 世纪 70 年代德国的"狂飙突进运动"到新浪漫主义文学提出"生命"口号，生命哲学家对生命进行了不同视角的解读。这些对生命解读的旨趣是反对科学主义和理性主义的思维方式导致的人的生命的机械化、均质化以及人性的泯灭、生命价值的缺失的后果，提倡关注和肯定人的生命意义和价值，强调一种超越理性、支配生命的创造力，并关注生命的整全性。被人称为"人文科学领域里的牛顿"② 的生命哲学家威廉·狄尔泰（Wilhelm Dilthey）以发挥和改造康德对理性的批判作为他哲学理论的出发点，用历史理性批判取代康德的纯粹理性批判来建构自己的生命哲学。在狄尔泰看来，社会和历史的存在只不过是人的一种存在的缩影。哲学作为关注人存在的智慧之学，就不得不去关注个体如何获得幸福和生活得更好的问题。显然，意识哲学追寻的理念、绝对精神、上帝以及纯粹意识都难以解决这个问题。因此，以往的哲学家把追求普遍性的、整齐划一的形而上学运用于现实生活世界，并企图去化解生命难题、生活困境，这是注定要失败的。"它（形而上学）的目标是解决世界之谜和生命之谜，同时，它又为了具有普遍有效性而奋斗。它一面转向宗教与诗歌，另一面又转向各种具体科学。就它本身而言，形而上学既不是这些科学意义上的一门科学，也不是艺术或者宗教。"③ 从古希腊哲学开始，普遍有效的问题就一直是哲学家致力的方向。然而，这种努力的结果让我们看到，西方哲学家抑或用理性去诠释存在的意义，抑或用上帝之手让人们进行自我救赎，抑或通过理性的逻辑推理追问个体存在的真理。让人匪夷所思的是，这些方案在失去了个体存在之本切的体验和生命的律动之后只能与通达生命存

---

① 费尔曼. 生命哲学 ［M］. 李健鸣，译. 北京：华夏出版社，2000：26.

② 狄尔泰：在形而上学与非形而上学之间 ［J］. 哲学研究，2002（12）：21.

③ 狄尔泰. 历史中的意义 ［M］. 艾彦，逸飞，译. 北京：中国城市出版社，2001：264.

在的本真意义相去甚远。因为，这个体存在的生命体验的偶然性和暂时性与意识哲学家使用的普遍性法则总是那么格格不入，难以取得理想效果。诚如刘小枫说："普遍的理性化，无异于普遍地遗忘人的感性生存……诗人出来取代哲学家，就不但合法，而且也是诗人的圣职。"① 所以，狄尔泰的"诗化哲学"就是对以往这种形而上学对现实问题提供的方案的彻底反叛。让精神科学成为摆脱形而上学魔障的唯一手段。在人类生命的流程中，找寻生命本质和存在的价值。

在狄尔泰看来，精神科学是人本身的精神（心灵）活动的产物，其对象是由人的精神直接体验到内在的实在，这能够被人真真切切把握。他认为，在让哲学能作为"现实的分析"阐明认识的条件以前，关键是要看到"完整的、全部的、没有受到破坏的经验"②。因而，狄尔泰把"体验"看作生命的"伟大事实"，哲学就要从这里出发。从人类文明发展的历史来看，"体验"一词源自古老概念"经历"（erleben）。其本义是在某一事情发生时，当下的认知主体与对象直接关联而得到的一种体验。应该说，这种体验就是人的经验的唯一来源。需要指出的是，这种"体验"并非如一种感觉物或表象物那样对立于我，而是一种通过我们自身的内省得到的一种感知。这种感知并非一般的被给予。在一般意义上，这种感知是自我存在的一部分，自我存在贯通在体验中得以证明。也就是说，"'体验'恰恰是指直接的给定物，这个直接给定物就是一切想象塑造的最终材料"③。毋庸置疑，对于体验的本质内涵来讲，它不但是最本源的，而且先于任何意义存在。它摆脱认可意向性的束缚，而与生命本身直接同一。"它不是概念性的被规定的。在体验中所表现出的东西就是生命。"④ 狄尔泰面临的难题是怎样把个体经验升格为历史经验。或者说，在追求个体之在的偶在性不能忽视的状况下如何寻找整体意义。为了解决这个问题，狄尔泰认为生命不再是一个形而上学的概念，而是意识的形式和结构。为了不把"体验"减缩到"我思"，狄尔泰用"表达"一词进一步说明作为精神活动客观化的生命。他使用了黑格尔的"客观精神"一词，但并不把生命看作理智的抽象和假定，更不是精神实体，而是看作社会、历史的实在或现实。生命只有通过精神活动客观化才具有意义，包括语言、风俗习惯、生活方式、家庭、宗教、政治、法

---

① 刘小枫. 诗化哲学：重订本［M］. 上海：华东师范大学出版社，2011：200-201.
② 费尔曼. 生命哲学［M］. 李健鸣，译. 北京：华夏出版社，2000：93.
③ 伽达默尔. 真理与方法：修订本［M］. 洪汉鼎，译. 北京：商务印书馆，2007：89.
④ 谢地坤. 狄尔泰：在形而上学与非形而上学之间［J］. 哲学研究，2002（12）：94.

律、文化等一切人类活动及其产物都是精神客观化的体现。换言之，生命或生命的精神因素在这些形态中获得表达。这种表达不再是一种自然的过程，而是精神生活的体现。在现实生命中的自我来源于它所在的社会环境，作为对"我"存在的一种感受，自我是对所处的环境中的人与事物的态度和立场。这些周边的人与事物能够给我压力、力量以及生存的愉悦。对"我"提出要求，并在"我"的生存中拥有一个空间。正是这样，周边的物体以及每个人能够在与"我"的生命的联系中受到影响并吸收力量。"在生命关涉中我们的总体与自身或者他人处于一定关系中，在每个生命关涉内部一再回到诸部分对整体之意涵。"① "我"内心的那个持续的、非静态的、难以触及的、世界的象征是在现实压力的有限性中唤起的。从生到死的有限性的诞生，这一切都在"我"与环绕我四周的人和事物的关系中通过自我体验而获得。一如我曾经看到夕阳的光辉洒落在城市安静的上空，这些斑驳的霞光对我来说只不过是表达了一个安宁的、受到保护的生存。"生命的这种在我自己的存在中、在我的状态中、在我周围的人和事物中的分量构成了这些东西的生命价值，这些价值同它们的作用造成的价值是不同的。"② 从狄尔泰这段描写中能够看出体验不是从一个纯粹的认识的我出发的，而是把感情带入了主体。这样体验本质的东西就是同当下情态融合在一起的状态性。这样也就扬弃了毫无价值的主观主义：内在的和外部的经验构成了感知和判断、感情和愿望的复杂意义。这就是狄尔泰提出的"生命关系"③。这样，生命不再是孤立的，他存在于世界当中并构成世界的一部分，世上的人和事扩展了生命的存在，体现了生命的价值。"只有通过个别组成部分对于理解这种整体来说所具有的意义，人们才能理解某种生命所具有的联系状态，而且，人们只有通过同样的方式，才能对人类生命的某一个部分加以理解。"④ 每个个体作为整个世界无数系统相互交叉的一个网结，同其他无数个体生命汇聚成生命之网，使自身的生活同其他人或事物连接在一起而呈现出无限丰富的场景。正是在这一个同自我环境的关系中，生命本身产生出"社会—历史世界"的结构，从而在这个社会—历史世界的结构之上重新判断每个价值，重新规划每个未来的目的和意义。诚如伽达默尔（Hans-Georg Gadamer）在阐

① 狄尔泰. 历史理性批判手稿［M］. 陈锋，译. 上海：上海译文出版社，2012：46.
② 费尔曼. 生命哲学［M］. 李健鸣，译. 北京：华夏出版社，2000：95.
③ 费尔曼. 生命哲学［M］. 李健鸣，译. 北京：华夏出版社，2000：95.
④ 狄尔泰. 历史中的意义［M］. 艾彦，逸飞，译. 北京：中国城市出版社，2001：57.

释生命"体验"整体性所说:"所有所经历的东西都是自我经历物……因而,它就包含一种独特的、不可替代的与这个特定生命之整体的关联,……经历物的意义内涵于其中得到规定的自传性或传记性的反思,仍然是被溶化在生命的整体中的,而且不断地继续伴随着这种生命运动,这正是体验的存在方式。"① 生命即世界,世界即生命。世界处于生命之流中,生命展现在时间中,我们每个瞬间都体验到过去、现在和未来的交织。既包括对过去的回忆,又包括对将来的期待,现在不断转化成过去,未来不断转化成现在。至此,个体和整体在"感性的辩证法"中实现了统一,一个作为关系整体的生命本体论就豁然开朗了。尽管狄尔泰没有明确把身体引入其精神科学的研究领域,但是无论狄尔泰科学精神中的生活、生命,还是体验、诗歌,这些都与感性的身体紧密相关,这都为梅洛·庞蒂既抽象又感性的身体哲学奠定了理论基石。

3.2.2 柏格森:"来自深处的身心一体"

与狄尔泰的用"体验"阐释生命不同,亨利·柏格森通过"时间/绵延"去探析处于世界深处的生命。在柏格森看来,近代哲学遭遇的最大困境就是把本应不占有空间的、最深沉的、最内在的、活的实在性变成了占有空间的外部对象。为此,柏格森用以下比喻来形容这一哲学困境:"形而上学家在实在之下掘了一条深长的地道,科学家则在实在之上架了一座高大的桥梁,然而,事物的运动之流却在这两个人工的建筑之间通过,而不与它们接触。"② 柏格森生命哲学建构的对象是真正的"绵延—时间"。这一哲学建构的基点使得柏格森哲学不同于传统哲学把空间作为研究对象。此外,柏格森的哲学也不是具体科学的简单综合,而是与实证科学把内部的生命以及心灵生活等同于物质的观点彻底告别,在真正的绵延——时间中去把握生命的真谛和意义。柏格森生命哲学中的"绵延"并非像传统哲学中用语言进行表达,而是在每个人内在的生活里去感受和体验它。绵延等同于人的活的生命,也是世界背后知性构成的真正实在,这就是柏格森生命哲学的逻辑起点。哲学的任务就是从生命内部、从时间里把握生命。

为了更好地说明时间是生命的本质,柏格森批判了自然科学中把空间凌驾

---

① 伽达默尔. 真理与方法:修订本 [M]. 洪汉鼎,译. 北京:商务印书馆,2007:95.
② 柏格森. 形而上学导言 [M]. 刘放桐,译. 北京:商务印书馆,1963:36.

于时间之上的观点。传统的自然科学——数学、物理学等常常把空间与物质联系在一起，认为物质在空间上就是无限的、无生命的质点构成，科学的任务就是通过无限的、静止的质点去发现规律，并对未来做出预测。一旦如此，自然科学就习惯地将运动的物质简化为无数无生命的质点绝对重复。在柏格森看来，时间与空间并不相同。时间是用来描述事物运动状态的一个量度。尽管物理世界是由时空构成的四维世界，但唯有时间这种量度才具有真正的价值和意义。柏格森为了进一步阐明时间的本真内涵，他特地提出了两种不同的时间：一是生活和具体的时间，柏格森称之为"真正的时间"；二是度量和抽象的时间，柏格森称之为"科学的时间"。在柏格森的哲学中，绵延作为连续不断变化的质，其无界限且不能分割，只是作为一种纯粹的、内在的、细腻的过程，才是真正的时间。然而，科学领域内提出的时间必会受到空间的影响，具有无限可分性，并且是同质的、量的、累加的结果。因而，这种外在的时间并非真正的时间。尽管科学借用理智化的语言符号，并通过广延性去描述时间，但这都在一定程度上破坏了真正的时间，难以对真正的时间进行正确的界定。另外，柏格森认为，生命哲学中的纯粹绵延并非一个单纯的量，如果我们去检测绵延，那么我们完全可以用空间来代替它。例如，当我们在静听一首动听的歌曲时，我们的内心正在体验着一种虽然单一但是连绵不断的绵延。这使我们的内心与音乐处于水乳交融般的、难以分离的状态。但是，一旦我们把这种状态分割成无数个线谱，这种内心的绵延之态就会完全被打破。因为，每个音乐符号成为在空间排列组合的东西，从而使绵延彻底被破坏了。诚如柏格森所言："当我用眼睛跟着秒针转动时，我不是在测量绵延，……而是在我自身之内正发生着一个对于意识状态加以组织并使之互相渗透的过程，而这过程就是真正的绵延。"① 这种纯粹的绵延是人们内心深处体验到的真正实在。它并非静态的本体，而是变动不居的、处于流变中的变动之物。或者说，它就是变化本身。正是在这变动之流中，过去融入现在，并不断地涌向未来。生命的永恒性在过去、现在以及未来连成一气的过程得以呈现出来。

柏格森指出，造成西方传统哲学物质和精神之间二元对峙的根本原因在于西方传统哲学家认为物质可以分割，而意识不可以分割，物质与意识的矛盾不

---

① MOSSÉ-BASTIDE R-M：Bergson éducateur［M］. Pairs：Presses Universitaires de France，1955：72-73.

可调和。然而，在柏格森看来，因为人的知觉具有材料空间扩展的特性，使得物质可以分割的属性并不归属于物质自身，而是在于物质存在的空间。这样，"感觉恢复了空间扩展性，而扩展的具体性也恢复了其天然的连续性和不可分割性"①。从这段话中可以看出，柏格森不仅认为知觉与物质极为相似，而且把知觉放在传统意义上的精神范畴之外。所以，虽然精神不同于物质，但是精神作为一种记忆，必须包含物质的东西。精神可以与材料结合起来，不过，它仍旧与材料判然有别。即使精神与材料相结合，它也不过是一种记忆。易言之，所谓精神不过是汇聚过去与现在并涌向未来的综合体。这个综合体融合了能被自我应用的各种材料的精彩瞬间，并通过自身的行动来展示精神自身。然而，这些行动的最终目的是实现精神与身体的完美结合。可以发现，柏格森通过记忆与行动一举消解了身体与意识、物质与精神之间的沟壑，而且让二者有机地统一在一起。为了进一步消弭物质与精神之间的对立，柏格森还提出一个新概念——Image。Image 既展示了唯物主义力推的"图像说"，又拥有唯物主义实在论的"自在存在"的特性。这样，Image 拥有的这种特性也同样使物质和精神、身体与意识握手言和，不分你我融合在一起。另外，记忆与绵延也不能分开去理解，绵延是一种差异性和多样性，记忆则表现为"所有差异程度在这种多样性和潜在性中的共存"②。这样，在柏格森那里，记忆并不是指静止凝思，而是和行动同一个概念。记忆作为一种非静态的意识之流，不断地把过去的记忆材料推向现代以及未来。我们的生命一如滚雪球那样超越过去和现在，并在未来中实现自己永不停息的特性。正是通过过去的材料涌现到当下的感觉，作为绵延行动的身体便获得了蓬勃的生命力。

一旦生命等同于绵延之流，生命实体就会不断进行创造，成为一种冲力、一种倾向。这就是柏格森倡导的"生命的原始冲动"。柏格森认为，世界上事物之所以能够推陈出新、生生不息，是因为生命的原始冲动。世界上生命创造进化并非纯粹同质的叠加，也不是从同质向异质的一种过渡，而是一种纯粹质的创造，是一种新质的连续飞跃。从生命的起源伊始，生命冲动就以发散的方式分化成多条线路进行着，并且从未中断。柏格森写道："的确，从宇宙本身就可

① 柏格森. 材料与记忆 [M]. 肖聿译. 南京：译林出版社，2014：211.
② 德勒兹. 康德与柏格森解读 [M]. 张宇凌，关群德，译. 北京：社会科学文献出版社，2002：205.

以区分出两种对立的运动；……这两种运动就是'下降'和'上升'。"① 就是说，生命冲动以两种方式来创造万物：一是采取向上喷发的方式创造有生命的形式，二是以向下坠落的方式孕育无生命的物质事物。在这两种创生方式的相互牵扯中，也就是在生命冲动的向上运动和生命冲动的向下运动的交接中创生了生物有机体。因为生命之流在发散时遭遇到阻力大小以及与物质结合的形式不同，形成了整个世界的不同等级的物种。譬如，生命之流分散的路线不同，分布产生了植物与动物；植物种属潜伏着运动意识，而动物具有不同本能，人则具有理性。不过，在柏格森看来，理智并不比本能高级，理智的特征就是天生不能把握住生命，只有直觉才是发现生命本质、抵达实在的通道。在柏格森看来，知觉作为身体的特殊本质，能把自身与现象融合在一起，并以当下的形式和独特的手段去表达无以言说的东西。在这个意义上，知觉等同于生命，也等同于绵延。因为，柏格森认为生命直觉这种本能同生命冲动向上运动路径一致。然而，理智却同生命冲动下降的趋势一致。所以，直觉能真正地把握生命，而理智则不能。直觉做向下的内心深处的体验，也就是让自我置身于具体绵延的情景中，去整体地、有机地把握当下事物，而不是刻意分解它们。柏格森指出，在此处我们指的直觉直接与内在的绵延相联系。因为，直觉并没有去把握位置并列的演变与更替，而是一种从内部油然而生的增长，这种直觉把握是一种由过去展向已经渗透着未来的现在的不停歇延伸。这样一种真正的心灵之间的直接对接或者注视，并无任何中介物插入其中，也没有通过任何折射棱镜的透射。这样，直觉回到直接当下而达到绝对澄明的本能活动，剔除了任何的空间性和社会功利性。人类唯有从理性思维习惯中摆脱出来，抛弃一切理性逻辑形式，甚至放弃语言符号，才能实现真正的直觉。与理智从静态事物开始思维不同，直觉是以运动开始进行思维，并且直觉的产生与记忆直接相关。所谓记忆就是对过去影像的保存。与任何具体事物想脱离，是独立自在的。尽管记忆不等同于物质，但是记忆把物质与精神结合起来，它是物质与精神交叉的基点。记忆同时间的绵延直接相关，它记载着生命中的每个刹那，并绝无重复。在不停息的运动中，犹如一个雪球那样越滚越大，把过去的意识融入当下的意识中。因而，当我们直面某个事物，那些存留于记忆中的过去经验与当下的经验相互重叠。最后，它浓缩为一个当下的直觉，从而衍生出这个事物的整体意识。至

---

① 柏格森. 创造进化论［M］. 肖聿，译. 北京：华夏出版社，1999：16.

此，柏格森从"时间/绵延"出发，经由对"生命原始冲动"的阐发，再到用直觉去把握生命，用一种动态的生命一举让物质与精神之间的沟壑荡然无存。

关于柏格森消除身心对立以及对直觉的描述直接影响了之后的梅洛·庞蒂。诚如梅洛·庞蒂在《哲学赞词》中讲述，柏格森已经看到，哲学不在于实现自由与物质、精神与肉体的分离或对立，自由和精神为了成为它们自身，应该在物质或身体中证实自身。柏格森的《创造进化论》主旨是用具有必然性的身体来制造一种没有束缚的工具，以此来消解机械论。显然，物质制造了障碍，但是物质也作为工具和诱因存在。也就是说，精神最初在水中漂荡，为了使自己完全存在就不要构造出能够显示自己的各种物质工具。虽然，梅洛·庞蒂对柏格森哲学做了以上的评价，但是我们依然能够看出，柏格森哲学在消除身心二元对立的不彻底性。柏格森生命哲学中生命的合法性并未完全脱离物理空间。也就是说，柏格森认为生命的最重要的前提依然是物理世界的时空，生命也必将成为物理世界的附属物而存在。此外，柏格森在消弭身心二元的过程中还透露出二元论的气息，这都是柏格森生命哲学的不足之处。

3.2.3　胡塞尔："意识意向中的心物统一"

在西方近代哲学史上，无论是唯理论还是经验论都从不同的视角肯定了理性在认识论中的指导地位。但是，二者在对待理性怎样发挥作用以及理性是认识的一种能力还是认识的源泉问题上各执一端。康德以拯救形而上学为己任，举起理性批判的旗帜，建构了先天综合判断的认知模式。在康德看来，感性是人具有的针对外部刺激物（物自体）产生的一种反应，但是，这种反应并非消极的、被动的，而是能够把这些感觉材料进行有条理的逻辑加工，从而为形成认知经验做准备。然而，要使感性的材料形成经验，必须有先天的感性直观形式（时间、空间）保证这些零散的感性材料成为有序化的、条理化的有效内容。能够发现，康德的直观是一种当下的生动给予方式，从时间上讲就是现在。现在作为一个预期触及未来并勾连过去的枢纽，它把被给予的材料整合为内在的意识，并记载着意识的内容以及成为之后客观知识的重要前提。在康德看来，知性作为一种形成概念的能力，可以利用概念的内涵和外延之间的密切联系，继而形成不同类型的判断体系，之后在形成命题的基础上最终形成客观知识。而这个客观知识的原始材料就是由感性提供的。诚如康德所说："如果没有感性，对象不会被给予；如果没有知性，则对象不能被思考。"① 也就是说，离开内容的思想是空乏的，离开概念的直观则是盲目的。由此得出，康德企图通过先验的统觉让"心—物"之间的关系放在认识的主体之上，实现了所谓的"心—物"的二元统一。

尽管如此，胡塞尔认为康德尝试统一"心—物"的认识方向具有一定的正确性，但是他的感性直观由于夹杂着感性材料而具有不彻底性、不纯粹性，是不可靠的。在胡塞尔看来，感性的、直观的根本特性就是明见性，这种明见性不是物的明见性而是观念的明见性。这犹如笛卡尔论述的"真观念"的一清二楚性。"被给予性，对于意识来讲无论在它之中表现出的是单纯被表象之物还是真实存在之物，是实在之物还是观念之物，是可能之物还是不可能之物，它始终都是一种在最宽泛意义上的思维现象之中的被给予性。并且，在本质考察中所探究的始终都是这个起初是如此奇特的相互关系。"② 因而，胡塞尔现象学中现象的根据并不是康德式的"自在之物"的刺激，而是完全意识自身。当我们进行"看"这种活动时，我们"看"到的现象与意识是融为一体的。所以，事物的本身并非在事物之内，而是呈现在人的意识之中。胡塞尔就是通过"看"这种自明的方式一举消除了现象与刺激物之间的二元对立，让现象与本质融合为一体。另外，胡塞尔意识到康德哲学最大的弊端，这也是康德难以逾越的最大困难：康德的先天综合判断显示了"心—物"间的对立。虽然康德试图通过"上梯子式"的综合以及让先验统觉"图型"把范畴与对象结合起来，以消解"心—物"之间的裂痕。但是，人们通过这种方式仍然难以获得普遍性的知识，使这一方案不尽如人意。所以，胡塞尔认为，这个难题的根源在于康德的综合判断方法上，这与康德哲学的出发点无直接关联。因而，胡塞尔现象学就是立足于"回到事物本质"的内在原则，对"物"这个病灶进行切割，以便纯粹的意识的东西得以保存，让认识活动在意识内进行，并对意识的本质进行全面解读和分析，从而建构严格的思想体系。为此，胡塞尔引用古希腊时期的"悬搁"概念建构了现象学还原理论。也就是说，现象学的还原是通过悬置把自我意识同外在的表象、心理体验以及感觉经验等分割开来，剩下关于某种事物的意识。"通过悬搁丧失世界，然后在普全的自身意义中重新获得它。"③ 另外，通过对

① 康德. 纯粹理性批判 [M]. 蓝公武，译. 北京：商务印书馆，1993：71.
② 胡塞尔. 现象学的观念 [M]. 倪梁康，译. 北京：人民出版社，2007：62.
③ 胡塞尔. 笛卡尔沉思与巴黎讲演 [M]. 张宪，译. 北京：人民出版社，2008：37.

意识内在活动的反思，并对各种各样的关于事物的经验、逻辑、理想等模糊不清的东西进行清理。这种清理之后的东西对于"我"来说不是别的什么东西，而恰好就是"在这样一种我思中所意识到的在者，为我所接受的有效的东西"①。通过反思、悬置等方式，将这些表象、经验、心理和事实"最后变为纯意识的东西涉及一个完全客观的世界，而且先验地作为一个本身在先验自我中通过意识构造出来的世界"②。一言以蔽之，胡塞尔的现象学基于自我意识的理论原点，把表象中各种信息加以汇总，使心与物、事实与表象在意识中得到高度统一。这样，西方传统哲学中所谓存在就演变成一种认识或一种信仰。当胡塞尔提出现象学的时候，存在不仅已经消融在意识之中，而且存在只不过是一个纯粹的认识论问题。经过胡塞尔的加工创造，西方传统哲学中意识与存在的二元划分就完全失去了意义，一个崭新的一元论取代二元论就成为难以阻止的趋势。尤其是胡塞尔"意向性"理论的提出，不仅让笛卡尔的二元论无处藏身，而且使持续了千年之久的主客对立的思维模式终归烟消云散了。诚如倪梁康所说："对意向性的发现在某种程度上排斥了长期以来占统治地位的笛卡尔的二元论影响，它为人们提供了从主体意识出发解释客体实在、客观世界形成的可能性。"③ 针对披着"理性精神"外衣的近代自然科学在一定程度上遮蔽了人们生活的真正价值和意义产生的危机，胡塞尔在晚年提出了——"生活世界"（lebenswelt）这个现象学的第一主题。胡塞尔回顾了近代科学的发展历程，发现近代科学在满足实用目的方面发挥了重大作用，但是这种自然主义的科学忽视了伦理、审美以及人生价值领域。这正是欧洲危机产生的根源。因为，科学一旦建立起来，人们就不再是科技的真正主人，而是成为一个旁观者、异己者和被奴役者。也就是说，科学并没有把人的生活作为自己探索的起点，仅仅成了人类生活的必要前提。科学与生活的对立就难以避免。为了消解处于危机中的科学，出路只有一条，那就是返回生活世界。回到"生活世界"，胡塞尔旨在强调科技的产生与发展必须建立在生活世界以及以人为价值的基础上，唯其如此方能彰显科技自身的价值和意义。因为人们对经验和超验的区别模糊不清，使得胡塞尔的"生活世界"这个概念略显神秘。实际上，胡塞尔的"生活世界"显

---

① 胡塞尔. 笛卡尔沉思与巴黎讲演［M］. 张宪，译. 北京：人民出版社，2008：57.

② 胡塞尔. 笛卡尔沉思与巴黎讲演［M］. 张宪，译. 北京：人民出版社，2008：89.

③ 倪梁康. 现象学及其效应：胡塞尔与当代德国哲学［M］. 北京：生活·读书·新知三联书店，2005：24.

示了在经验层面的"生活世界"。胡塞尔把这种表象层面上"生活世界"称为"日常生活世界"（unsere alltagliche lebenswelt）。诚如奥尔特对胡塞尔的"生活世界"进行这样的评价：生活世界只不过是一个自然而然、平平淡淡的世界。正是在这样一个平淡的、自然的日子中，"我们成为与别的作用主体的开放领域相统一的、有着生动作用的主体。生活世界的一切客体都是主体给予的，都是我们的拥有物"①。在这个定义中，"生活世界"指称的就是"日常生活世界"。而且，从这个定义中能够看到胡塞尔的"生活世界"具有主体间性内涵本质。胡塞尔在《欧洲科学危机和超验现象学》第一卷中明确指出："作为唯一实在的，通过知觉实际地被给予的、被经验到的世界，即我们的日常生活世界。"②然而，"生活世界"在胡塞尔的现象学中，这个概念本身无疑更多是指称一个超验概念。在胡塞尔看来，"生活实际"作为一个超验的概念对于现象学来说更容易被操作，在这一点上比"日常生活世界"更为重要。人们之所以产生迷惑，主要是因为一旦把"生活世界"直接等同于"日常生活世界"，就会产生对经验性的"生活世界"与现象学方法的超验本性之间的冲突，从而使胡塞尔的"生活世界"衍生了神秘感。在胡塞尔逝世之后出版的《欧洲科学危机和超验现象学》，把其中的第三卷命名为"从生活世界向超验现象学的还原"。在这个部分的叙述中，"生活世界"作为通向超验还原的一个过道，仍然是一个课题性的概念。一如倪梁康认为的那样，在胡塞尔那里与人有关的"生活世界"只是作为先验分析的出发点，一旦进入先验哲学的领域，作为具体生物的人及其"生活世界"就会立即遭到排斥。至于对"主体间性"这一"生活世界"的核心概念如何阐释，其关键就在于"主体间性"的本性就是超验性。从这一点说，胡塞尔的"生活世界"并不是一个经验与科学随便出入的领域，它是胡塞尔现象学超验方法的合理延伸。这就是人们对"生活世界"这个概念迷惑的地方，也是胡塞尔现象学理论真正的吊诡之处。易言之，胡塞尔的"生活世界"只不过是为了回应历史哲学的诘难而做出的无奈选择，这不仅与胡塞尔的先验现象学的要求相去甚远，而且"生活世界"这个概念注定被胡塞尔的现象学抛弃。尽管胡塞尔的现象学理论的吊诡已经被许多哲学家认识，但是这种被胡塞尔现象

---

① 奥尔特，邓晓芒．"生活世界"是不可避免的幻想：胡塞尔的"生活世界"概念及其文化政治困境［J］．哲学译丛，1994（5）：5.

② 胡塞尔．欧洲科学危机和超验现象学［M］．倪梁康，译．上海：上海译文出版社，1988：58.

学抛弃的经验的实在——这一层面的"生活世界"概念依然成为后来哲人出发的逻辑起点。也就是说，在胡塞尔之后的哲学家看来，胡塞尔提出的"生活世界"并非一个课题性的概念，而是一切科技活动和哲学活动的重要前提。由此可以断定，胡塞尔现象学意义上的"生活世界"作为一种始终在先存在的、始终被给予的有效世界，并不是具有某种意图、某个课题，也不是根据某个目的的存在。与此相反，客观世界上的每个目的都以"生活世界"为前提，"就连那种企图在科学真实性中认识生活世界的普遍目的也以生活世界为前提"①。作为整个世界奠基的"生活世界"决定了科技或者哲学必须以"生活世界"为前提。另外，鉴于"生活世界"与个性自我那种不可分割性，"生活世界"的真理呈现为每个个体真理。最后，在这个个体生存的隐秘之所——"生活世界"，由于"生活世界"的直观性，每个个体面对的世界是一个唾手可得的经验世界。因此，在这个能直面的世界中，因为经验主体的不同，这个世界既可以是相对于个体而言的世界，也可以是相对于一个集体而言的世界。

在梳理了胡塞尔如何消解"心—物"二元的策略以及对胡塞尔"生活世界"的概念进行阐释之后，我们回过头能发现现象学的真正内涵。诚如胡塞尔在对现象学的本质进行解读时所说："它（现象学）标志着一门科学，一种诸科学之间的联系；但现象学首先标志着一种方法和思维态度：特殊的哲学思维态度和特殊的哲学方法。"② 但是，在胡塞尔构筑现象学的过程以及现象学之后对哲学发展的影响中，现象学产生的实际效应与胡塞尔本初意愿并非一致。梅洛·庞蒂在《知觉现象学》的开篇即问道："什么是现象学？""它是一种先验的哲学，它悬置自然态度的肯定，以便能理解它们，……"③ 也就是说，这种哲学不同于传统哲学主张的去思考体验的心理起源，也不同于传统哲学家们极力去给出关于内心体验的因果关系。现象学旨在要求反省之前作为一个本然的世界已经呈现。我们所有进行的反省只不过是试图再次发觉那种世界的自然联系，并直接描述我们当下的直接体验。或许，梅洛·庞蒂的言述并不能穷尽现象学的全部本质，海德格尔的解释也许更能言明现象学的真正本质。现象学就

① 胡塞尔. 欧洲科学危机和超验现象学 [M]. 倪梁康，译. 上海：上海译文出版社，1988：461.

② 胡塞尔. 欧洲科学危机和超验现象学 [M]. 倪梁康，译. 上海：上海译文出版社，1988：24.

③ 梅洛·庞蒂. 知觉现象学 [M]. 姜志辉，译. 北京：商务印书馆，2001：1.

是"让人从显现的东西自身那里如它从其本身所显现的那样来看它"①，又说，"凡是如存在者就其本身所显现的那样展示存在者，都称为现象学"②。现象学的着力点就是剥除了事物上附加的诸多预设，从事物本身出发去追问存在与真理。不仅消除了理性主义导致的个体自我膨胀的独断论，也消解了经验主义怀疑论和不可知论。同样，康德先验哲学中诸多的预设之物的诟病以及最后将纯粹意识确立为被给予之物的弊端也随之土崩瓦解。问题在于，胡塞尔把意识作为一个最终的被给予之物后并未继续向深处追问。因为，我们能够发现，无论是康德的先天直观还是胡塞尔的本质直观都必须依赖人的感知，而这个感知的产生是源发于人的身体，而不是超越一切的先验结构。也就是说，人的问题并没有成为胡塞尔先验现象学的中心，而宇宙中一切事物的内在结构和存在问题是胡塞尔关注的焦点所在。海德格尔并没有沿着胡塞尔的道理走下去，海德格尔围绕此去阐释存在问题，并认为人之存在永远优位于存在，且永恒地在世界中存在。同样，梅洛·庞蒂在综合胡塞尔与海德格尔二者的基础上，将此在之在落实为身体之在。从胡塞尔、海德格尔到梅洛·庞蒂，我们不难发现，观念的现象学难以逃脱走向实践的现象学这一哲学宿命。比如，胡塞尔提出的"生活世界"，也是一个赋予更多实践色彩的"生活世界"。由此，海德格尔用生成性境域置换了胡塞尔"生活实际"，并认为此在就一直在这种生成性境域中存在。由此，我们完全能够推断在这样一个实践的动态的"生活世界"中，能构筑个体生存的意义，并能参与个体生存运作的"身体"就呼之欲出了。

在 1925 年发表的《存在与客观性》一文中，马塞尔把"存在"与"客观性"对立起来。他说，他清楚地看到存在的无可怀疑的特征，不能把存在还原为任何东西，因为这暗示着以某种方式使我们从存在中抽象自己的可能，或者把我们放到存在之外以注视它的可能性。而我们能够注视的东西却是享有客观性的客体、事物，无论如何，存在绝不是这种东西，和这些东西相比，存在是首要的和优先的。这一典型的存在主义的观点——存在等于人的主观意识，存在先于知识、先于本质——后来在他分心心身关系和身体—主体（"我的身体是我自己的"）时更具体化了。他认为，人的身体浸透着精神，是一个赋予有意

---

① 海德格尔．存在与时间［M］．陈嘉映，王庆节，译．北京：生活·读书·新知三联书店，2006：41.

② 海德格尔．存在与时间［M］．陈嘉映，王庆节，译．北京：生活·读书·新知三联书店，2006：45.

义和价值的主体人格的身体。人既不是无血、无肉的幽灵，也不是盲目、惰性的肉块。人既是身体又是体现，"我就是我的身体"，而我的身体亦即我的人格。身体是主体的而非客体的。只有事物处于我们之外，与我们相隔一定的距离，我们才会对事物发生理论上的关系，把它作为对象、客体进行观察和思考。但是"我"能把"我"的身体摆在"我"的面前吗？如果"我"能这样做，"我"的身体确实会成为问题，但是那时"我"的身体就不再是"我"的了。在这里马塞尔的观点显然是反对唯物主义的，因为它使精神和肉体的相互关系失去了它们具有的"统一性和独特性"。他的观点也是反对理性主义的，不能用反省的分析来把它们分开，认为在我和我的身体之间没有任何客观的关系。由于有关精神和肉体的相互关系的任何提法都是不充分的，这一关系不是一个问题，而是一个神秘。马塞尔把"存在"当作一种人的主观性的存在，而且主要是神明的情感体验的存在。

3.3　现象学身体的祭出

毋庸置疑，梅洛·庞蒂的身体主体的隆重推出，不仅使梅洛·庞蒂所谓的"现象学的现象学"与胡塞尔的"意识现象学"错落有别，而且使其当之无愧地成为维护身体"权益"的真正圣徒。反观梅洛·庞蒂的身体现象学，我们能够洞察梅洛·庞蒂的身体理论是在胡塞尔与海德格尔之间走了一条迂回的线路，这不仅完成了对身心二元论的消解，而且让一个身体主体挺立于世界。

3.3.1　超越胡塞尔的观念论

在梅洛·庞蒂接受胡塞尔认为现象学的首要任务是描述而不是解释，但梅洛·庞蒂不接受胡塞尔在《观念1》和《笛卡尔式的沉思录》中的超越论的观念论立场。这一超越论的观念论立场，把现象学还原理解成从事现象学考察者，由日常生活下的自然态度（natural attitude），还原到作为超越论意识的纯粹意识去。胡塞尔在《观念1》第二篇《现象学的基本考察》第三章及第四章对现象学还原一种观念论式的自身解释（idealist self-interpretation），特别是称"绝对意识作为世界消除后的剩余项"。胡塞尔在这里对现象学还原的说明，是要突出意识作为主体的地位，故此假设世界不单是被悬搁，世界更是被设想成被注销，而世界被注销之后，什么都不再存在，唯独剩下纯粹意识，因此意识是绝对的。胡塞尔这一对现象学还原的作用以及还原之后意识与世界的关系说明，充满观念论色彩，并带出以下几个问题：第一，世界仅仅为超越论的意识（transcendenral consciousness）之建构（constitution）的结果；第二，世界仅仅被理解为超越论的意识意义（meaning）的投射，与一般我们认为世界有某种实在性（reality）的理解相去甚远；第三，超越论的观念论不能说明历史创生（historical genesis），超越论的意识是一切存在事物的意义的建构性来源，但它自身却没有历史性，因此，它不能说明世界及其存在事物的历史面向，也不能说明我们作为主体性存在具体的历史经验。梅洛·庞蒂认为，我们不应接受胡塞尔在《观念1》中对现象学还原的观念论解释。反之，晚期的胡塞尔自己指出了"世界在我们从事反思活动之前已然存在"（the world is always "already there" before reflection）。换句话说，主体既不是先于世界存在，也不可能独立于世界存在；主体与世界有着不可须臾离的关系。故此，梅洛·庞蒂认为，现象学还原的任务不是要突出意识的首要性，而是要显示主体与世界的根本联系。梅洛·庞蒂在《知觉现象学》的开篇中就指出，现象学还原让我们发现的，是一个"委身于世界的主体"（a subject destined to world）。在《知觉现象学》的正文中，梅洛·庞蒂就像海德格尔那样，把主题命名为"世界中的存在"（being-in-the-world）。梅洛·庞蒂还说，现象学还原带来的远非一套观念论哲学，而是"一套存在哲学"（existential philosophy）。故梅洛·庞蒂表示，海德格尔的"世界中的存在"（in-der-welt-sein）唯有在现象学还原的根基上才能呈现出来。

3.3.2 克服海德格尔存在论的"无身"性

在海德格尔看来，胡塞尔把现象学还原问题置换成纯粹意识只不过是接洽了笛卡尔开出的先验主体哲学的线路，使诸多科学失效，从而"处于一种前科学的生活状态"。一如胡塞尔本人所讲："笛卡尔率先实现了从朴素的客观主义向先验主观主义的彻底转变，而且，这种先验主观主义总是一再不知足地试图达到一种纯粹的最终形态。"① 为达到这种纯粹的最终形态，笛卡尔把具有绝对确定的、不证自明性的"我思"当作一切反思活动的起点，并以此做出了两种形而上学实体——心物二元的划分。海德格尔认为，笛卡尔并没说明先验主体

---

① 胡塞尔. 胡塞尔选集：上［M］. 倪梁康，译. 上海：上海三联书店，1997：863.

优位于客体的独有的存在性格何为。同样，与笛卡尔如出一辙的胡塞尔也没避免这一诟病，也就是没能进一步追问意识拥有意向性特质的存在者，其存在性格为何？或者说，意识之意向性是如何可能的？如此这般，胡塞尔就陷入了一个只接受笛卡尔开出的意识主体的优位性而没对其做前提性考察的逻辑悖论中。也就是说，胡塞尔没彻底地落实现象学，即没有回到事物或事态之最根本处了解事物或事态的格言。海德格尔发现，主体优位的特色具有"超越"自我的能力，并能与他物交往、沟通、建构关系。而他物（海德格尔成为世间之物）只会待在那里，不会主动地与其他存在者建立关系，而且只有透过主体的活动，世间存在物之间才会构成或发生联系。所以，海德格尔认为真正"回到事物本身"是要追问日常生活中人们常常假定了但却没有正面提问的关于人的特殊存在性格之理解，他称这种理解是"存在领悟"①。为此，海德格尔提出了有别于胡塞尔以及笛卡尔意识哲学的主体范畴——"此在"（Dasein）。海德格尔用 Dasein 指称主体，旨在说明主体不但有其独特的存在性格，而且是唯一能提出存在问题的存在。因为，海德格尔用德语前缀 Da 的意旨，就是存在问题透显之处，因为在那处透显了存在领悟。这样，海德格尔就把胡塞尔"意识现象"的科学转换成存在意义的一般问题，并以"此在"（人存在作为主体性存在）这一特殊存在者的存在性格入手，去探讨存在的意义问题。在《存在与时间》中，海德格尔把"此在"（Dasein）理解成世界之存在，并对"此在"的基本存在结构做了描述。梗概为：第一，"此在"具有超越性格；第二，"此在"具有实况性；第三，"此在"具有语言能力。不幸的是，海德格尔只限于对此在地存在结构做形式的说明而忽略了对其肉身现象的显题式处理。也就是说，海德格尔没有进一步指出，在具体的现象场中，"此在"必然同时是一个肉身的存在。然而，胡塞尔在《观念 2》中早就提出，肉身主义是我的一切能力的中介者。而能感触的存在，必是我的身体主体存在。但是，海德格尔却没进一步对这一"能的在"现象场层面的承托者做出应有的说明。很明显，如果没有肉身的承托，海德格尔所说的"此在"作为感受性的、在处境中的存在是无法感受、更无法处身于具体之中。与海德格尔不同的是，胡塞尔认为作为主体的人身处的世界，是一个全幅的精神世界或人格世界。然而，精神世界有其自然底层，这

---

① HEIDEGGER M. Bing and Time［M］. MACQURRIE J，ROBINSON E，trans. New York：State University of New York Press，1962：32.

一自然底层已经整合在精神世界内，使我们可以透过理论态度的转移理解世界及其存在。自然底层作为物质自然、生物自然和精神自然的整合枢纽，其实质就是人之身体作为身体主体是肉身而非物体思想的本真体现。只不过，晚期胡塞尔提出肉身观念，只是为克服其唯我论困境的一个权宜之计，他的肉身多半还是笛卡尔意义上的广延物，并未真正导向所谓的身体主体现象学。显然，海德格尔对胡塞尔的"意识现象学"提出存在论的挑战有其合理的一面，但相对于胡塞尔在《观念2》中得出的具体描述性成果——身体主体与其在周围世界中的各个层面的关系而言，海德格尔则逊色不少。梅洛·庞蒂曾经不点名地批评道："撇开一切自然主义不谈，一套对自然双字不提的存在论，将自闭于非肉身（的存在）之中，并且会因此带来对人、对心灵和对历史的一幅荒诞的图画。"① 对梅洛·庞蒂而言，在尊崇现象学"回到事物本身"之格言基础上，一方面，承接了海德格尔对胡塞尔意识现象学的存在论挑战，涵容其主体结构的超越性与实况性，对胡塞尔的"先验自我"进行彻底还原；另一方面，剔除海德格尔的"无身此在"之诟病，回头接洽胡塞尔在《观念2》开出的道路，以身体主体作为承接起整个《知觉现象学》计划，并重新讲述现象学之基本旨趣，从客观科学世界回到具体的生活世界进行描述。至此，我们能够明悟出梅洛·庞蒂在胡塞尔与海德格尔之间走了一条迂回之路，通过对二者思想的辩证取舍，进而使其身体主体思想在世界之中挺"身"而出。

---

① MERLEAU-PONTY M. Résumés de cours：Collège de France 1952-1960［M］. Paris：Gallimard，1968：91.

4　现象学的身体观

　　何为"身体"（body）？这是一个让众多哲学家感到非常疑惑的问题。如果说维科、费尔巴哈、尼采、柏格森、狄尔泰、胡塞尔以及海德格尔都在试图用身体反叛意识、身体消解二元对立却未能真正给身体一个诠释的话，那么梅洛·庞蒂则沿着这些哲人的道路，从灵肉一体的身体、自足的身体、互体性的身体以及"世界之肉"（作为世界本体的"大身子"）给我们展示了一个整全性的身体范畴。在《牛津英语词典》中把身体定义为："人或者其他动物的物质材料框架或结构，该组织通常被视为一个有机的实体。"① 从这个定义可以看出身体的"物质性"是其基本的内涵，但是身体作为一种活的物质也衍生出一定的"有机"的必要特性。从对"肉体"不同的翻译能够看出，flesh 侧重于强调身体是由血肉构建的物质层面的躯体，是指有"肉感的""饱满的"、充满生机的并蕴含一定的欲望属性的身体。与 flesh 展示的含义相同，身体的法语翻译为 chair。而法语 incarnation 或 Incamé 为化身，降生，主要侧重宗教信仰中上帝降生为人，并以"肉身化"的身体来到人世。corps 则是指尸体，corporeality 与 corporeity 侧重于身体的物质形体。与英语和法语不同，德语中的"肉体"（Der körper）与"身体"（Leib）有明显的不同。"Der körper"指外在的物质性的、有血有肉的躯体，而"Leib"是指日常生活中活生生的身体。应该说，Leib 相对比较接近身体研究者对身体的阐释。从这些关于身体的翻译的状况来看，这些词语皆具有西方传统哲学二元思维的浓重色彩。自古希腊以来人们把身体区分为肉体和灵魂之后，这些词汇就不约而同地把身体描绘成与"精神"相对立的物质内涵。总的来说，在浸染两希文化因子的欧美世界中，身体本身展示了既是群体性的、又是个体性的，既是客观的、又是体验的，既是自然的、又是

---

① Oxford English Dictionary volumn II ［M］. Oxford：Clarendon Press，1989：354.

社会的模棱两可性。"就在这种二元对立中，前一种含义是后一种含义的基础，也是长期以来人们对身体的基本理解。"①

承前所述，梅洛·庞蒂是在胡塞尔意识现象学和海德格尔存在现象学的基础上提出身体问题的。梅洛·庞蒂的身体已经不是《牛津英语词典》定义的身体了。晚年胡塞尔曾在现象学视域中提到了身体；海德格尔也试图通过"此在"观念让身心在经验层面得以和解；萨特也曾经认为我与他人的关系的建立离不开身体，并把身体看作"意义"的核心，从而粗线条地勾勒了身体现象学。除了这些哲学家的启迪之外，弗洛伊德完成了"无意识"（unconscious）的附属地位与意识（conscious）的核心地位的交换，将在无意识的范畴之内划分了"本我"（id）、"自我"（sego）、"超我"（supe ego）等不同层级。弗洛伊德哲学这些基础性的变革不仅让自我自足性的神话完全破灭，而且为身体在精神分析领域的出场打下了坚实的基础。正是在弗洛伊德的理论之上，梅洛·庞蒂通过《行为的结构》这本书，从人的行为这一外部入手论证了肉身有道的思想。同样，梅洛·庞蒂通过《知觉现象学》这本书从人的知觉这一内部入手，论证了道成肉身的理论。梅洛·庞蒂进而在《可见的与不可见的》这本书中把世间所有的东西与身体等同起来，让肉身有道与道成肉身在双向动态中以"世界之肉"的形式得到高度统一。从而使一个真正的、有别于意识本体论的身体本体论得以建立。在梅洛·庞蒂的身体本体论中，超然的纯粹意义被血肉之躯取代，空乏的、脱离人间烟火的主体性概念被充实的、与世界融为一体的身体主体概念代替。胡塞尔现象学中的意识意向性也被身体意向性置换。此后，人的存在不仅是身体的存在，而且身体作为一个身心双重身份走进了主体序列，一个生意盎然的生命本体论就此走到了哲学舞台的前沿。

那么，梅洛·庞蒂身体现象学视域下的身体是什么？诚如梅洛·庞蒂所说："在本世纪（20世纪——引者注）中，'身体'和'精神'的界限变得模糊。"②也就是说，人们不仅把人的生命看成精神性的，同时也认为人的生命是以身体为根基，并以最为具体的方式关涉人与人之间的联系。如果说大多思想家在19世纪末把身体看作一种物质、一堆毫无生机的机械部件的话，那么到了20世纪之后的思想家开始扭转这一机械论的偏见，并修正和深化了肉体，重新审视身

---

① 欧阳灿灿. 欧美身体研究述评 [J]. 外国文学评论，2008（2）：25.

② 梅洛·庞蒂. 符号 [M]. 姜志辉，译. 北京：商务印书馆，2003：284.

体与生命之间的关系，让身体与生命之间的内在联系得以朗现。为了给人们澄清身体的真正内涵，我们就不得不回到保卫身体的"圣徒"——梅洛·庞蒂那里。

4.1 身心一体之身

深谙现象学"重返事物本身"之道的梅洛·庞蒂认为，要重返始终在谈论的、认识之前的那个世界，直接描述我们的经验，就需要重建与知觉的联系，因为知觉是进入世界的真正滥觞。只不过，梅洛·庞蒂笔下的知觉既非经验主义意义上的感官刺激的消极组合，也非理智主义旨意下主观的智力结构，而是指身体主体与世界直接接触那种最一般的活动方式，是我们意识产生以至行为产生的初生状态的"肉体逻各斯"。这样，我们对世界的看法以及观点皆成为以肉身为凭借或中介的感知和体验，肉体之身从一个客观存在之物演变为充满灵性化的身体主体。梅洛·庞蒂说："我们与世界的关系不是一个非具身的思想者与被思想的对象之间的关系。一定不能忘记的是'在肉体存在中的心灵的嵌入，这种我们与我们的身体，以及被感知事物之间的模糊暧昧的关系'。"① 对于这个问题，梅洛·庞蒂通过洞察我们肉身的经验，运用实证主义的方式管窥我们的肉身并非笛卡尔笔下的广延性物体，而是一个身心交织在一起的身体主体。譬如，我们常常说有物件、有对象包围着我们，是由于我们有一个肉身。"我透过我的身体观察外物，我抚弄它们，我检视它们，我围绕着它们走一圈；但对我的身体，我就不能观察到自己；要这样做的话，我就要部署第二个身体，但这第二个身体就不能被观察。"② 所以，"我"的身体是"我"从事任何观察、感知活动时，须臾不能离的肉身。肉身永远伴随着"我"。"我"也发现，是"我"的身体使"我"能够移动及从事各种简单或复杂的动作。"我"运用"我"的身体来移动各种外物，但"我"不能把"我"的身体像外物般摆放在空间的某处；当"我"移动"我"的身体时，就是把自己也同时移动。这一系

① KEARNEY R. Twentieth – Century Continental Philosophy Volume Ⅷ: Routledge History of Philosophy [M]. London: Routledge, 1994: 109.

② MERLEAU – PONTY M. Phénoménologie de la perception [M]. Paris: Gallimard, 1945: 107.

列肉身经验也印证着"我"的肉身对"我"而言是一个绝对的恒常性的存在，其他各种对象与"我"的关系可以或多或少的改变，唯独"我"的身体与"我"的关系不能改变。当"我"背向"我"的观察物体时，它不在"我"的视觉场之内，但是当"我"观察"我"的身体时，"我"的身体的某些部分（颈项、面孔、背部等）都可以任意的被置于"我"的视觉场之下。正是"我"的身体与"我"有一个恒常性的关系，它才能在一定的空间关系/位置对"我"呈现。因而，"我"才可以分辨出上下、左右、前后、远近，"我"才有方向感。这样，身体主体作为一个空间参照系的中心而成为"我"的导向体系的零点，即中心点。质言之，"我"的肉身作为知觉的主体就成了主体/客体概念对扬、心物二元论体系对立这些现代哲学反思活动成果的存在论前提，亦是我们理论与实践二分、区分认知活动与情意活动之前的毋庸置疑的前提预设。以至于梅洛·庞蒂认为，世界的问题应该从身体开始。

为了更好地阐释现象学的"身体"不是一个纯粹的物质实体，而是一个灵肉互涉恶统一体，梅洛·庞蒂从身体与语言的关系论证了肉体与心灵的不可分割性。在梅洛·庞蒂看来，从事现象学反思的身体主体非但具有诸如肉身意向之超越性，而且必然具有一定的实况性。因此，梅洛·庞蒂强调身体主体不是"鸟瞰式的意义"，也不是"一个在世界之外的旁观者"，而是一个脚踏实地的主体。人有说话的能力，使他能从事各种表情达意的活动；透过语言，我们可以思考、篆刻，离开当前的实在世界并进入一个想象的世界和可能性的世界，故身体主体作为言说的主体体现了其超越性格。传统意识哲学认为语言仅仅是表达思想的工具，语言与思想之关系，就好像一个交通工具为驾驶者的思想服务，就是将我们的思想由一处运载到另一处。因此，思想完全是自主的，而语言处于从属地位。梅洛·庞蒂认为，回到现象场如实观察，则会发现，语言并非意识哲学宣扬的仅仅是表达思想的符号，语言还具有形成思想的功能。比如，一个儿童心理学家在观察幼龄儿童如何掌握语言的时候发现，一个儿童在认识了某一事物之后，就会自发地用一些字词对事物进行命名。只有这样，他才能更好地掌握他认识的这个事物。一旦这样，当这个幼龄儿童长大成人时，尽管她认识到此前的表达是错误的，她依然不能更正这个错误。除非有一天，她完全忘记自己以前那个错误的界定方式，或以前定义这个事物的经验，才能用人们约定俗成的方式定义该事物。这说明，语言跟思想的关系并非约定俗成的外在关系。当儿童以一定的字词来指称一事物时，"这字词远非仅仅是对象和意义的记号，这字词寓居于事物之中，并传递意义。因此，对说话者而言，话语并不是传递一个现成的想法，而是完成这个想法"①。也就是说，本原的话语对思想而言，不是纯然对象的自在存在，它对思想有形构甚或建构的功能。这一点，我们同样可以在我们话语表达的语言动作中得以证明。我们进行语言发声时，我们的嘴巴、喉头以及声带都在参与发音这一活动，并且这些器官还会附带一些表情。这不仅展示了思想与话语之间的同谋关系，而且证明身体主体是一个言说的存在。如梅洛·庞蒂认为的那样，身体的各个器官不但在"身体图式"中是一种协调性和相互性，而且人（躯体）是"与世界共在"的，并在不断生成的过程中形成持续展开的"身体场"，它直接地参与了历史意义的构建。所以，"我们的身体的任何使用就已经是原初表达……"②。这样，梅洛·庞蒂从现象学入手把肉身纳入意义中，让身体、语言、意义在同一个视觉场域中不分彼此、水乳交融般杂糅在一起。也正如此，"当我们用言语表达的时候，对话者之间以及说话者和倾听者都栖居于一个共同的语言世界中主体……，而且，就像人们无须想象自己肢体和外部空间就可以进行运动一样，说话者和倾听者也不需要想象词汇在他们语言世界里的位置"③。正是通过你我之间的"身身相印"，我在见吾身犹如见汝身的"共在"中水乳交融般合为一体。语言将我们转变为他者，也将他者转变为我们。身体语言既被视作我的生命意向性的"体现"，也可当作"另一个我"的他者的生命意向性的"体现"，使其自身在存有着个别的、感性的、具象的、独自形式的同时，又兼有我、他之间的可转译性、可普遍交流性和可相互沟通性的特点。梅洛·庞蒂的身体语言将我们的过去、现在、将来以及我与他者、人类的历史交织在一起。这不仅使当下发生的身体语言优于意识语言，而且是对极度膨胀的、主客对立的语言工具主义一次彻底的清算。正是在对身体语言的大力提撕中，意识语言的先行在场的逻辑脐带被彻底剪掉，肉体与精神的内在统一得以彰显出来。

---

① MERLEAU-PONTY M. Phénoménologie de la perception ［M］. Paris：Gallimard, 1945：207

② 梅洛·庞蒂. 世界的散文 ［M］. 杨大春，译. 北京：商务印书馆，2005：88.

③ LANGER M M. Merleau-Ponty's Phenomenology of Perception：A Guide and Commentary ［M］. London：Macmillan Press, 1989：59

4.2　自足之身

与西方传统哲学把身体看成一个非"本自具足"的身体观不同，梅洛·庞蒂的身体现象学提倡是一个"本自具足"的身体观。笛卡尔从机械论的立场出发，把能够"思"的心奉为绝地主体的地位，而把身体当作机械客体和被贬抑的对象。诚如笛卡尔认为的那样，作为没有任何认知能力的身体，其就是"由骨骼、神经、筋肉、血管、血肉、血液和皮肤组成的一架机器一样"①，如同被人玩弄的杖头木偶。正是笛卡尔的机械性的身体观使西方传统哲学忽略了身体自身的体验以及身体体验意义的重要性，让身体成为一具非"本自具足"的客观物体。然而，梅洛·庞蒂通过医学领域中幻肢痛的现象来说明身体不是一个非"本自具足"的客观实体，而是一个具有内在"实存"的、具有认识能力的"活的身体"。例如，一个因为在战争中受伤的患者，当其肢干不是截肢面受到外部刺激的时候，这个患者还能够感觉到自己被截去的肢体的存在。如果切断肢干与大脑之间的神经通路，患者的幻疼现象就会消失。面对这样一个问题，生理学无法给出科学的解释，心理学也不能用"拒绝残缺"这个主观性态度做出解读。所以，把身体作为生理学的研究对象或者作为心理学的研究对象都难以对身体做出科学而合理的诠释。因而，幻肢痛现象的出现是机械性、客观性身体所能产生的，而不是我思的精神性的观念。质言之，身体作为一种自在，而关于对象性的身体作为一种自为，二者的有机结合就需要破除身心二元的思维架构，需要在一个能整合身心二者的"第三项之中"② 实现身心的有机统一。这种"第三项"也就是身体的"一种内在制约性（来进行）"，这是身体"本自具足"的本真展示。

梅洛·庞蒂认为，身体是一种"世界中存在"，也是主体与环境接触与交织的重要介质。身体的"内在制约性"使对象性的经验活动得以成为可能。就是说，身体潜在地决定了反射与知觉指向的对象，也圈定了我们行为的可能性以及生命存在的范围。显然，身体的内在制约性并不是建构身体的各个生理器官，

① 笛卡尔. 第一哲学沉思录［M］. 庞景仁，译，北京：商务印书馆，2008：79.

② MERLEAU-PONTY M. Phenomenology of Perception［M］. London：Rout-ledge & Kegan Paul Ltd，1962：77.

而是一种把身体与世界交织起来的生命的"活性",即使肢体残缺也能朝向世界的身体的"我能"。因而,拥有一个残肢的患者,在面对任务时,即便是一个残缺的胳膊也能像正常人一样完成一个健康胳膊能完成的活动,从而保留了伤残之前还拥有的"实践领域"①。这让我们明白了被传统的观点屏蔽的身体的神奇能力和身体的"本自具足"性。

同样,梅洛·庞蒂现象学身体的"本自具足"性也在精神性盲患者施奈德身上得到说明。施奈德在一次战役中,大脑枕叶被炮弹片损伤,导致施奈德不能按照指令完成一些虚拟的抽象动作。例如,他不能按照指令师发出的号令,准确指出自己身体器官的位置,但是,在有蚊子叮咬自己的鼻子时,他能迅速地擦拭自己的鼻子赶跑蚊子。这种具体运动是一种指向自己身体的、向心的运动,而抽象运动是在身体与外在的空间构建了一个"实践体系"②。而具体运动和抽象运动的区分明确了身体自身的空间性,而身体的空间性形成了平时生活中的具体行为以及习惯性的行为,从而使施奈德能够在生活情境中准确而又流畅地完成自己的行动,使得身体"朝向它的任务存在""以便达到它的目的",并在达到它的目的的同时,在使行为对象成为"目的论的项"③。在梅洛·庞蒂看来,施奈德的这种行为并非思维遵循经济化原则,也不是以固定的联想主义的方式去完成的,而是一种在自己身体的自然系统中的直接经验关系的表现。它不是一种经过客观存在的空间形成的。这就是说,施奈德不能完成抽象运动,是因为失去了身体所处的情境,而能够完成具体运动是因为他凭借的是自我的身体、凭着自己与周围环境的"知性"。所以,身体不是一个待在空间中被认知的客观对象,而是一个能够直接将手掌放到自己身体的疼痒部位,去完成使命的知者。但是,当让施奈德去按照抽象的指令,把身体当作认知的对象时,他将难以完成这种行动。所以,就身体空间来说,这里面有一种关于位置的知识。"它是与那个位置'共存'",而不是简单的虚拟化的存在,也不能通过语言的描述或者沉默的姿态去说明它。一言以蔽之,就是笛卡尔讲的"我有一个身体"

---

① MERLEAU-PONTY M. Phenomenology of Perception [M]. London：Rout-ledge & Kegan Paul Ltd，1962：81-82.

② MERLEAU-PONTY M. Phenomenology of Perception [M]. London：Rout-ledge & Kegan Paul Ltd，1962：102.

③ 张再林．"我有一个身体"与"我是身体"：中西身体观之比较 [J]. 哲学研究，2015 (6)：121.

观点，"我是我的身体"恰恰是梅洛·庞蒂身体现象学最核心的思想。如此一来，你、我、他的存在只不过是你的身体、我的身体以及他的身体具有的"我"性。"我能"的身体成为梅洛·庞蒂身体现象学之身体自足性的作为突出的表现。这种"我能"的身体使他人和世界都成为身体空间的延伸。作为身体的空间与外在的空间可以相互包含自由转换，这种蕴含与转化身体本身的架构能力，也是一种在身体中的身体意识。

4.3 互体性的身体

正如梅洛·庞蒂认为的那样，假如我们对胡塞尔的意识进行所谓的现象学的还原，我们不难发现，最为本原的东西是身体意向性，而不是胡塞尔提出的意识意向性。也就是说，在意识没有指向某物以前，"我"的身体已经先于意识指向此物了。之所以如此，是因为身体主体是拥有智力的、超越性的存在。在《行为的结构》中，梅洛·庞蒂借用米勒尔·赖尔的视觉幻象和"幻肢现象"旨在说明身体主体具有一种能将肉体器官综合协调的能力。这种能力是无须反思的并处于前反思阶段下的知识。梅洛·庞蒂认为，我们身体的各个部分"以独特的方式相互关联着：……我是在一种不分离的状态下拥有我的身体的，而我就是透过一个'身体图式'知道我每个肢体和器官的位置，我所有肢体和器官都包含在身体图式之中"①。也就是说，"我"的各个肢体和器官虽然分布在"我"的身体的不同部位，但"身体图式"提供了身体的感官和运动机能的统一性，使它们能在前反思状态下就可以和谐地协同运行。诚如梅洛·庞蒂所说："……透过我的身体，它的感官的各个方面直接成为各自的象征，因为我的身体恰恰就是一个现成的感官之间的等值和互换体系。各感官可以相互传译而不需要传译者，它们可以相互理解而不需要通过观念。……有了身体图式之概念，不单身体的统一性得以用一种新的方式被描述，感官的统一性和对象的统一性也透过它得以用一种新的方式被描述。"② 正是由于身体主体的这个综合图式，

---

① MERLEAU-PONTY M. Phénoménologie de la perception [M]. Paris：Gallimard，1945：114.

② MERLEAU-PONTY M. Phénoménologie de la perception [M]. Paris：Gallimard，1945：271.

身体作为一个有机的、整合性的综合体直面现实，直接与现实打交道，才使身体意向成为可能。也正是身体意向性的隆重推出，梅洛·庞蒂一举克服了胡塞尔的意识间性的"唯我论"之弊端，不仅使"经验自我"走向"先验自我"变为可能，而且使自我由己之"身"推向了大众之"身"。对他人的发现不再是一种胡塞尔意义上的自我的自由联想，也不是一种"类比的统觉"和"移情"的纯粹意识活动，而是在一种最原始的感知中、在主客体"可逆"的关系中，实现我与他者的相互"触摸"。我他之间不是胡塞尔"唯我论"视域下的意识间性，而是一种犹如"左右手互摸"的"可逆性"的身体间性。他者之"身"不但是知觉的对象，也是自我之身的主体。我和他者共为同质之身，使我与他者能由己之身感悟他者之身的身体间性交融在一起。他者也作为另一个我展示了世界不仅为我占有，也同样属于他者。我与他者"共在"一个同一的世界之中，"身体图式"与"世界图式"也将成为合二为一的"活"的整体。身体的意向性充分说明："意识通过肉身的中介成为（通往）事物的存在。"① 身体不是意识的奴隶："为了使我们能把我们的身体移动往一对象，对象就率先要为他存在，因而我们的身体也率先要不属于，［正在（存在）］的区域。"② 承认身体的意向性活动，即承认主体首先不是笛卡尔式的"我思"，而是"我能"③。

4.4 作为世界本体的"大身子"

如前所述，梅洛·庞蒂把胡塞尔的意识主体置换成身体主体，这种改造尽管消解了胡塞尔式的"唯我论"的诟病，但也留下了身体主体自身地位不稳的弊端。因为，一方面，胡塞尔的主体是受到严格的逻辑必然性保证的，而梅洛·庞蒂将主体从意识层面转移到肉身层面就失去了逻辑必然性的保证，致使其失去存在的根基。另一方面，梅洛·庞蒂的肉身是"往世界中去的存在"，这

① MERLEAU-PONTY M. Phénoménologie de la perception ［M］. Paris：Gallimard, 1945：161.

② MERLEAU-PONTY M. Phénoménologie de la perception ［M］. Paris：Gallimard, 1945：161.

③ MERLEAU-PONTY M. Phénoménologie de la perception ［M］. Paris：Gallimard, 1945：160.

说明身体也不是独立的，身体和世界不可分。一如梅洛·庞蒂所说："只有当我实现身体功能，我是走向世界的身体，我才能理解有生命的身体的功能。"① 鉴于此，梅洛·庞蒂必须塑造一个具有普遍意义的肉身，为我们的生存搭建一个终极根基，这种根基不仅使我们能对经验进行更加深刻的研究，也成为我们超越主体世界的辩证关系之外思考真理与意义的真正根源。这就是梅洛·庞蒂晚期提出的作为"元素"的"世界之肉"。梅洛·庞蒂说，"肉不是物质，不是精神，不是实体"，可以用"元素"这一旧有的用词来界定它，它"处在时空个体和观念的中途"②。这种肉质元素并不表现为某种固定的、不变的实体，"纯粹事物的存在模式不过是其部分的、派生的表达"③。这个充满神秘色彩又闪烁着感性之光的"肉"，是"肉身成道"与"道成肉身"的自然世界得以存在的最小构成单位。在这样一个充满"肉"质元素的世界中，灵魂、自我、他者以及社会历史都蕴藏着其他动物不具有的进化、生产的"潜能"，也正是这种"潜能"的存在，整个世界才得以生机勃勃不断发展。正因如此，整个世界不再是意识哲学下的静态世界，而是随着切身经验而建构的动态景观，隐匿之身或复魅之身在"世界之肉"中得以拓展。这样，一个执拗依旧、趾高气扬的身心二元论在"肉身成道"以及"道成肉身"的一元论中偃旗息鼓、灰飞烟灭。一个有别于形上本体的生命本体论得以凸显出来。

---

① 庞蒂.知觉现象学 ［M］.姜志辉，译.北京：商务印书馆，2001：109.
② MERLEAU-PONTY M. Le Visible et l'Invisible ［M］. Paris：Editions Garlimard, 1964：184.
③ MERLEAU-PONTY M. Le Visible et l'Invisible ［M］. Paris：Editions Garlimard, 1964：304.

5　现象学身体观与未来医学话语重构

5.1　现代人"生命之殇"

5.1.1　理性主义与生命的碎片化

秉承着西方传统哲学的"身心二分"的理念以及"身轻心重"的价值追求，理性主义日渐成为现代社会新的"上帝"。显然，西方理性已然成为人们思维方式与生活方式的主导原则，而且理性与科学相结合成为整个西方文明的逻辑起点。"理性成了真理之源、价值之源，从而也就成了现代性的安身立命之地。"① 一旦这样，此后的西方文明中以线性方式发展的现代范式就会颠覆人类整个意义世界，一切心灵和精神问题失去了答案。在理性主义看来，整个世界乃至人类生命（包括身体）只不过是分子、原子、夸克、细胞、染色体等基本元素合成的集合体。这种现代化的还原主义把高级形式的物质转化为低等形式的基本元素，把精神形态转化为物质形态，甚或社会现象以及心理活动也被还原主义认定为基本元素活动的结果。整体只是个体的总和，热只是一些微粒的运动，光只是我们感觉的反射作用，人只不过是集中技能的结合体，精神只是神经细胞运动的结果。我们完全可以通过这些基本粒子的活动熟知社会以及精神发展变化的规律。生命的物质现象等同于生命本身，生命的组成部分等同于整个生命，生命被完全客观化和数据化。更为彻底的是，理性主义的还原论认为美食只不过是碳水化合物、蛋白质和卡路里等化学物质的展示，性爱也无非

---

① 陈嘉明. 现代性与后现代性十五讲［M］. 北京：北京大学出版社，2006：4-5.

是荷尔蒙、精子、卵子、肾上腺素等物质的活动。时至今日，面对理性主义的极度膨胀，物化身体的内在结构不断被发掘出来，整全的生命已经被肢解殆尽。更有甚者，现代理性能力的强大，使科技可以按照自己喜悦的方式随心所欲地对待身体。人的身体完全丧失了神秘性而沦为化学、生物学、医学、物理学等自然科学考量的物质器官。尤其是现代社会的身体器官的移植、身体组织的克隆以及机械器官的普遍使用使人的身体变得模糊不清，人的形象已经到了现代科技随心所欲加以改造的地步。

现代社会理性至上不仅导致了生命的碎片化，也成为奴役现代人命运的异化力量。现代社会心灵以理性的力量支配身体已经成为现代社会的常态之举。笛卡尔开创的理性主义对于自然科学、技术的繁荣可谓厥功至伟，但是在这种将自我主体化、世界客体化的强势逻辑之下，也导致了心灵对肉体的暴政。自然科学的高度发达逼迫现代人不断地加强知识的学习而疏于身体的塑建（body-building），这种状况导致现代社会人的身体状况有恶化的危险，肥胖的人，戴眼镜的人，不育不孕的人，失眠的人，患颈椎腰椎疾病、疑难杂症的人等越来越多。理性的发达、科学技术的进步书写人类心灵发达史的背后却是一部身体的疾病史，这个悖论早在18世纪法国思想家卢梭那里就曾进行过揭露。① 当人类进入一个信息化时代，手机、电脑和汽车成为日常生活中必不可少的通信、交通工具，这一切彻底改变了工业革命时代的生活方式和生活理念。在这样一个时代中，高效率的生产方式使人们追求更多的经济利益，人与人交往中的感情色彩随着功利心的增强而逐渐淡漠。人与人之间的"隔离感""疏远感"和"孤独感"等已经成为现代生活中的心理常态。再加上社会的竞争压力大，心理疾病将成为现代社会的主要疾病。这些疾病通常由一些非器质性的心理病变体现。譬如，焦虑、失眠、抑郁、性欲减退等。严重的心理疾病表现为嗜睡、记忆力降低、反应迟钝、忧郁、便秘等。此外，随着现代生活和工作方式的转变，"脊柱病"与"腰疼"已不可避免地成为这个时代疾病谱中最大也是最主要的家族。世界卫生组织的报告数据显示，每年因为久坐不动而死亡的人数有200多万人。概而言之，如果说工业文明时代，人类疾病是因为生态环境的恶化而导致人的器质性生理疾病的话，那么信息文明时期除了工业文明时代产生的疾病外，还孕育了一种不同于以往人类文明的疾病——现代人的文明病。显然，

---

① 里茨尔. 社会的麦当劳化［M］. 顾建光，译. 上海：上海译文出版社，1999：129.

这种疾病和传统医学上的器质性病变或者病菌感染导致的疾病不同，完全是不健康的生活方式以及生活理念引起的。譬如，由于生活压力过大引起的焦虑症，缺乏运动引起的"代谢病""结构病"以及"能量过剩病"，人际关系恶化引起的"神经和精神疾病"等。毫无疑问，这些疾病已经成为现代人的主要杀手，并成为困扰现代人生活质量的主要障碍。同样，现代社会资本理性作为资本追求最大化的计算理性是现代社会组织生产、分配、交换和消费的主要驱动力，它把现代社会塑造成市场社会以及消费社会。在市场经济的模式下，生产越来越呈现出管理和技术手段的理性化，因而效率越来越高，带来了商品的高度繁荣。资本理性从经济基础上取消了现代社会实施禁欲主义的必要性和可能性，从而解放了人的身体欲望。这正是资本主义社会的历史进步性，资本主义社会不再像前现代社会那样进行外部能够感觉到的、强制性的暴力性统治，而是对人的身体尤其是身体的生理机制进行微观控制。然而，值得注意的是，资本理性的狡计使现代人自觉自愿地将自己的身体纳入资本增值逻辑设计的经济模式中。人作为生产者受到资本主义生产方式的机械化、标准化、固定化的大势驱使，人的身体有被降格到机器水平的危险；人作为消费者在商品世界中肆意放纵身体欲望，殊不知，身体的欲望本身就受到资本理性的引导和控制。

5.1.2　理性主义与"自然之身"的恶化

可以看到，理性主义神圣地位的确立使人类获得种种胜利战果的同时，也扰乱了自然秩序和生命秩序。马克斯·韦伯认为这种理性已经蜕化为畸形的"工具理性"。现代社会高速的发展不过是"理性化"（"工具理性化"）逐渐取代"价值理性"的过程，在这一过程中，世界意义在逐渐消失——这被称为"世界的祛魅"，正在成为人类不得不承认的历史事实。马克斯·韦伯指出，"工具理性"意指一种将特定目的、为达成特定目的采取的可能手段、这种手段可能产生的结果等都一一纳入考虑和计算的态度，"技术和计算在发挥着这样的功效，而这比任何其他事情更明确地意味着理智化"①。在工具理性大获全胜的工业文明的社会中，会导致两种异化现象。一是人与自然关系的异化。随着启蒙运动之后的人类理性战胜上帝，人由臣服于上帝转而成为世界的"主宰者"。理

①　马克斯·韦伯. 新教伦理与资本主义精神［M］. 黄晓京，彭强，译. 成都：四川人民出版社，1986：15.

性主义不仅将人作为主体从自然中脱离出来，而且将大自然客体化、对象化、工具化，这使得原本"天人合一"的自然现状被消解殆尽。曾经奉行"知识就是力量"的培根就立志把自然作为人的敌人踩踏在人类的脚下，使之成为向人臣服的"奴隶"。正如他所言，"自然在他眼里是一个'被拷问'、被'命令'的对象，他只有'服从'的权力"①。无独有偶，那些"野生动物"和"植物"被德里达称为不老实的、不守规矩的"非人类生命"的"流氓"。在现代理性主义的视域下，自然世界就是一堆没有生命力的、僵死的物件。这个物件只是能够满足人类各种要求的"欲望之地"、一个取之不尽的"自然餐桌"，还是一个任由人类抛撒废弃之物的"垃圾箱"。人类的理性——这一潘多拉魔盒的开启，自然给人最初设定的法则都被理性之魔爪击碎得荡然无存。吊诡的是，我们发现"由'理性的胜利'建立起来的社会制度和政治制度竟是一幅令人极度失望的讽刺画"②。一方面，是人类生产极为丰富的物质财富以及这一背后所谓幸福的生活；另一方面，是满目疮痍的生态环境背后苟延残喘的、凄惨的生命。自然由此变为人类理性主义肆虐的舞台，层出不穷的生态灾难也给人类带来花样繁多的新兴疾病。因而人对自然的破坏也是对人的身体的自我损坏，生态灾难引起的疾病就是自然界对人的身体进行报复的严厉形式。

毫无疑问，森林日益减少导致的沙漠化，动物种类减少导致生态链的失衡，现代性工业无穷尽生产导致的污染使河水变成毒液以及浑浊不堪的空气，大量化学产品的广泛使用和转基因食品逐渐取代正常食品，这一切都将使人类生活在一个"癌变的世界"中。诚如马克斯·韦伯所说："专家没有灵魂，纵欲者没有肝肠；这种一切皆无情趣的现象，意味着文明已经达到了一种前所未有的程度。"③ 能够看出，人类对自然的不公正态度以及对自然不尊敬的道德行为必将与近代西方启蒙的初衷渐行渐远。久而久之，人类最终也会在自我酿制的"苦酒"中毁灭自己。在工业文明时代，我们不难感悟到这样一个病变的现实世界。在这个时期，生产方式体现为机械动力装置作为主要劳动工具，并辅以科学化

---

① BABER W F, BARTLETT R V. Deliberative Environmental Politics：Democracy and Ecological Rationality ［M］. London：The MIT Press，2005：206.

② 中共中央马克思、恩格斯、列宁、斯大林著作编译局. 马克思恩格斯选集：第 2 卷 ［M］. 北京：人民出版社，1995：723.

③ 马克斯·韦伯. 新教伦理与资本主义精神 ［M］. 黄晓京，彭强，译. 成都：四川人民出版社，1986：173.

的管理理念，以追求生产效率为最终目的的生产活动。这种机器化的大生产使得数以千计的工人聚集到车间，这些接受过技能训练的工作者如同机器般按照设定好的程序制造出符合社会需要的单一品种的产品。在生活方式上，尽管人们的物质生活得到较大的改善，但是恶化的生态环境已经给人类的健康造成极大的威胁，也给人类的生存带来了空前的危机。譬如，硅肺病已经成为削减工人寿命的主要原因，褐肺病成为纺织工人的第一杀手，铅中毒也让更多的冶炼铅金属的工人过早死亡，粉尘同样使得采矿工人早早死于"磨工病"。由于森林的砍伐和耕作，今天的大气中可能比农耕文明时期含有更多的碳，而冒着浓烟的大烟囱和机动车排出的难闻气体又把许多其他化学物质放入我们呼吸的空气、食用的食物以及饮用的水中。此外，许多人认为皮肤癌的发生率的不断提升是因为大气的污染，即紫外线强度的不断增加。钠的过度摄入则与胃癌和高血压有密切关系。用化学物质加工处理食物和饮用水的问题，也引起癌症和心脏病研究人员的关注。长期暴露于大气中直径小于或等于 2.5 微米的颗粒物（也称为"可入肺颗粒物"，PM2.5）可增加人们罹患心血管病、呼吸系统疾病和肺癌的危险。世界卫生组织的资料显示，空气污染成为危害人类身心健康的主要诱因。据不完全统计，世界上有 200 万人死于大气污染，因为污染的空气中含有大量的颗粒物、臭氧、二氧化氮、二氧化硫。而这些化学废物是导致现代人死亡的主要原因。尽管人们癌症、心脏病以及阿尔茨海默病的发病原因存在很大争议，但不能否定的是这些现代疾病一定与人类生存方式密切相关。

现代社会中心灵对自然实施暴政，但最终祸及人身。中国传统哲学中充满"天人合一"的睿智，但西方理性主义至近代以来滥觞全球，中国也饱受其害，传统哲学中"天人合一"的理论以及这种哲学理论支持下的生产、生活方式式微。理性主义将人作为主体从自然中脱离出来，并主张人成为自然的主人和统治者。心灵将大自然客体化、对象化、工具化，人和自然的和谐共生关系被破坏殆尽，由此自然沦为人的理性肆虐的场所，生态灾难层出不穷。应该说，人的身体是自然的一部分，自然也是人的身体的一部分，马克思在《1844 年经济学哲学手稿》中就曾提出"自然界，就它自身不是人的身体而言，是人的无机的身体"的论断，因而人对自然的破坏也是对人的身体的自我损坏，生态灾难就是自然界对人的身体进行报复的严厉形式。

5.1.3　理性主义与现代人生命意义的祛魅

在今天这样一个一切都被现代科学化解为机械化和数理化的世界中，似乎所有的"秘密"都已经被揭晓或者即将被揭晓。但是，即使现代科学拥有这么强大的力量，也难以证明这个世界是否值得存在——它有某种"意义"以及生活在这个世界上是否具有意义。缘于此，在一个所谓"合理性"的现代社会，人生意义的"祛魅"以及人的现实生命被放逐已经成为不可避免的趋势。在资本主义生产方式中"资本追求利益最大化"欲望逻辑下，人类自身生命的意义更是在片面追求"生产速度"中江河日下、风雨飘摇。这样的生存方式，已经使人类忘却了对自身生命意义的追问，取而代之的是无尽的物质欲求。这样，"理性化""效率化"等理念成为实现多数人利益最大化的最好工具。当人们生活在这样一个理性化、制度化、程序化的现代社会中，理性精神就会深入社会的每个角落，甚至每个社会个体的每根神经里。现代理性主导下的生产方式把人定格在每道生产流程上，人们不仅受制于权力体系、道德规范，还如同机器一样重复性地在生产过程中运转。现代社会就像一张严严实实的大网，人体如同网中之物被定位于一个空间，服从着技术理性的摆布。在这种情况下，人成了机器或机器的附属物。"理智化、定量化、抽象化、官僚化、物化正是当代工业社会的特点，当这些特点被运用于人而不是物的时候，这些就成了机械的原则，而不是生活的原则。生活在这种制度中的人漠视生活，甚至于被吸引走向死亡。"① 现代人的旨趣和生物性被现代工业化的管理方式操纵。同样，现代科学的力学原理取代人的生活原则，成为破坏人的生物性和精神性之间平衡的主要原因。诚如弗洛姆认为，现代社会这个庞大的机器一旦耸立在人之上，那么人作为创造者的身份不仅会被击碎而且终将成为社会的奴隶和社会机器生产的齿轮。易言之，现代文明的生产理念和生活理念导致人陷入这样一种存在范式：反对生的定向。这种反对生的定向就是现代人身心疾病的内在诱因。同样，弗洛伊德也认为，人类的文明是在压抑、遏制或者放弃人的本能欲望的基础上建立起来的。也就是说，人的本能的压抑和遏制成为文明发展的直接动力。为了更好地理解这个问题，弗洛伊德从正、反两个方面阐释了这个问题：一方面是人类文明通过理性对人类欲望本能的压制，让人类的生命力在文明的创造中激

---

① 弗洛姆. 人心［M］. 张月才，张燕，译. 北京：商务印书馆，1989：47.

发出来;另一方面是人类文明建立之后就成为对人的生物性本能破坏的强大力量。在现代社会中,人类作为理性存在者,自身的主体性自然是建立在理性的基础之上。这种理性化的定位恰恰变成束缚自我的异化力量,人的身体的自我和谐完全消失在机器和科技秩序中,生命整体的和谐性遭到摧毁。这从根本上导致了心灵和身体的失衡、身体感受性和意识理性之间的失衡。正如福柯所说的那样,"知识使人和感觉分离"。这种分离的结果就是,人在自我的精神世界中变得越来越抽象、越来越复杂。最终,人类陷入臆想和狂想的境地而难以自拔。另外,人的身体的机能和能量也必将受到严重影响。这一点,我们同样可以在福柯对癫狂病的分析中得到明证。福柯认为,现代人从事长久的脑力劳动而缺少相应的身体运动,极易导致人们缺乏对现实事物的真实感受力。人类的理性话语在形成对身体欲望、感性话语统治的同时,也会生成个体对生命自身的恐惧感和压抑感。这是因为,理性话语的宏大叙事将个体弱化为渺小无力的对象,使人体产生自卑、消极的弱态心理。可以说,这种不平衡的心理结构潜藏于现代社会每个个体的现实生命之中。在这种所谓的纯粹的"精神式"的生活模式中,人们对理性和精神行动的过度依赖,必将抑制身体的行为和活动。人原来通过身体运动释放生命力的方式受到限制和压抑的同时,却在极度膨胀的精神世界中越走越远,以致陷入脱离现实的狂想与臆想中。人的生物性一旦被忽视,身体与心灵之间的平衡就注定要遭受破坏,这将为现代人类精神危机埋下祸根。希波克拉底认为,在躯体受到侵害的同时,遭受恶性刺激的还有心理。也就是说,假如肉体方面出现了病态的话,那么心理方面的病态迟早会发生。反过来,当人的心理处在强烈的应激情态下,人的肉体也会出现相应的反应。譬如,当一个人处在恐惧、害羞、高兴、热情等各种情感的状态之中的时候,人的躯体内部的各个器官也会跟着出现心慌、出汗、手脚麻木等生理的应激反应。笛卡尔在《谈谈方法》中指出的,心灵和身体之间需要有个协调,疾病的产生就是由于这种协调失去平衡。就像许多被囚养的动物一样,本性因为外在框架的侵入而丧失了,身体和精神的各种机能也被彻底破坏了。事到如今,面对工具理性的日渐膨胀,我们已经见证了不堪重负的生命。这种状况导致现代社会人的生命状况有恶化的危险,过度肥胖、视力下降、脊柱慢性疾病、心脏早衰以及抑郁焦虑等疑难杂症就会接连不断地蜂拥而至。这些无疑成为现代文明疾病的一个文化标签。能够看到,理性的发达、科学技术的进步书写的人类心灵发达史的背后却是一部生命的疾病史。

　　另外，现代人生命意义的"祛魅"还在于现代社会推而广之的"功能化"。马塞尔认为，我们的特征在于功能观念的错误防止。在这里，所谓功能是指它最流行、最广泛的意义，即同时包括了生命和社会的功能。看来，现代人对自己和他人都是作为一种功能的集合出现的，然而把人等同于功能，实际上就等于把人变成物。在马塞尔看来，现代人确实日益功能化了，比如，乘坐地铁旅行，"我"怀着一种恐惧看到被雇用者内在的现实性，在他身内和身外的一切都在把这个人与他的功能等同起来——他的工作者的功能，还有工会会员、选民的功能以至于生命的功能等。"计划表"或"时间表"这样一种相当可怕的形式完全描述和概括了他的生活。他在各个不同的时间里把自己派给各种不同的功能，失眠和休息也是一种必须实行的功能，以便别的功能可以依次进行，娱乐也是如此。这方面的需要量甚至可以由卫生学家来精确地确定。疾病等偶然情况可能打断这一体系的平静运转，这是很自然的，一个人也像一块表一样需要在运转一定的时间以后进行大修，医院就扮演了这种修理铺的角色。至于死亡，客观上就是停止有用，成为一台报废的机器。这就是功能世界、功能社会的一幅悲惨图景。这幅悲惨图景不仅被旁观者感受到，也被扮演者自己通过一种沉闷和难以忍受的不安隐约地看到自己仿佛被这些功能淹没了，也许这个人唯一剩下的人的特征就是这种不安了。这种不安足以展示在这一切中，有某种令人震惊的错误，也有某种可怕的误解。这种错误是被一种不断非人化的社会秩序和同样非人化的哲学种植下的，如果说社会秩序塑造了哲学的话，哲学也为社会秩序开辟了道路。

　　正是在这个意义上，马塞尔认为，技术的飞跃发展不但不能把人从这种无望的悲惨境地中解救出来，而且可以说它就是人的这种功能化、物化的原因。功能的世界也是问题的世界，是企图利用各种各样技术手段解决各种问题的世界。每项技术都服务于倾向发明它自己适当的技术。但还是有绝望（绝望与失望不同，绝望实质上是认为所有技术根本上是无效的），而且现在看来我们是进入了一个绝望的时代，我们可以察觉到技术在局部胜利的同时整个说来是失败的。人在这个社会里能达到什么呢？我们只能一次一次地回答，他只能达到他的技术能达到的地方，我们不得不承认这些技术是不能救助人本身的，甚至它们容易与人内部产生的敌人结成有害的联盟，成为自己毁灭自己的可怕力量。这样，马塞尔所谓的人是完全受他的技术支配的，这意味着人总是不能控制他的技术，或控制他控制的东西。因而在技术进步的乐观主义与绝望的哲学之间，实质上有一种内在的辩证关系。"生活在一个以功能为中心的世界上是易于使人绝望的，因为这个世界实际是个空洞。"① 今天的时代感是一种末日感。这并不是说世界末日已经来临，而是说今天的人面临一个 21 世纪开始时不可领悟的事实，他们知道他们掌握了毁灭世界的力量，却可能看不到一种自我毁灭的过程在发生，或者不知道阻止这过程的力量所在。后来马塞尔在《存在与持有》中进一步探讨了这个问题。他认为，我们生活在一个败坏的世界里，日益严重的生活社会化和日益增大的国家权力使人变成职业人、功能人、统计数字中的人。人拥有工作、金钱、财产以及完成工作的一定功能，而人反过来又受他拥有的东西的主宰。这就是所谓的"逆转"，实质上就是我们现在通常所说的"异化"。至于这种异化的根源，马塞尔则到主观精神的领域中去寻找，认为它源于一种以我为中心的欲望——支配欲或者占有欲。在他看来，人们从事知性的活动，认识客观事物，人们抽取现实世界无限复杂现象中的共同点，尽可能地抹杀个性而加以"一般化"，并分成几个烈性，制成一套方便的图标以便掌握。但是在人掌握对象的过程中对象也同时掌握和支配人，它们甚至俘虏和吞没人。所以，马塞尔认为，挤奶文明的弊病就在于以"占有"为首要原则。它的病源既来自一般和普遍的东西对个性的支配和压制，来自技术和机械对人性的窒息，也来自个人在以我为中心基础上的相互斗争。所以，他在反对一般对个性的压制的同时，也主张个人相互之间的亲密精神交流和心心相印。确实，马塞尔生动地描绘了 20 世纪西方人的境况和心理特征，比较早地看到了西方人被异化、被奴役、人性被扭曲和人格遭受压制的悲剧状态。"现代人是功能的集合"，我们生活在一个败坏的世界上——正是对 20 世纪西方人的境况和经验中的阴暗面的分析和揭露，构成了马塞尔哲学探讨的最强有力的动机，推动他在认识论和本体论的领域内继续探索，试图找到一条摆脱人的困境的出路。

这是一个"与传统相断裂……一种面对正在飞逝的时刻的眩晕的感觉"时刻充满头脑的时代，这是一个"由于通讯革命和运输革命带来了运动、速度、光和声音的新变化"而导致"宗教信仰的泯灭，超生希望的丧失（天堂或地狱），以及关于人生有大限、死后万事空的新意识"的时代。在这个"个体生命""解放"的时代里，传统之中永恒的神圣的东西已难觅踪影，每个人都体验

---

① MARCEL G. Being and Having [M]. FARRER K, trans. Glassgow: The Universitypress, 1949: 4.

着波德莱尔所言的"过渡、短暂、偶然",曾经臣服于必然性的"理性"之中的"感性",从其获得解放之日起就越来越被眼花缭乱的"景观社会"塑造成"欲望",它支配着现实生命,使其在一个"无意义的时代"里苦闷挣扎的同时,只能在体验当下与瞬间的"过渡、短暂和偶然"的同时归顺于"及时行乐"之中。如是,在一个"祛魅"、失去意义却仍在以高速继续前进的现代社会里,舒心只能成为资源丰富的极少一部分人的特权,而大部分人则没有这种奢侈的贪念,为了生存(或为了商家制定的"更好的"生活),为了使自身不被这个所有商品都在以越来越快的速度不断更新的消费社会淘汰,为了使自身不被飞速运转的现代生活淘汰,他们只能抛弃昔日僵硬的、固定的,同时也是惬意、舒适、安详的生活方式,转而将自身投入"流动的"、变易的生活。由此,现代性之"合理化"与"祛魅"过程则不但使现代性陷于始料未及的"自反"之境,也使人的现实生命从长期被主体形而上学"遮蔽"的生存状态下,转换为随"祛魅"和"主体的消亡"同时发生的"意义终结"之后被"放逐"的生存状态中,人类的现实生活成了物化和碎片化的生活,人类生存在一个价值多元、思想歧异、精神裂变以及文化冲突的时代。然而随着现实生命与现实生活的转变而出现的"人的现实生命的放逐"却不是主体形而上学的终结,而是另一种主体形而上学的体现,是一种颠倒的主体形而上学。总体而言,这主要是因为,当代人的放逐状态保留了主体形而上学的唯我论遗产,它在现代互为"陌生人"的城市生活中(如鲍曼所言,现代生活必然是城市生活),表现为"自我"避免对"他者"承担任何责任、避免与他者发生任何道德关系。而这实质上是"自我"对"他者"的视而不见和弃之不顾。这种"视而不见"存在于现代社会日益与"私人空间"相互叠加的无数类似于"公共空间"的地方:城市广场,候车室,飞机,火车,拥挤的街道,繁华的商业区与购物中心……然而这种"视而不见"却隐藏在一种包装之下,即现代社会的景观、繁华、和谐与其乐融融,找不到意义的人们有时候会将希望寄托在资本欲望逻辑扩张而成的"超真实"(hyperreality)的"拟像"(simulacrum)中,在这种"超真实"的"拟像"中,人们沉溺在"拟像"的海洋而感觉到舒心与惬意,尽管那是一种建立在沙滩上的短暂、易逝和破碎状态的舒心与惬意,也正是在这种"拟像"中,"我"与"他者"一次次在拥堵或稀疏的人群中擦肩而过,大部分时间里,人们之间处于一种其乐融融的"和谐"处境。然而这种人与人之间的"和谐"共存状态是不真实的,如鲍曼分析的,"和谐"本身包含着一个现实生命以其全面性、丰富性的自我存于其中的内在要求。但当今城市生活中的"和谐"却注定是短暂、易逝和破碎的,"他们是破碎的,仅仅是多面的自我的一个部分,而且他们的多种多样的想法和兴趣充溢着偶遇——其他的被临时搁置起来了,被偷偷地转移了,或者明显地作为隐私而被隐瞒(也就是说,对此时此地的偶遇来说这些被认为是不相关的)。他们是短暂的,就偶遇者而言,似乎他们没有过去和将来;不管发生什么,在偶遇的同时都会被遗忘和耗尽——在偶遇的过程中发生、发展和结束;每次偶遇看似一个自闭甚至自制的实体"。进而言之,这种破碎性和短暂性,要求"共存"状态中的"自我"尽量避开与"他人"相遇的任何"结果"。在这些"公共空间"中,"自我"要么"沉浸"在"自我"之中而看不见成千上万的陌生人,要么与之擦肩而过,"自我"能做的,就是尽量与"他人"避免任何交集。而"自我"的这种"无结果"的策略,源于对一种"无涉责任"的要求,"偶遇的短暂本质的最重要的影响是缺少影响——偶遇在某种意义上看是不产生后果的,它在其后没有留下偶遇双方权利和/或义务这种持久的遗产。或者,至少破碎的/短暂的偶遇的重要技巧就是致力于阻止留下这样一项遗产;偶遇的展开与不产生结果的想法相随相伴"这一切都决定了,"与他者不发生任何责任与道德关系的和谐状态",实际上是一种对"他者"的"弃之不顾"。因而,在经过了"主体终结说"的洗礼之后,我们尽管不再以"自我"的"同一性"逻辑去强制性地吞噬"异己的""他者",却陷入了另一种"唯我论",陷入了大写"主体"消亡之后的无邪的"唯我论"和"个人主义"之中,限于无"他者"的"自我享受"之中。

5.2 现代生物医学技术主义的困境

5.2.1 身心二分:现代生物医学技术主义的硬疣

自从人类医学诞生那天开始,身心二分的哲学理念就深深扎根在人类医学历史发展的进程中。在古希腊,米利都哲学学派与科斯医学学派有着密切的联系。泰勒斯(Thales)是米利都学派的奠基人、西方哲学思想的第一个开创者,他首先在哲学上探讨了世界本原问题,认为"水"是万物本原,万物皆从水中产生,最后又复归于水。科斯医学学派的创始人、西方医学之父希波克拉底

（Hippocrates）受泰勒斯哲学思想的影响，认为"体液"是生物有机体的本原，人体就是由体液构成的。大约公元前6世纪，古希腊阿尔克马翁（Alkmaion）首先提出，医学研究应该结合哲学理论，进而提出了"同律"观念，即所有构成人体的物质是完全和谐的。他认为"体质能影响疾病发生"，健康是一种完全和谐的状态，疾病是和谐遭到破坏的表现，而治疗则是从混乱状态恢复到和谐状态。正是在这种思想基础上，恩培多克勒（Empedokles）提出了"四元素说"，认为世界万物都是由四种元素组成的，即空气、火、土、水，它们具有不同的冷、热、干、湿性质，这四种元素的不同数量比例混合起来，就形成了各种性质的物体。恩培多克勒既是古希腊一位唯物主义哲学家，也是一位医生，他将哲学的四元素说应用于医学的解释，例如，他认为肌肉的形成是由于四种元素等分量的混合，神经由火和土加上双倍的水结合而成，动物指甲的形成是神经与空气接触表面受冷的结果，骨骼由两分水、两分土和四分火混合而成。希波克拉底接受了恩培多克勒四元素说的哲学思想，提出了"四体液说"，认为人体内存在四种体液：血液、黏液、黄胆汁、黑胆汁。这四种体液的冷、热、干、湿程度各不相同，并会随季度变化，其比例适当即可保持健康，如果失当便会导致疾病。希波克拉底的"四体液说"成为其后2000多年一切病理学的基础。医学上一直沿用的尿检法可以说就是由体液学说发展而来的一个有价值的成果。古希腊哲学家留基伯（Leukippos）、德谟克利特（Democritus）的原子论哲学与医学中的科尼多斯学派，即同体学派有着密切的联系。原子论认为，世界万物都是由极小的不可分割的"原子"构成的，各种原子在质上没有区别，只有大小、形状和位置的不同。这些原子在不断运动着，时而结合，时而分离，从而形成了复杂多变的自然现象。克尼多斯学派深受原子论的影响，认为人体物质基质是由原子构成的，原子具有可移动性，能够不断地在微孔中循环。机体正常的或病理的状态，首先取决于原子在微孔中循环的性质，其次取决于微孔的宽窄，微孔的宽窄变化是病理状态的重要原因。古希腊哲学中的朴素唯物主义给予那些"神和宗教主宰一切"的理论以致命的打击，也给近现代医学家以深刻的启示。

德谟克利特在写给希波克拉底的信中曾提道："人们用祷告向神求健康，而不知道自己拥有保持健康的方法。"希波克拉底反对医学解释中的超自然原因，他说："所有疾病的原因，甚至所谓神病的原因都是自然的。……每一种病有其自然原因，一切只按自然发生。"在医学与哲学的关系上，希波克拉底认为，

"哲学应该深入医学中,医生应该深入哲学中,因为哲学的所有特性在医学中都保持自己的意义""医学没有哲学的普遍真理不行,哲学没有提供给它的医学事实也不行"。希波克拉底的医学思想反映了古希腊哲学家的朴素唯物主义和自发辩证法的观点,它使西方医学逐渐扒下了迷信的外衣,构建了一个趋于理性、近乎科学的医学体系。古希腊哲学家柏拉图承苏格拉底等先哲之说,主张将问题从变动不居、无可捉摸的感觉事物移到另一类实在上去,这便是理念,因此,他特别重视对思维逻辑的研究。古希腊哲学继柏拉图之后的一座高峰是亚里士多德。亚里士多德在哲学上倾向于唯心主义,但他又批判了柏拉图关于理念的唯心主义思想,认为在实在的物体之外,不可能有独立存在的理念世界,存在通过知觉而有知识,因此,在这方面他又接近唯物主义。亚里士多德主张对自然现象进行普遍的、严格的观察和历史的研究,并认为哲学应从医学开始,而医学最终应归结于哲学。亚里士多德创立的以三段论为中心的形式逻辑学培植了包括西方医学在内的西方科学,其研究概念明确、定义清楚、判断确定、推理严谨的逻辑传统,使医学家在表述问题和观点时,能使用内涵和外延较为清晰的概念和陈述。他还试图将他的逻辑范畴应用于医学,并阐明了经验和艺术在医学活动中的相互关系。古罗马时期的医学家盖仑(C. Galen)深受亚里士多德思想的影响,他也是一个自觉地运用哲学原理来研究解决具体医学问题的人。他始终认为最好的医生应该是一个哲学家,呼吁医生必须首先认真地学习哲学,以便了解人体健康和疾病的本质。盖仑的医学观点立足于广泛的哲学基础上,他力图将古希腊时期的科斯学派和科尼多斯学派协调起来,使液体和固体的要素都服从他的"灵气论"。盖仑写了不少哲学和医学著作,他非常尊重实践,亲自观察,从事多年动物解剖(当时不允许解剖人体),但在他思想中也混入了"目的论"的观点。他认为器官结构的基础符合目的性,每种器官执行预定的功能,结构和功能相一致。盖仑将亚里士多德的逻辑学应用于疾病的分类,他甚至用类似欧几里得几何学的逻辑来建构自己的医学体系,使医学从经验水平上升为一种严谨的逻辑体系。从此,一种类似于欧几里得几何学的公理演绎法成为亘贯欧洲中世纪医学的基本逻辑思想。盖仑对西方医学的影响是深远的,后人公认:西方第一位医生是希波克拉底,列为第二位的便是盖仑。然而,由于盖仑医学中的灵气论和目的论观点适合教会的口味,盖仑的医学著作即使存在许多明显的错误,也被宗教神学奉为金科玉律,并作为其重要支柱。这样,就严重阻挡了医学的发展脚步。古代具有朴素唯物性和自发辩证性的自然哲学,是古人凭着直观和猜测提出来的，缺乏坚实的科学基础，这种固有的缺陷也必然反映到古代医学中来。因此，无论中国传统医学还是古代西方医学都存在局限性。在运用古代自然哲学思想进行医学理论概括时，尽管大体上看到了人体、器官与疾病的联系，但不能认识到这些联系和运动局部的实质和细节。尽管西方医学从诞生的那天就跟哲学结下了不解之缘，但哲学作为治疗人的灵魂的医术、医学作为医治人生理疾病的技术观点已经在古希腊时期非常明朗，身体作为一个哲学和医学的共同的范畴，还是被肢解为身心两个不同的部分。诚如柏拉图的名言："我们时代的最大错误是医生把灵魂同肉体分开"，仍是现代医学家们常挂在嘴边的一句训诫。

到了近代，西方医学在古希腊罗马时期的身心二分理论基础上得以长足发展。尤其是近代哲学的形而上学为近代西方医学的发展提供了强劲的助力。从1世纪至18世纪的形而上学，坚持了物质第一性、意识第二性的观点以及提倡个性、反对神圣、提倡实验等思想为哲学思想冲破了宗教神学的精神枷锁以及为自然科学和医学的发展开辟了道路。1543年，维萨里（A. Vesalius）发表了《人体的构造》，用解剖刀这一锋利的武器，纠正了盖仑医学体系中的错误，第一次较为全面、系统地提示了人体的真实结构，掀开了人体解剖学的新篇章。1628年，哈维（W. Harvey）发表了《心血运动论》，用实验方法摘下了宗教神学蒙遮在人体上的神秘面纱，使生理学确立为科学，为近代基础医学的发展奠定了重要科学基础。英国哲学家培根（F. Bacon）在总结科学实验的基础上，发表了《新工具论》，制定了归纳法。培根把医学按功能分为三个部分：保持健康、治疗疾病、延长寿命。他强调，"我们喜欢的医生具有渊博的学问，重视实践，或者他们具有一定的实践经验，并不轻视科学的方法和一般理论"。他认为，医生的活动，尤其是治疗方法的有效性，取决于正确理解理论与实践相互关系等方法论，因此"医学不依靠哲学，就是靠不住的"。培根把归纳法应用于医学，强调病史对认识疾病的发生具有特殊的作用。他主张医生必须对病理解剖学进行细致的实验研究，必须广泛研究比较解剖学。培根的哲学观点成为近代实验医学发展的重要思想基础，近代医学取得的一系列成就无不与之有关。17世纪和18世纪，医学越来越带上了机械论和还原论的色彩，物理医学派就是典型的代表。17世纪，伽利略在机械学和力学上取得的成功，使人们以为一切自然现象包括生命活动都可以运用机械力学原理迎刃而解。伽利略的朋友桑克托留斯（Sanctorius）首先应用伽利略的仪器，根据度量原则，企图测定人体的体温、脉搏以及体重等动态变化。哈维也受到这种思潮的影响，因此他把心脏比喻为水泵，并以计量方法和动力学原理来描述血液循环。笛卡尔在哲学上确立了机械论，并以机械学原理来解释生理现象。他以哈维的血液循环作为其机械论的证据之一，认为"宇宙是一个庞大的机械，人的身体也是一部精细的机械，从宏观到微观，所有物体无一不是用机械原理来阐明"。受笛卡尔哲学思想的影响，伽利略的学生波累列（G. A. Borelli）在对动物运动的研究中，试图以严格的机械论加以解释，并用数学公式表达出来。他曾用杠杆原理来说明手臂的运动，认为人体的生理活动都可以用机械论说明，如胃肠的消化是机械性的磨碎，呼吸是肋间肌和膈肌的运动，心脏是水泵等。波累列的学生贝利尼更是彻头彻尾的机械论者，他把人体分解为许多小机械，把牙齿比作剪刀，胃比作研磨机，心脏比作唧筒，动静脉比作水压管，胸廓比作风箱，腺体比作筛子，等等。18世纪，拉美特利（Julien Offroy De La Mettrie）很赞成笛卡尔的观点，发表了《人是机器》的名著。正是在"人是机器"的口号下，宗教神学唯心主义被赶出了医学领域，医学开始成为精细分析的实验性科学。然而，形而上学唯物主义的哲学思想，分门别类、各自孤立的研究方式，使人们在认识生命的过程中，割裂了结构与功能、整体与局部、运动与平衡等诸多方面的相互联系。18世纪，莫干尼（C. B. Morgagni）把人体看成器官的堆积，把疾病仅仅视为局部器官的损害。9世纪，魏尔啸（R. Virchow）创立了细胞病理学说，这无疑是人类认识疾病的一大突破，但他把人体看成细胞的堆积，认为"所有疾病都是局部的""除了局部疾病之外，没有别的疾病"，这些观点忽视了疾病的全身性反应和发展过程，因而这种孤立的、静止的、片面的观点，最终成为医学进一步发展的羁绊。

现代生物医学继承了近代医学的理论传统，并将医疗技术与现代科技相结合；使得现代医学成为现代人类生命健康的"保护神"。笛卡尔通过发现"我思"将人的存在分割为心灵实体和广延实体两个相互对立的部分，而能够广延但不能思考的身体则属于后者。尽管维塞留斯已经将身体从人类意义世界分离出来，但是严格来讲，直到笛卡尔划分了心灵实体和广延实体后，才真正确立了身体是"生物机器"的本体论地位。对于笛卡尔而言，人的根基在于心灵，而身体作为"生物机器"只不过是一个被支配、被贬抑的客观对象。"除了我是一个思维的东西之外，我又看不出有什么别的东西必然属于我的本性和本质，所以，我确实有把握断言我的本质就是在于我是一个在思考的东西。另一方面，我对于肉体有一个分明的观念，即它只是一个有广延的东西而不能思考，所以肯定的是这个我，也就是说我的心灵，也就是说我之所以为我的那个东西，是完全的真正跟我的肉体有分别的，心灵可以没有肉体而存在。"① 正是如此，身体在笛卡尔眼中被当作机器或是尸体的地位，"我首先曾把我看作由脸、手、胳膊、骨头和肉组合成的这么一架整套机器，就像从尸体上看到的那样，这架机器，我称之为身体"②。笛卡尔轻描淡写地将身体比作尸体，因而，笛卡尔的比喻与其说是根植于我们的日常经验，毋宁说预示了现代经验的模式：一种仅仅聚焦于可以观察、可以测量的客观对象的科学模式，而现代生物医学正是在这种科学模式上建立起来的。伴随着现代医学技术进程的加深，笛卡尔把身体看作"生物机器"的观点已然成为医学中熟视无睹的现实，当医生越来越依赖仪器来接近患者身体的时候，医学检查也越加类似于对尸体的解剖，不是这种仪器检查式的"解剖"而是对"活的尸体"。质言之，现代医学环境下"身体"只不过是一种物化的客体化的抽象而已，萨特已经敏感地觉察到现代医学技术主义视野下的"身体"与我们实际经验的身体之间的巨大差别。他将之称为"作为为他的我的身体"与"我的为我的身体"的差别，从医生能对我们身体做的检查出发，就从没于世界的，"作为为他的我的身体"出发。"我的为我的身体"，不是没于世界的自我显像③。

尤其是现代医学的外科治疗更是让现代医学大放异彩。奠基于笛卡尔身心二元论思想，心灵能够思考应该成为哲学研究的对象，而身体具有广延而不能思考应该留给医学。16世纪的比利时医生维萨里（Andreas Vesalius）不满足古代医学和盖伦医学对人体的种种解释，冒着生命危险亲自进行了大量的人体解剖，从而对人的生理机体进行详尽的描述。在他的《人体构造》一书中，包含骨骼、肌肉、神经系统、内脏以及血管的确切描述和图例，维萨里的工作给人体器官的探索注入了原动力。这部著作推翻了盖伦学说中的200多种错误，其中包括盖伦在学术界统治长达1500年的血液系统理论，改变了有关机体及其疾病研究的发展方向，奠定了近代西方医学的生理学基础。同样，对盖伦的血液理论提出批评的还有著名的医生威廉·哈维。盖伦的血液理论认为：静脉携带

---

① 笛卡尔. 第一哲学沉思录［M］. 庞景仁，译. 北京：商务印书馆，2008：82.
② 笛卡尔. 第一哲学沉思录［M］. 庞景仁，译. 北京：商务印书馆，2008：82.
③ 萨特. 存在与虚无［M］. 陈宣良，等译. 北京：生活·读书·新知三联书店，2015：377.

来自肝脏的血液（动脉起源于心脏）。血液在肝脏中产生、调配，然后以一种潮汐式的运动从静脉流到各个器官，在那里将携带来的养分消耗掉，从肝脏起源流到肺，另一支则通过室间隔上的小孔流入左心室，在那里与空气混合、受热，然后从左心室流入主动脉，再到肺及身体外周。当血液进入动脉时，动静脉之间的联系通道使得空气也能进入静脉——与盖伦的血液理论不同，威廉·哈维经过艰苦观察和谨慎推理，试图从静脉具有单向流动的性质发展血液流动理论。在《心血运动论》中，哈维提出了心脏是影响全身的血液循环的泵，"动物的心脏是它们生命的基础"①。笛卡尔、波义耳、胡克和其他人提出的机械论，把人体演绎成机械模式（包括杠杆、齿轮、滑轮等）。在威廉·哈维学说的基础上，提出了对管状器官、脉管等的水力学也就是机械论刺激产生了新的科研项目。在意大利，马尔比基（Marcello Malpighi）率先运用显微镜对肝脏、皮肤、肺、脾脏、腺体及大脑的结构进行观察。比萨的伯雷利（Giovanni Borelli）和其他物理学派研究了肌肉动作、腺体分泌、呼吸运动、心脏运动和神经反应。

毫无疑问，真实基于机械论的解剖学使得西方外科治疗真正建立起来了。"外科"（surgery）一词来自拉丁语 Chirurgia，后者又来自希腊语 Cheir（手）和 ergon（工作）的组合。认真考察人类手术治疗的历史，能够发现其大致经历了两个阶段，一是器官切除时代，二是器官移植时代，也就是用手术的方法切除病变的器官以及运用引导的方式使病变的体液引流出来，使人重获健康。随着外科进入新时代，以切除为主的手术治疗转向了以器官移植的重建手术治疗。外科医生开发了许多技术控制和重建心、肺、肾和体液平衡的功能。1959 年，首例移植的人工器官是心脏起搏器，目的是对患有心律失常者通过电脉冲的方式来调节心率。它是由埃姆奎斯特（Rune Elmqvist）发明，由瑞典医生森宁（Ake Senning）移植到患者体内，这类重建的手术范围，已经从眼球晶体扩展到可利用充气勃起的阴茎假体。泌尿外科的变化就是一个外科手术切除转向移植的生动例子。早期外科重视的是恶性肿瘤的切除，但这种方法受到了可作为替代性方法放疗的挑战。1906 年，美国医生格雷（Alfred L. Gray）发明了膀胱的放射治疗，不久又被用于前列腺癌的治疗。心脏手术的进步开始于首例二尖瓣狭窄手术。二尖瓣狭窄是指左心房和右心房之间瓣膜的非正常狭窄，它减慢血流量，最终导致损害。1925 年，苏塔（Henry Souttar）在伦敦开展了二尖瓣狭窄

① 波特. 剑桥医学史 [M]. 张大庆，译. 长春：吉林人民出版社，2000：136.

手术，随后，于 1947 年在伦敦霍姆斯（Thomas Holmes Sellors）和布洛克（Russel Brock）开展了缓解肺动脉狭窄的手术。移植外科的发展已经成为一个引人注目的趋势。早在 1869 年，瑞典医生瑞佛丁（Jacques Reverdin）就曾描述了成功的皮肤移植。这种自体移植很快就用在治疗溃疡和烧伤上。皮肤移植导致了"重建外科"（reconstructive surgery）的兴起。在第二次世界大战期间，非生命攸关组织的移植变得迫切，以便为重伤后结缔组织再生提供"铺路石"的支持。"人工肾"的发明为 20 世纪五六十年代器官移植的巨大发展奠定了基础。在当代医学中，器官移植提供了一个转向"替代外科"（replacement surgery）例子。同时，髋关节、中耳、骨、心瓣膜之类的假体和人造器官、人工内耳成为常规治疗方法。器官移植的范围已经扩展到身体的各个器官。此外，人工生殖既是在给人类生殖疾病带来希望，也产生了医学界的道德和伦理问题。

5.2.2　现代生物医学技术主义的困境

正是医学外科科学家笔下的身体真正成为与人相互分离的客观事物："解剖学家使身体不再完全消融在人类的意义中。身体被置于游离状态，与人分离开来。"① 也就是说，身体不再与它承载的人格相结合，也不再以承载的文化和社会构成的生命存在，而是一个没有任何身份根基的、赤裸裸的物质。现代医学的外科解剖学将医学从一种艺术演化为一种技术。诚如维塞留斯（1514—1564）在其《人体构造》中所言："医学自诩为自然科学家，仅以开药方、给医嘱的方式来治疗内部疾病，而把建立在对自然的观察上的这一医学最重要的也是最古老的分支拱手让给被他们视为仆人、叫作外科医学的人。"② 在那个时代，外科医生被看作与剃须匠、屠夫等手艺人为伍的行业。现代生物医学技术主义在维塞留斯的《人体构造》与笛卡尔的《第一哲学沉思集》的理论基础上得以建立。勒布雷东形象地将之称为残余的身体或作为遗骸的身体，身体的现代意义意味着人与世界决裂、与他人决裂、也与自己决裂。当这三者都逝去时，残留

---

① 勒布雷东．人类身体史和现代性［M］．王圆圆，译．上海：上海文艺出版社，2010：53.

② 勒布雷东．人类身体史和现代性［M］．王圆圆，译．上海：上海文艺出版社，2010：53.

下来的就是身体。① 现代医学正式从这种本体论裂缝中诞生，这种本体论前提决定了现代医学模式的技术主义倾向。

在现代生物医学模式中，人类的疾病也基于身心二元的思维方式被划分为生理疾病和心理疾病。生理疾病是由物理或生理原因导致的身体组织或器官的疾病。较为常见的生理疾病包括：恶性肿瘤、脑血管病、心脏病、呼吸系统疾病、损伤和中毒、消化系统疾病、内分泌和营养代谢系统疾病、泌尿和生殖系统疾病等。心理疾病或者是精神疾病是指个体认识、情绪调节中，以临床重大障碍为特征的综合征，或反映了在精神功能背后的心理、生物或发育进程失能的行为。精神疾病通常与社会、职业或其他重要活动的显著压力或残疾相关联。精神疾病通常包括精神分裂（schizophrenia）、双相障碍（bipolardisorders）、抑郁症（depressive disorders）、焦虑症（anxiety disorders）、强迫症（obsessive-compulsive disorders）、人格障碍（personality disorders）等。20 世纪 40 年代"心身疾病"的发展大大颠覆了现代医学模式的疾病分类图景，"心身疾病"的研究将人类对疾病的认知从人的生理、心理扩展到社会因素，尤其是 1977 年美国精神病学家恩格尔（G. L. Engel）在《科学》杂志上发表的题为《需要的新医学模式：对生物医学的挑战》的论文被看作心身医学运动的一个重大成果，这篇论文提出了"生物—心理—社会医学模式成为生物医学模式的一个重要竞争者和改革者"。

实际上，西方"心身疾病"的提出，是一种化解现代生物医学技术主义困境的有益尝试，抑或是对西方哲学身心二分思想的颠覆性批判。但是，承前所述，现代人类面临的两次世界大战诸类种族屠杀、运用生化武器的惨绝人寰的事情、自然环境的严重破坏、恐怖主义袭击等导致的现代疾病已经使现代生物医学技术主义所谓的生理疾病、心理疾病以及"心身疾病"难以涵盖其中。诚如胡塞尔所讲，科学的内在缺陷造成了欧洲人的根本危机，"科学的'危机'表现为科学丧失了其对生活的意义……在 19 世纪后半叶，现代人的整个世界观唯一受实证科学的支配，并且唯一被科学所造成的'繁荣'所迷惑，这种唯一性意味着人们以冷漠的态度避开了对真正的人性具有决定意义的问题。单纯注重

---

① 勒布雷东. 人类身体史和现代性［M］. 王圆圆，译. 上海：上海文艺出版社，2010：37.

事实的科学，造就单纯注重事实的人"①。当人们生活在这样一个由虚幻的繁荣及痛苦的失望构成的世界中时，就不可避免地产生了现代病。从这个观点出发，我们很容易接受弗兰克尔的理论，即认为存在的真空是决定心灵性神经官能症和自杀的因素之一。在维克多·弗兰克尔（1905—1997）看来，现代社会中患者由于深切感受到意义的缺乏——这与空虚感有关而痛苦极深；这就是精神治疗师谈论的"存在的真空"。在他看来，缺失意义的感受正在逐渐蔓延。对美国大学生的调查数据显示，自杀是仅次于交通事故的致死原因，而有自杀企图（未导致死亡）的数据则较之高出15倍。通过对60个曾经企图自杀的爱达荷大学学生的调查获得了这些数据。他们被问及自杀的动机，所得如下：这些学生中的85%看不到其生命的任何意义；93%身心健康，生活优裕，家庭关系良好；他/她们有丰富的社会生活并且完全有理由对其学业感到满意。另一个例子出自一个美国学生寄给弗兰克尔的一封信："我22岁，我拥有学位，拥有豪车，经济上完全独立并拥有比我能想到的更多的两性机会或社会地位。我想问的唯一问题是这一切的意义究竟在哪里？"我们可以看出，这些学生的社会地位是不错的。但是，其生存的意义是失序的。本质或核心——意义为何缺失摧毁了他/她们的内在和外在存在。这十分重要，心智实在摧毁了物理（或者说身体）实在。这就确证了这一观念，即生存是一个自主的心智结构，它不能被还原为存在的物理的、社会的或其他物质形式。

人类现在面对的精神疾病危机实际上是现代文明发展的一个深刻矛盾，是对现代文明的一种固有的反抗。工业文明和技术理性的发展，也带来了对人的操控和对人的生存的异化。这种操控和异化在很大程度上是作用于个体的心理层面的，它导致了个体生活的压抑和失真，使其表现出对生命和生活的冷漠。这种生命意义的丧失，现代生物医学技术主义难以用可测量的实证主义的手段去测量和治愈，这就是现代生物医学的困境。

5.3　现象学身体视野下未来医学的话语重构

在西方文明发展的漫长历史中，西方哲学与医学有着不解之缘。一如古希

---

① 胡塞尔．欧洲科学的危机与超越论的现象学［M］．王炳文，译．北京：商务印书馆，2001：58.

腊哲人塞尔苏斯指明的那样，对于疾病的治疗和对自然进行沉思的常常是同一类人。我们能够发现，古希腊时期大名鼎鼎的哲人（毕达哥拉斯、恩培多克勒、德谟克利特等）同时也是医术高明的医生。尤其是伊壁鸠鲁的"快乐疗法"和塞涅卡的"减法治疗"，更是凸显西方古代哲学蕴含的治疗睿智。之所以这样，哲医同源的背后隐藏着深刻的机理。众所周知，一个人的生命体现为肉体生命、精神生命和社会生命。因此，人的健康一定与"身""心"以及"社会"这三个因素直接相关。尽管西方医学从开始就受到西方传统哲学身心二分思想的影响，并随着自然科学的发展日渐形成了技术主义的医学，但是随着人类疾病谱系日渐复杂，现代医学技术主义陷入困境难以自拔。身体现象学一反意识哲学中意识的统治地位，让身体成为新的主体重新登上哲学的舞台，当代西方哲学的"身体"转向成为现代学界的难逆之势。在现象学身体观视野下，未来医学如何有效破解现代生物医学的困境，从而成为一个保护人类未来健康的"保护神"，需要重新构建医学的未来话语。

5.3.1　现象学身体与大生命观

5.3.1.1　身体之"肉"的生命

恩斯特·卡西尔（Ernst Cassirer）说："认识自我乃是哲学研究的最高目标……"① 这个被看来是各种哲学学派争论最多也是公认的最高目标以及一切思想牢不可摧的阿基米德点。人真正做到认识自我，就不得不关注与我们形影不离的、朝夕相伴的生命。应该说，对生命的界定直接影响了怎样"认识自我"——这一哲学研究的最高目标。与生命哲学家狄尔泰的"体验的生命"、柏格森"来自深处的生命"不同，梅洛·庞蒂直接用身体指代生命，其身体现象学实质上就是生命本体论。首先，梅洛·庞蒂用身体主体取代了意识主体，使主体不再是虚幻、缥缈的精神生命，而是有着物质根基肉身性的主体。从而使人的生命不再是一种虚无缥缈的存在，而是有根有底的肉身存在。如前所述，西方传统哲学的指导思想就是把主体等同于精神，肉体一直被当作灵魂力量的辅助者而存在，这种肉身性的存在与心智、灵魂并无实质性的关联。这种忽视肉体的思想从米利都学派开始到中世纪基督教哲学被当作一种学术传统传承下来。尤其是近代笛卡尔的主体形而上学的确立，此时的主体就完全成为精神存

---

① 卡西尔．人论［M］．甘阳，译．上海：上海译文出版社，1985：3.

在。在笛卡尔激进的二元论思想中，"我之所以为我的东西"则完全在于灵魂，而全然与肉体无关。诚如笛卡尔所说："使我成其为我的灵魂，是与形体完全不同的，甚至比形体容易认识，即使形体并不是（存在），它还仍然是不折不扣的它。"① 在笛卡尔那里，肉体的体验完全转化为意识的体验，这种"觉醒的意识"使得"自我显示"不依赖任何物体，并能把跟随意识过程的物质过程当作对象进行表象。尽管康德试图用纯粹理性去整合理论理性和实践理性，进行了认识主体和实践主体统一的尝试，但在康德的"人是什么"的三个问题（我可以知道什么？我应当做什么？我可以期望什么？）中，人作为主体还是在知、情、意三个方面处于分裂状态。诚如狄尔泰所说的那样，在康德建构的认识主体的血管中没有流淌现实的血液，而仅存的是作为思想活动或认识活动的理性汁液。主体到了黑格尔那里，则变成了一堆僵化的"概念木乃伊"。黑格尔庞大的、无所不包的哲学体系只不过是绝对精神在进行运作，而唯独没见肉体的身影。由此看来，在西方传统哲学中，人们崇尚的是精神生命，而肉体生命则成为可以忽略不计的东西。这一切，都遭到了尼采的嘲讽。在尼采的"上帝死了"著名论断中，我们可以看出，尼采从"生命"出发重新思考一切价值基本的哲学路向。尼采说："存在——除'生命'而外，我们没有别的关于存在的观念。"② 那么，作为唯一存在的生命是什么？在尼采看来，西方传统哲学中所谓纯粹精神性的生命是不存在的，而肉体性的生命才是唯一的、真正的生命。与尼采不同，梅洛·庞蒂则秉承胡塞尔开创的现象学的线路从身体知觉开始，用身体主体取代意识主体，从而让生命的肉体性得以呈现。梅洛·庞蒂指出胡塞尔的先验还原的结果不是纯粹意识，而是身体知觉与世界接触的前反思领域。"意义的最终根据不是先验意识的构成，而是身体与世界的'对话'。"在前意识领域，主体主要在视觉、听觉、嗅觉等方面得以存在，所以现象学要回到我们认识之前的世界就必须对知觉进行认识。与经验论把知觉看作身体受到外物刺激的产物的因果论解释以及唯理论把知觉看作"内省"的解释不同，梅洛·庞蒂认为知觉是身体与世界直接接触的最基本的活动形式，是我们意识以及行为产生的初生状态的"肉体逻各斯"。譬如"看"，"不仅包括了知觉主体与被知觉对象的因果关系，即对象对知觉主体神经的刺激，而且包括了具体的视觉

① 笛卡尔. 谈谈方法［M］. 王太庆，译. 北京：商务印书馆，2000：28.
② 尼采. 权力意志［M］. 张念东，凌素心，译. 北京：中央编译出版社，2000：64.

经验，即看的活动"。而西方传统的经验论者之关注客观对象，对知觉主体的外在刺激导致其忽视了身体知觉的"内省"作用。传统唯理论者则看重后者，而否定了身体的作用。在梅洛·庞蒂看来，这种经验论和唯理论的解释都是站不住脚的，因为离开身体就不可能产生任何知觉。"身体是使我们拥有一个世界的最基本的媒介"①，认识世界应该从身体开始。经过梅洛·庞蒂的分析，这时的主体已经不再是纯粹的精神主体，而融入了肉体化的生物学因子。无独有偶，诸如现代生理学、现代生物学以及现代心理学等现代科学的最新研究表明："精神活动很可能就是物质的功能，人或许就是这个拥有漫长进化史的身体。"② 能够看出，梅洛·庞蒂用身体取代意识，与其说是在对肉体的一次验明正身，不如说是对生命这一肉身根基的彻底还原。人作为生物存在体，首先存在的就是人的肉身生命，然后才会有其他生命的存在，人一旦失却了肉体的根基，则一切不复存在。基于现代生物学的视野，我们能够知晓世界上的生命是"由高分子的核酸蛋白体和其他物质组成的生物体所具有的特有现象"③。这种自然界中特有的物质构成体通过吸收自然界的外在能量形成自我的形体，并能够通过自己的形体进行繁衍后代，这些后代也同样能够按照遗传的基因进行生长、发育并展示出强烈的环境适应能力，保证此类群体能够世代相传。从现代生物学对生命的界定能够发现，这种生物学意义上对生命的界定适用于世界上所有的生物体。一如马克思说："人直接地是自然存在物。"也就是说，人是自然的产物，其生命是属人的自然和属自然的人的统一。我们的肉、血和我们的头脑都是属于自然并存于自然之中的，"肉体的个人是我们的'人'的真正的基础，真正的出发点"④。这是马克思给我们展示的人的生物学意义上的生命。在整个宇宙生生不息的生命历程中，人类应该明白这样一个道理：人之生命是宇宙世界长期进化的天地之"精华"。因而，人的生命的自然属性能够在生物学意义上得到客观的阐释。具体讲，每个人的生命皆来源于父母基因混合的有性生殖的产物。在父母的卵子和精子的结合过程中，蕴含 23 条染色体以及 3 万个到 5 万个不同

---

① MERLEAU-PONTY M. Phénoménologie de la perception [M]. Paris：Gallimard，1945：107.

② 桑内特. 肉体与石头 [M]. 黄煜文，译. 上海：上海译文出版社，2011：336-341.

③ 辞海 [M]. 上海：上海辞书出版社，2000：2085.

④ 中共中央马克思、恩格斯、列宁、斯大林著作编译局. 马克思恩格斯全集：第 4 卷 [M]. 北京：人民出版社，1960：13.

基因。在这数以万计的基因中，绝无重复。正是这绝无重复的重组诞生了千差万别的个体生命。这使得每个生命成为上承天宇、下载大地的自然的巧夺天工的精华之作。

5.3.1.2 身体之"思"的生命

与尼采用肉体反叛理性而导致虚无主义不同，梅洛·庞蒂把意识主体置换成身体主体，并非要消除理性，而是实现了灵与肉的完美统一。梅洛·庞蒂的身体主体并非指单纯的组织器官的排列组合的血肉之躯，而是融人脑器官、视觉器官、肢体器官等为一体的"身体场"。① 这个"身体场"不但肯定了肉身性的存在，而且充分肯定了身体的精神性、思维性价值，也就是说，现象学的身体是灵性化的，或者说是"道成肉身"的。为了更好地阐释这个问题，梅洛·庞蒂在《行为的结构》中，用自创的"身体图式"来说明这一点。在梅洛·庞蒂看来，身体图式是一种综合各种感觉器官以及协同行动的能力，这不仅是心理学上单纯讲的"完形"，更为重要的是身体图式能够根据对机体计划（projects）的价值主动地把存在着的身体各部分联合在一起。诚如梅洛·庞蒂所说："我就是透过一个'身体图式'知道我每个肢体和器官的位置，我所有肢体和器官都包含在身体图式之中。"② 这说明，人们可以透过自我的身体，把各种感官的各个方面直接形成各自的象征。身体就如同一个等值互换系统让全身不同的组织器官互为一个有机整体。"各感官可以相互传译而不需要传译者，它们可以相互理解而不需要通过观念。"③ 毋庸置疑，大脑作为思维的重要器官也难以独立地进行运作，必须和其他组织器官一起在身体的调配下才能进行精神活动、认知活动。因而，身体不仅是感觉、经验的源泉，也是真理、美德和至善的发生地，还是通过眼神、声音、语气、神情、举止等种类繁多的身体要素和生命体征的符号。"书写和表达的一架最精致巧妙乃至无所不能的'智能机'。"④ 美国学者霍尔姆（S. W. Holmes）也认为，我们通常忽视了身体参与思维活动、精神活动的重要性，没有认识到大脑的活动也处于身体的整合力之下。

① 张之沧，唐涛. 论身体思维 [J]. 学术研究，2008（5）：32.
② MERLEAU-PONTY M. Phénoménologie de la perception [M]. Paris：Gallimard，1945：107.
③ MERLEAU-PONTY M. Phénoménologie de la perception [M]. Paris：Gallimard，1945：107.
④ 张之沧，唐涛. 论身体思维 [J]. 学术研究，2008（5）：32.

S. W. Holmes 把这种身体的整合力称为"总体性身体智能"（bodymind）。这充分说明，我们身体的生命冲动、感知能力以及生成功能与人的大脑一起形成一种富有价值的认知活动，共同完成"生命的内在游戏"（the inner game of life）。①因此，身体不是把精神从肉体当中过滤之后的机器或躯壳，而是一个"思即身，体即思"②的，肉体与灵魂纠缠在一起的现实生命。所以，梅洛·庞蒂的现象学之身不仅展示了生命的肉身基础，也显示了精神性的生命。

　　关于这一点，马克思也有同样的表述。马克思认为人不仅是生物性的存在者，而且是"自由的有意识的生命活动"的存在物。在马克思看来，人不仅仅是生物学意义上的生命，人的有意识的生命活动使人与动物的生命活动分属于两个不同的世界。也就是说，人不仅仅是一种纯粹的自然存在物，"人是一个特殊的个体，……同样地，他也是总体，观念的总体，被思考和被感知的社会的自为的主体存在"③。不同于动物大脑的人脑能够通过接受客观存在的信息，并将这些信息整理、加工成为意识的事实，即以观念、心理形式的存在。这充分说明人具有精神生命。人一旦具有了精神性的生命，那么人就不同于具有一般生命性的生物。刘济良说："人的生命诞生和其他生命的出生并没有太大的不同，仅仅是一个肉体的自然生命的存在，但是，从完全意义上说，这并不能宣布一个人的产生，随着人的第二次生命力——精神生命的诞生，'人'才真正诞生了。"④ 在中国古代贤哲的眼中，人是"形"与"神"的合一。也就是说，人之"形"是"神"之基，而"神"是"形"之外显。如果缺失了"神"，人的"形"无疑成为一种动物性的肉身存在。正是人之"神"，使人超越了动物界的某种低等的记忆能力以及刺激反应性，让人能在亲源性生命和人际性社会生命中产生思维，并能对客观事物做出价值判断，从而成为人类文明不可或缺的有机载体。因而，我们完全可以这样认为，动物的生命是一种本能化的生命，而人类的生命则是理性化的自觉生命。这种自觉的生命让我们获得最高的人生智慧，并积极主动地完成人生的使命：弘扬生命，获得生命的安顿。需要说明的是，每个具体的人表现出不同的生命特质，关键在于人之"神"——观念、意

---

① 张之沧，唐涛．论身体思维 [J]．学术研究，2008（5）：32．
② 张再林．吴光明"中国身体思维"论说 [J]．哲学动态，2010（3）：43．
③ 马克思．1844 年经济学哲学手稿 [M]．北京：人民出版社，1985：53．
④ 刘济良．生命的沉思：生命教育理念解读 [M]．北京：中国社会科学出版社，2004：27–28．

识、思维方式、文化素养等不同造成的。所以，人与动物的本质在于人之"神"这一精神性的生命。正是人的精神性的生命使得人能不断地利用自然之物去改造自然。在生产工具、科学技术不断创新中把人类历史推向未来。

5.3.1.3　身体之"意"的生命

在梅洛·庞蒂身体意向性中，我们能够看到身体主体并不是自我封闭的实体，而是与他人、世界扭结在一起的综合体，也是一切社会、文化、价值和意义的发源地。梅洛·庞蒂通过心理学中"幻肢现象"以及"精神性盲"病理，发现"意识最初并不是'我思……'，而是'我能……'"①。这种"我能"就是梅洛·庞蒂身体现象学最核心的哲学术语"身体意向性"②。这种"我能"作为一种动态的身体趋势把某种"内在于它的可能性机体向外投射"③。诚如这样，我们的身体作为一种"走向世界的身体"，直接与现实世界融为一体。按照梅洛·庞蒂的说法，"我能"的"意向性行为主义"不是一种意识活动，而是一种"去生存"④ 的方式呈现身体与世界的统一。一旦如此，与其说梅洛·庞蒂的身体现象学运动彻底贯彻了回归"生活世界"的哲学取向，不如说是一种"生命论"哲学的真正开启。这样，梅洛·庞蒂不仅一举消解了笛卡尔哲学"我思—我思对象"的主客二分，而且让一个高度有机、自我回馈的生命活动的能受一体成为可能。梅洛·庞蒂经常用"左右手互摸"的例子来形容身体的能受一体性。也就是说，在用"我"的左手抚摸"我"的右手时，"我"的右手作为被抚摸的对象，同样也会产生抚摸左手的感觉。这种情况告诉我们，这个问题远不止于"我"可能在这个动作发生时能产生两种感觉，而主要在于"两只手能在'触摸'和'被触摸'功能之间转换的一种模棱两可的结构"⑤。或者说，当"我"的一只手触摸另一只手时，"我"这只手的世界都向那只手的世界开放，反过来也是如此。在这种情况下，我们已经无法辨认哪只手是"触摸者"，哪只手是"被触摸者"。正是在这"互逆性"的相互触摸中，我们走向世界，世界也走向我们。

---

① 庞蒂. 知觉现象学 [M]. 姜志辉，译. 北京：商务印书馆，2001：109.
② 张再林. "身体意向"：审美意象的真正所指：中国审美意象之身体现象学解读 [J]. 烟台大学学报（哲学社会科学版），2013，26（4）：11.
③ 庞蒂. 行为的结构 [M]. 杨大春，张尧钧，译. 北京：商务印书馆，2005：193.
④ 庞蒂. 行为的结构 [M]. 杨大春，张尧钧，译. 北京：商务印书馆，2005：193.
⑤ 庞蒂. 知觉现象学 [M]. 姜志辉，译. 北京：商务印书馆，2001：109.

所以，梅洛·庞蒂宣称"每一种生存既接受也给予"① "我们既是能动的，又是被动的……"② 同样，梅洛·庞蒂用"身体意向性"解释"他人"的问题。在梅洛·庞蒂看来，"身体意向性"也让自我与"他者"不期而遇。只不过，我与"他人"之间的关系不是胡塞尔"意识意向性"的"移情"去建立的，而是通过自我身体拥有的"可逆性"原则实现的。正如我的"身体意向性"让"我"感受到我拥有的世界如同和"我"是一个主体性的存在一样，"我"和"他人"之间如同左右手"相互触摸"般，"我"握住另一个人的手的时候，他人的身体在"我"面前获得生命，"他人和我像一个单一的身体间性的诸器官"③。如同"我"同世界共在一样，"我"与"他人"也在这种身不由己的"共在"中发现他们如同我们发现我们自己的身体。我与"他人"是血肉相连、密不可分的。一旦基于梅洛·庞蒂的"可逆原则"，"他人"作为"另一个我"就决定了"犹如通过自己的左右手，感受到被我把握的世界乃是一个和我同样的主体性存在那样"。在这种"身不由己"地绽出的"共在"中，在这种"我们发现'他人'如同我们发现我们的身体"④ 的情境中，"我"与"他人"是如此血肉相连、密不可分。而在梅洛·庞蒂的学说里，基于"身体意向性"，以一种"我通过我的身体理解'他人'"，就像我通过我的身体感知"物体"⑤的方式，证明了"我"与"他人"的"共在"，那么，"他人"作为"另一个我"也决定了，"世界不仅仅是为我的，而且也是为一切在世界中向世界示意的人的"⑥。这也决定了我置身的世界是一种亦我亦人的"主体间世界"。⑦ 通过对梅洛·庞蒂"身体意向性"的分析，我们能够洞察梅洛·庞蒂以身体隐喻世界万象，以肉体比赋世界，这与其说梅洛·庞蒂为身体以可逆的方式确立与世界、"他人"的关系在最原初层次上奠定了基础，毋宁说梅洛·庞蒂是在本原的基础上为我们建构了一个生命本体论。身体给我们展示的是一幅融世界与他人、社会和语言、价值和意义为一体的优美图画。

概而述之，身体作为宇宙世界中给予人的永恒动态的流变的灵性之物，他

① 庞蒂. 知觉现象学 [M]. 姜志辉，译. 北京：商务印书馆，2001：109.
② 庞蒂. 知觉现象学 [M]. 姜志辉，译. 北京：商务印书馆，2001：109.
③ 庞蒂. 符号 [M]. 姜志辉，译. 北京：商务印书馆，2003：209
④ 马克思. 1844 年经济学哲学手稿 [M]. 北京：人民出版社，1985：124.
⑤ 庞蒂. 世界的散文 [M]. 杨大春，译. 北京：商务印书馆，2005：88.
⑥ 庞蒂. 知觉现象学 [M]. 姜志辉，译. 北京：商务印书馆，2001：242.
⑦ 庞蒂. 世界的散文 [M]. 杨大春，译. 北京：商务印书馆，2005：156.

不仅是自然界长期演化的结果，也是人类社会历史进化的结晶。身体作为人类生活的重要组成部分，它穿越了人类一切可能的文化时空。因此，假如离开社会文化、历史去谈身体，那么身体则会成为一具无任何内涵的行尸走肉。正如福柯在《尼采、谱系学、历史》中指出的那样，身体是人类一切文化、历史的逻辑起点。人的身体的发展史就是人类社会历史发展的剪影。我们也可以这样去理解：人类社会和历史的任何发展都会在人的身上留下难以剔除的烙印。正是在这个意义上，我们可以说，身体见证了人类各个发展阶段的历史考验，并经历了各个历史时期的摧残。历史上任何快乐和痛苦的印痕都可以在人的身体上得以展示。因此，身体是自然性、社会性和文化性的交织与统一。这就是梅洛·庞蒂的身体理论给我们展示的人的社会生命。对于人的社会生命，马克思认为，人不仅是肉体性的、精神性存在物，而且是一个社会历史的存在物。众所周知，社会诞生于人与人之间的交往活动。在人与人交往实践中，社会在属社会的人与属人的社会中得到同意，并建造了人的社会自我与社会的本质属性。马克思说："个人是社会存在物。"① 也这是说，在自然界中的人的本质唯有在社会中才是真正存在的。这是因为，也唯有在社会中，自然界才能够成为建立人与人之间关系的纽带；也唯有在社会中，自然界作为人存在的根基才能够展示出来。应该说，社会是实现人与自然界本质统一的前提条件。如果说动物的生命是一种本能的生命的话，那么人类的生命可以对自我欲求进行管控，从而使生命欲求冲动成为有意识支配下的高级活动。高清海认为："人具有双重生命，种生命和类生命。"② 具体来讲，种生命是人与动物共有的一种特性，而类生命仅仅为人类特有。只有基于人的种生命和类生命，才能彻底明悟人之本性，真正区分人与动物，理解人之生命的奥妙之处。因此，人之生命与动物生命不同之处就在于人的生命是处于社会之中，并与他人发生关系的，烙上社会历史痕迹的"人际性社会生命"。

5.3.2　现象学身体与大疾病观

人类自群居以来，就开始同疾病这一"文明"伴生物进行斗争。不幸的是，

---

① 张再林．"身体意向"：审美意象的真正所指——中国审美意象之身体现象学解读 [J]．烟台大学学报（哲学社会科学版），2013，26（4）：14．
② 高清海．"人"的双重生命：种生命与类生命 [J]．江海学刊，2001（1）：77．

在人类与疾病斗争的历史长河中，人类的战绩却是负多胜少。即使在现代生物学、医学乃至人类科学飞速发展的今天，我们在攻克一些疾病时也同样面临新的疾病侵扰。疾病就像挥之不去的梦魇，与人类如影相随。诚如苏珊·桑塔格（Susan Sontag）所说："疾病是生命的阴面，是一更麻烦的公民身份。每个降临世间的人都拥有双重公民身份，其一属于健康王国，另一则属于疾病王国。尽管我们都只乐于使用健康王国的护照，但或迟或早，至少会有那么一段时间，我们每个人都被迫承认我们也是另一王国的公民。"① 面对人类无法改变的与疾病共存的命运，人文学科尤其是哲学（质疑人类最古老的智慧之学）便在疾病的叙事中具有举足轻重的地位。人类作为万物之灵，智慧地思考这一如影相随的"人生伴侣"，不但能使我们更为坦然地、平静地面对疾病，而且能因势利导地缓解和治疗疾病，把疾病给我们带来的身心伤害和社会风险减少至最低的程度，使人类的生命在亘古的绵延中永葆生机。

5.3.2.1 大疾病的身心维度

现象学的身体作为肉身与心灵的统一体，不仅是对西方传统哲学身心二分的消解，也是对西方传统医学中的形而上学疾病观提出了挑战。自柏拉图构建了身心二分的哲学王国之后，西方传统医学也在身心二重性的理念下去探寻人类疾病。古希腊医学家希波克拉底（Hippocrates），他建构了一个全面而理性的治疗体系，被后世称为"西方医生的理想化身"。在《希波克拉底全集》中，在古希腊人心中，健康意味着血液、黏液、黄胆汁和黑胆汁四种体液达到平衡的状态。每种体液都有一个特定的身体来源，一对基本特性，以及一个专门的季节，在这个季节里它可能会过量地产出。以血液为例，它在肝脏生成，是热和湿的，在春季它容易过剩而漫溢。体液不仅是集体的物质组成和动态因素，而且，它们经常变动的、永难完美的组合能决定一个人的心理构成，或者说"气质"，也导致机体结构上的缺陷，使人容易患病。这样，"如果营养不良或者体液在生成、循环和清除的时候有不足之处，使得体液失衡，那么病痛就产生了"② 。到了近代，随着笛卡尔身心二元思想大力提撕以及近代生物科学（解剖学、生理学、病理学、微生物学等）的发展，疾病成为一个独立的生物学课题，许多学者运用实验分析方法对疾病进行研究。随着现代进化论医学的发展，基

---

① 桑塔格．疾病的隐喻．[M]．程巍，译．上海：上海译文出版社，2003：5.
② 基普尔．剑桥世界人类疾病史 [M]．张大庆，译．上海：上海科技教育出版社，207：28.

础科学的革命性转变时期已经到来，当调控微生物、植物、动物和人类的基因的方法成为可能时，临床医生也就有了更多的诊断手段和治疗预防措施了。在分子医学时代，对于人类分子遗传学疾病的深入研究，患者体内的基因在脱氧核糖核酸（DNA）上编码。DNA 转录出 RM。RM 转译出肽链，形成蛋白质。患者的机体维持正常功能需要蛋白质的合成。DNA 发生了突变。突变的 DNA 可能改变维持患者身体正常功能需要的蛋白质的合成。患者机体的功能紊乱引起了疾病及其症状。至此，西方传统医学对疾病形成了"局部定位思维"和"特异性病因观念"，局限在人的生物属性，具有强烈的形而上学性。诚如恩格斯说："在它的框架内，没有给疾病的心理和社会因素留下余地。"由此，对疾病（disease）的认识可归纳如下：疾病是机体在一定病因的损害性作用下，因自稳调节（homeostatic control）紊乱而发生的异常生命活动过程。在多数疾病中，机体对病因引起的损害会发生一系列抗损害反应。自稳调节的紊乱，损害和抗损害反应，表现为疾病过程中各种复杂的机能、代谢和形态结构的异常变化，而这些变化又可使机体各器官系统之间以及机体与外界环境之间的协调关系发生障碍，从而引起各种症状、体征和行为异常，特别是对环境适应能力和劳动能力的减弱甚至丧失。

实质上，身体作为人存在于世界的方式，是一种灵与肉的统一。作为人类生命的反面——疾病也必定涉及生理与心理的辩证统一。心理学大师弗洛伊德和布洛伊尔在合著的《歇斯底里》中，首次用精神分析学的手段对身体探索，一种"想象解剖学"的手法超出了西方传统医学疾病观的范畴，也暴露了西方传统医学疾病观的弊端，从而把精神和心理引入了现代医学的疾病范畴中。同样，对疾病中的心理因素的重视也体现在中国古代医学中。有一个人做了一个噩梦之后病倒了，直到一位聪明的医生暗示他"这种梦只有未来的皇帝才能梦到"，他才痊愈。还有一个人在喝酒时觉得自己在杯子里看到了一条蛇，之后他得了腹痛。直到有人告诉他，他在酒杯里看到的"蛇"仅仅是挂在墙上的弓的影子，他才痊愈。这些都说明疾病中心理和精神因素的不可或缺性。

5.3.2.2 大疾病的伦理向度

如前所述，现象学身体不仅具有"本自具足"性，而且是一个互体性之身。这意味身体不是一个独立的存在，而是一个与他人的共在。源于此，关于人类疾病的探寻，就不得不涉及伦理的向度。从词源学上说，"神圣"（holiness）和"治疗"（heal-ing）是从同一词根 wholeness 演化而来的，"拯救"（salvation）、"有益健康"（salubrity）、"治愈"（cure）、"保健"（care）和"仁慈"（charity）也是从同一词根演变而来的。基督教也教导人们，让人类遭受疼痛和不适并不是上帝的本意。痛苦是随着原罪降临人间的。基于基督教的"原罪"理论，男人们要汗流浃背地劳动，女人们在撕心裂肺的疼痛中生育，得到收获以后，人们还不得不经受疾病和死亡的苦痛。因此，《圣经》把疼痛解释为对不忠和背叛的惩罚。从词源学上讲，"疼痛"（pain）起源于拉丁语的惩罚（poena）。由于西方宗教把身体视为上帝的杰作，在 17 世纪的英格兰，宗教与健康和疾病紧密地联系在一起。在有关身体的刻画中需要一个纯洁、干净和整齐的庙宇，罪人通常被称为患者，这种罪是可以被救世主"治疗"或者"治愈"的。所谓罪人的病痛通常被认为是上帝的一种纠正和惩罚，并且从神的旨意来说，疾病带来的愧疚和罪恶感是主要的："健康是睡了一个好觉，或者是疾病的康复，意味着上帝的恩惠，而疾病则会带来焦虑、自我怀疑和内疚。"① 苏珊·桑塔格在《疾病的隐喻》中也提及，艾滋病和癌症都被认为是生活不健康的惩罚，例如，透支身体，饮食和生活无节制，意志薄弱、自我放纵、癖嗜沉溺等，把疾病与道德和伦理紧密结合起来。无独有偶，何怀宏在《预期寿命与生命之道——以当代中国与法国哲学家为例》也得出疾病与伦理之间的内在关联。在此文中，何怀宏指出通过已有资料计算，法国人的平均预期寿命是 81 岁，中国人的平均预期寿命是 73 岁。但是，尽管法国人的平均寿命高于中国人的平均寿命，但法国哲学家的平均寿命却低于法国人的平均寿命，而中国哲学家的寿命明显高于中国人的平均寿命。如果说这个判断基本可以成立，那也就是说法国思想家的寿命比法国人的平均寿命低，而中国思想家的寿命比中国人的平均寿命高；再加上文中所述的"法国思想家的社会环境和生活条件（营养医疗）一般来说优于中国思想家，而中国思想家的平均预期寿命却明显高于法国思想家"。这说明出现这种明显不同的情况，与中、法思想家本身相当不同的"生命之道"很有关系。一个人能够有幸福感，幸福感有多高，直接取决于其身心状态和境界。如果身心健康、乐观、开朗、知足且有境界，那么自然有很高的幸福感。知足是幸福的必要条件，对身心之外的不知足就是贪婪，贪婪的人不可能幸福，更不可能有境界。西方现代性要求人们对身外之物的追求永不知足，却基本不激励人们

---

① 乐普顿. 医学文化研究：疾病与身体［M］. 苏静静，译. 北京：北京大学医学出版社，2016：86.

追求境界。于是现代制度和媒体都激励人们永无止境地进行科技创新、管理创新、行销创新等，激励人们永不懈怠地追求收入增长，激励人们进行各种各样的、或明或暗的竞争，以保持高效率、高增长。于是，不知足才能站稳脚跟，而知足则很容易被社会淘汰，极为贪婪（合法）的人才可能成为精英，知足常乐的人反而沦为庸众。这便建构起了以贪婪者为榜样的、激励贪婪的文化。在这种文化中，很多人都是不知足的，各行各业的精英尤其如此。不知足的人通常处于焦虑不安的状态，需要不断用强烈刺激来安慰自己，虽能达到暂时的满足，却得不到内心的安宁，于是总体上处于不幸福的状态。如今，西医已经充分认识到心情与健康的内在关联。总的来说，心情愉悦的人更易于保健，而焦虑、不安、抑郁的人更容易生病。中国哲人有境界，有心灵的"安宅"（《孟子·离娄上》），故而能做到"事理通达心气平和"（朱熹《论语集注》），于是他们健康长寿。孔子曾盛赞颜回，"贤哉，回也！一箪食，一瓢饮，在陋巷，人不堪其忧，回也不改其乐"（《论语·雍也》）。既然人与自然、人与人的关系的基本性质是这样，那么他的生活就应该自然而然，既不必试图战胜和征服以张己，也不必力图禁欲和抵制以屈己。"富贵福泽，将厚吾之生也；贫贱忧戚，庸玉汝于成也。存，吾顺事；没，吾宁也。"（《张子全集》卷一）这两句话就显示出对待身体和死亡的基本态度：不刻意拒绝和抵制富贵福泽，但也不畏惧和忧虑贫贱忧戚。活着的时候就高高兴兴地顺应事物的秩序；当大限来到的时候，也就安然宁静地接受这最后的时刻。

西方《圣经》中把疾病与"原罪"联系起来的案例在中国古代也能找到相同的记载。在记录中，我们在我国古代占卜活动的铭文中发现了大量关于疾病诊断的问询，如"贞疾齿，御于父乙"（占卜关于牙齿疾病方面的事情，我们是否需要祭祀父乙）。父乙是商代的一位祖先，这种劝解性祭祀反映出当时的一种观点，即疾病是由于祖先对后代的愤怒和嫉妒产生的，这种观点经常反映在甲骨文上。计入亡者的福祉取决于生者的祭祀，亡者的不满自然或多或少会使生者不断遭受病痛的折磨。在中国养生的文献中，也指出养生的主旨在身体方面的反映是"保"：保身，保真，保生。"养生"的核心是通过小心地保存体内的神（生命力），保护身体不受损伤，免受外界侵袭。但是神的保持十分困难。由于神的流失通常是伴随着快乐的体验，不难看出，神的损耗比保持要容易得多。如果说神的损耗构成了疾病的基础，损耗则是基于欲望的产生。早在6世纪，有一位医生诊断晋侯的疾病是后宫嫔妃过多所致。在日后中国的处方中，甚至会对每个月或每年性生活的次数做出明确限制。有些看法是没有争议的：精子富含生命力，过度性交导致的损耗虚竭是走向衰弱和早亡的最主要原因。因此，虽然很少道德规范限制快乐本身，哲学家和医生还是警告人们在性生活方面不要太放纵而消耗体力。在中国古典著作中性生活并非可耻之事，而是成了一种卧室中的艺术（房中术）：这种心身技术主要教导男性如何避免射精，并使精子在体内"循环"。不过，性生活中的精气丧失仅仅是欲望和衰弱缠绕的一种情况。神（生命力）乐意从所有的孔窍中流失：看美色时从眼中丧失，听喜乐时从耳中丧失。《淮南子》一书中把孔窍称为"神之铺"，在眼睛和耳朵欣赏美景、聆听妙音时，神就在逐渐外流，使得身体虚弱，受到疾病的侵袭。这种渴望得到欲求目标的精神活动就是欲求的本质，直白地说，欲望导致了自身的损失；身体的虚弱和自制力的丧失，只是对相同疾病现象的不同观点。与之相反，躯体的整体性与情感的自我控制在加纳康观念上得到了结合。生活在 3 世纪早期的哲学家韩非子说："神不淫于外则身全，身全之谓德。德者，得身也。"

5.3.2.3 大疾病的自然维度

作为"世界肉身"的"大身子"旨在阐述自我与世界的内在统一性。这种内在统一使得我们对疾病的探析离不开自然这一重要维度。在宇宙人类学看来，个人始终从属于社会和世界这一整体，而世界是凌驾于个体之上的。人的肉体作为与他人的分界线并不能界定个体单子，而世界以及社会作为一个关联的大网络将动物、植物、人以及不可见的事物汇总到一起，这些事物之间有着共同的命运。所以，所有的一切都相互关联，可谓是牵一发而动全身，彼此息息相关，任何事物都有着特殊的含义。列维·布留尔曾就传统社会提到一种"原始"精神，这种精神在"参与"规则的主宰之下，与人生活的空间里涌现出的一切动态及静态形式都密切相关，相互感应。甚至是粉碎了世界在人身上的共鸣的维塞留斯也说道："你们将会迷上对周遭创造物里最完美生物的研究，它对我们那不朽的心灵来说既是收容所又是工具，对它的深入研究将带给你们乐趣。由于它与世界在许多方面都有着密切的不容忽视的联系，我们的祖先把它称作微观世界。"① 人与自然天体被联系在一起，我们可以在最早的解剖学论著中找到将人体按照黄道划分的说明。可以说，尽管维塞留斯的《人体的结构》系统地

---

① 勒布雷东. 人类身体史和现代性［M］. 王圆圆，译. 上海：上海文艺出版社，2010：
42.

对人体进行解剖宣告了机械论的开始，在这一十分漫长的过程中，微观世界与自然世界之间的感应并未被切断。这说明，人的肉体及世界的肉体没有发生任何质的断裂，人的生理学基本原理都包含在宇宙学中。人体在民间传统里是包容的媒介，并非从身体定义个人并将其与他人及世界区分开来，而是将人与遍布世界的有形及无形的能量衔接在一起。身体并非一个独立的世界，一个解剖学模板、教养的礼仪规范，也不是机械论模式影响下的自我封闭体。人作为一个有血有肉的存在，是支配世界的能动性与世界反作用力之间进行较量的角力场。因而，在体液决定健康的古希腊时期，通过体液错综复杂的交融混合，人与世界之间建立了相互的关联。体液病理学认为，身体随着四种体液的运动而发生变化：血液、冷凝液（黏液）、黄胆汁、黑胆汁。健康抑或生病，都与这四种体液的循环密切相关。这些生命必需的流体应保持在合理水平，不能多也不能少。只有在这种状态下，它们才能构建人与世界之间的和谐关系。如果一种体液匮乏或是过量，疾病就会生成。四种体液当中每种都会引起特定的疾病。医生的任务就是配合打字人的工作，即大自然的医疗力量（vix medicatrix naturae），恢复人在世界中恰当的位置。天体运行对它们的构成、季节周期以及饮食都起着决定性的作用。当时的医学治疗诸如放血、节食或者一些外科手术均试图重构体液的平衡。人被编织进这一对应关联的组织网络里，淹没在世界之中。那个时期的特征医学也体现这一理念，譬如，月球影响放血、女性月经、植物生长、生与死的瞬间等。同理，我们已经明白大自然的一种元素、一个物体、一种颜色、一丝气味、一种形状都对器官、伤痕以及紊乱等产生影响，另外，许多其他的信念也将人融入大自然，并且构建了一整套的治疗方案。关于疾病与自然世界之间的关联也在 1480 年出版的《纺锤福音书》中有记载。比如，如果有人在两栋房子之间或是对着太阳撒尿，他就会得一种人称"偷针眼"的眼病。又如，不要吃猫或者熊的肉，否则头部或腰部就会瘫痪；当狗吠时，应当捂住耳朵，因为它们会带来坏消息，不过，当马嘶鸣时则应当听；新生儿如果是男孩，那么应当把他带给他的父亲并将他的脚放在他父亲的胸前，这个孩子将永远不会死于非命；等等。这些对应关联将动物部位、植物以及矿物或者人都纳入一个微妙的能量脉络与奇异的因果关系，使人类的疾病染上了自然的神秘色彩。

　　同样，在中国的疾病观中，也具有自然的色泽和光彩。按照中国文字解释，"疾"，一个病字框，里面是一个"有的放矢"的"矢"。这个"矢"就是"射箭"的"箭"。也就是说，外在的有害因素就像一个向你放冷箭，你身体的防御体系被刺穿了而引起的身体紊乱状态。譬如，感冒、传染病等引起的不适状态就是"疾"。此外，疾还隐身为疾驰、疾速，由此也能看出，"疾"来得快，去得也快，它由外部而来还要回到外部中去，如同匆匆过客。同理，我们仔细分析"病"，不难发现，"病"里面有个"丙"，在中国五行说中，丙属火。也就是说，人心中有"火"就会引起身体的不适，此为"病"。此外，在中国早期的历史和哲学书籍中，经常有因为风、寒、雨或酷热而生病的记录。风、寒是两种有害的力量。与风有关的疾病包括小到感冒、头疼，大到偏瘫、发疯，甚至有"风者，百病之始也"的说法。对于寒，它在热病研究中的作用最终形成了中药学中最有影响的专著——《伤寒论》。因此，风、寒以及其他气候因素替代了萨满医学中的鬼神，成为致病的危险的外部因素。在这种失衡致病学说（阴阳辩证和木土火金水五种元素的循环）中，身体和外界的区分几乎没有意义。宇宙事件与身体事件相似：过度悲伤会导致阴实阳虚，但冬季的寒气也会导致相同的后果；木实土虚会导致肝脏活动过度，但东风（同样与木有关）也会导致这样的结果。而且，身体和外界都受到同样的宇宙规律的支配，发生着有节奏的改变：寒阴暑阳交替，春（木）、夏（火）、秋（金）、冬（水）四季循环不息。身体有着无穷无尽的渗透能力，与变化不息的外部世界融合在一起。

在中国汉代时期，疾病成为最重要的季节性现象。早期的观察者们已经认识到了不同的疾病有不同的季节特征。例如，《周礼》中记载，春季好发头痛，夏季好发疥疮瘙痒，秋季好患疟疾及发热疾病，冬季好发呼吸系统疾病。同样引起人们注意的是风、寒作为同样的气候致病因素，在不同季节会产生不同的影响，不符合节气的天气，如夏季中的寒冷天气，常导致流行病的发生。汉代的医学典籍结合人体的四季变化进一步简述了疾病的四季变化。《难经》记载，春季最活跃的器官是肝，夏季是心占支配地位，秋季是肺，冬季是肾。脉象也会随着四季而变化，一向有春弦（开始变强）、夏洪（强大有力）、秋浮（变慢而且有阻塞感）、冬沉（如同冬眠一样深藏）的说法。对于有洞察力的医生而言，每个季节都有各自独特的生理特性，只有考虑到季节性生理特性，才能确定疾病和健康的区分标准，同样一个体征，在某个季节里为正常表现，可能在另一个季节里就成了疾病的表现。

因此，健康是一个动态的变化过程，个体能量的运动方向应该与宇宙能量的消长方向一致。每个季节都有适宜的饮食、适宜的活动甚至适宜的情感。例如，对于春季，《黄帝内经》写道："春三月，此谓发陈。天地俱生，万物以荣。夜卧早起，广步于庭，被发缓行，以使志生；生而勿杀，予而勿夺，赏而勿罚。此春气之应，养生之道也。"如果没有遵循季节的规律，做出与宇宙变化规律违背的行为，则会导致阴阳五行的不足或过盛（失衡）而发生疾病。因此，保持健康、防止疾病的原则很简单：遵循（顺）宇宙规律则保持健康，违背宇宙规律则生病或死亡。人体作为宇宙的一部分，要与四季的变化相协调。然而，如同养生家提出的没有损伤的、完整的身体一样，这种协调只是一种理想状态，它经常受到难以抑制的感情欲望的损耗。《吕氏春秋》中写道："凡生之长也，顺之也；使生不顺者，欲也。"因此，欲望并非造成神的耗竭，而是导致了宇宙规律和四节变化的失衡紊乱。在损耗致病中，欲望导致了自身一部分生命物质的损耗；在失衡致病学说中，欲望使人忘记了自己只是无所不包的浩瀚宇宙中的一部分。

5.3.3　现象学的身体与大治疗观

5.3.3.1　医养合一："回归生活之道的身心疗愈"

毫无疑问，现代人类已经懂得"治未病"的功效在维护人的健康方面远比"治已病"强大，可以说，这种"亡羊补牢"式的医疗理念已经得到东西方医学文化的普遍认可。诚如《素问·四气调神大论》所讲："是故圣人不治已病，治未病，不治已乱，治未乱，此之谓也。夫病已成而后药之，乱已成而后治之，譬犹渴而穿井，斗而铸锥，不亦晚乎？"中国医学中讲的"治未病"的获得主要在养生理念的培养，以使疾病消灭在萌芽阶段，从而延长人的生命周期。然而，中医中讲的养生的真正内涵就是要求人形成一个良好的生活方式，并通过健康的生活方式获得生命自身的和谐，以达到"治未病"的目的。随着当代西方哲学对身心对立关系的消解以及现代生物医学技术主义这一后发治病的模式弊端的逐渐朗现，这种医养合一的理念也正在西方社会逐渐蔚然成风。而生活方式的变革就成为西方哲学的主要探寻课题。

为了更好地揭示人类主体/客体化的厄运，福柯通过对知识论述的系谱学考察，从而揭示出各种权力的技术和规则如何制造出一个个驯顺的"主体"。福柯反复强调，知识论述不仅是语言论述而已，更重要的是它的实践及其策略。西方知识论述的真正本质是将它同社会统治阶级的权力运作和道德说教的计谋联系在一起，从而转化成为社会和国家权力机构实行宰制和管控活动的实际过程。

这一所谓知识论述的实践过程，不仅是指知识论述的形成过程及其制造模式，而且包括在制造、传播和运用过程中，知识论述同社会制度、科学运用技术、运用者在其运用中的行为方式、论述传播的管道和网络、教育机构以及一系列复杂的社会文化措施等因素的关系。知识论述的实践包括两大方面：一是在社会层面上实现统治，二是在个人层面形成对个人自我的管控。在资本主义时代，知识论述的实践表现为"规训式的权力"和"生命权力的运作"。福柯认为，从 16 世纪到 18 世纪是资本主义社会的古典时期，其权力运作的基本模式是借用基督教教士权力，对被统治者的个人身体实行全面的规训和监管。这是规训的权力。从 18 世纪以后，资本主义社会进入现代的生命权力的时代，其统管的主要对象是居民的生命，试图掌控全体居民的身体生命活动，使之有利于国家权力的运作。这种生命权力的运作，实际上就是对于个人的规训和惩戒以及对于整个社会的人口的调节和控制。这样一种生命权力，是以古典时期的规训式权力的运作为基础，将当时普遍建立起来的监狱系统，逐渐地改造成为有利于控制居民生命活动的强大统治工具。福柯明确指出，尽管现代社会的规训制度以及规训机器系统，都是在民主制度之下建立的，但是这些所谓的法制、自由和理性化文明也同样扭曲了现代人类的人性。从 18 世纪以降，所谓现代社会的规训方式已经发生了翻天覆地的变化。这种规训地点已经从原来的军营、学校和监狱转移到生活活动、沟通网络以及权力关系之间，并且规训的手段越来越"合理化""科学化"。这样，每个人不仅通过自身的技术对自我管控，而且会受到社会"监狱系统"的规训，人在成为自身主体的同时也被自我和社会牢牢地监控了。这才是西方社会的真正本质。为了更透彻地揭示西方社会"规训"化的本质，福柯认为任何社会实践的缘起以及不断重构的过程都同"身体"有密切关系。在人类社会的发展过程中，每个历史事件的发展过程乃至历史事件的重构都会在身体上留下深深的烙印。所以，福柯认为身体就是记录历史事件的"档案库"。身体形塑的过程，是见证各种历史事件发生、发展的过程，也是一切与身体相关的事物（包括食品、气候和大地等）的源头。身体上每个烙印都记录着一个特殊的历史事件。福柯的"系谱学"就是对身体与历史之间的关系进行研究的结果。福柯的"系谱学"旨在显示，身体印刻历史不仅是每个人以及社会存在的真正秘密，也是人类文化和历史发生与发展的秘密所在。所以，福柯认为，"系谱学"就是对身体和历史及其相互关系的解析的起源探究。通过对身体和历史关系的探究，"系谱学"说明身体不仅是历史的印刻身体，而且人类历史的发展就是不断摧残身体的过程。如果说整个西方社会，尤其是18世纪之后的近现代西方社会，都是把知识、道德和权力的运作作为主要轴心的话，那么，特别是身体和性的问题的至关重要性，正是在于它是由"权力、认知、欲望"构成的社会文化制度赖以正常运作的支撑点之一。在《监狱与惩罚》的开端，福柯就把分析的重点指向对于身体的折磨、管制、规训和刑罚的制度。历史的镜头指向1757年一个骇人听闻的历史事件：一个名叫达冕的罪犯被施以酷刑，然后他被撕裂的尸体残骸，被丢进火堆之中烧成灰烬。到了19世纪之后，在实行了资本主义社会法制和理性化之后，整个西方社会流行着人文主义或人道主义思潮，再加上近代科学技术和现代知识日益取得辉煌成果，罪犯的身体再也不遭受同样的酷刑。但是，取而代之的是他们被日夜关押在一个满足身体生活最低限度要求的时空，对他们进行严密而精细的监视和控制。福柯曾经讽刺地指出，这是"人文主义"的"人权"，享有法律上的"平等"待遇，不再遭受肉刑、摧残和酷刑。在福柯看来，资本主义社会中与监狱同时出现的还有各种诸如工厂、军队甚至慈善机构、民众组织等纪律化机构。如近代社会监狱诞生的情景一样，是资本主义政治和文化发展需要的必然结果。这些纪律化的组织同资本主义阶段一样，让普遍民众成为符合纪律化组织需要的对象。把他们的身体改造成"归顺的身体，可以被使用的身体，可以被改造和被完善化的身体"。与近代监狱式愚蠢而野蛮的规训方式不同，现代的规训已经成为管控人身体的"各种小诡计"（petites ruses）。这种狡猾的管理，已经让人难以发现现代社会已经成为一个新兴的强制行为的集合体。一句话，就是"理性"诡诈的表现。所有这一切被福柯称为"权力物理学"。这种新型的"权力物理学"，是国家权力对身体实行监控的学问，是专门思考和实行对身体各个部分的全面监控的新政治技术。福柯将"权力物理学"又细分为"权力生理学"（physiologie du pouvoir）、"权力光学"和"权力力学"。"权力生理学"是通过制定游戏规则对身体进行检查，一旦发现有违规行为则将身体排挤出社会或将之发配至社会历史边缘区域，再或者通过"治疗"或"惩罚"手段，对这些犯规的身体进行强制性"矫正"，以使其符合现代社会的需要；"权力光学"是运用光学原理，把权力的眼睛放大到极致，普通百姓所有举动却在这种光学的监视之下，承担"权力光学"的组织，主要有警察组织、档案机构等；"权力力学"则是在国家权力运作之下，把每个人的身体加以集中与隔离，在对身体、生命、实践全面的监控中，使身体活动能为国家权力生产出最大限度的利益。

在现代社会中，身体呈现了两个层面的内涵。一是作为生物学意义上的物质单位，二是作为社会生命以及文化生命的精神单位。因为人的身体存在特定的社会关系网络和生活脉络，所以身体有形的物质状况及其活动方式不仅成形于特定的社会文化条件下，同时受到特定社会文化环境的深远影响，而其活动方式和行动效果也直接在社会文化环境中呈现出来。历代统治阶级（特别是资产阶级）之所以集中控制关于身体的知识论述的生产和生活历程，是因为统治者掌握和控制关于身体的知识论述的生产和再生产，就意味着他们掌握了整个社会每个人的生杀大权。正是在这个意义上，由18世纪开始的生命权力或生命政治，就是现代资产阶级利用现代知识，尤其是"生物学和医学知识，进行权力争夺和权力游戏的典型表现"①。因此，福柯提出我们的社会并不是遍布美景的社会，而是监视训诫的社会。在这幅暗淡凄惨的社会图景中，我们难以从权力之网中逃脱。因此，人作为主体只是已经死亡的主体。需要指出的是，福柯通过主体化的建构过程展示的死亡的主体，其主要旨趣即西方文化脉络中的主体作为意义源泉的主体已非可能，并且此种状态下的主体只是一个对自己抉择以及对自己生活不能支配的存在物，是真理、知识、权力规制的客体。人这一主体并非近代哲学意义下的理性，也非具有自由意志的真正组织者，而仅仅为真理、知识和权力的特殊产物。随着那种知识型的结束，那个时期的主体的人也就消亡了。一如福柯所说："假如那些排列会像出现时那样消失，假如通过某个我们只能预感其可能性却不知其形式和希望的事件，那些排列翻倒了，就像18世纪末古典思想的基础所经历的那样——那么，人们就能恰当地打赌：人将被抹去，如同大海边沙地上的一张脸。"② 正如福柯考古学研究展示的那样，人不是从来就有的，人只不过是近期的产物，人离末日已经为时不远了。

为了破解现代人生命之殇的历史命运，福柯通过对古代文化的考察，发现古代人对文化概念的解读与现代人对文化概念的解读并非相同。在现代人看来，文化是人类与自然界分离的主要标志。而且，理性化通常被现代人界定为文化的主要特征。这样，文化不仅意味着现代人所有的思想和行为都必须是理性化、主体化以及非自然化。此外，这也预示着现代人必将陷入自我设定的规范的、原则的、体系的窠臼不能自拔。因而，当我们看到这样一个事实，文化越发达，

① 高宣扬. 福柯的生存美学 ［M］. 北京：中国人民大学出版社，2015：3.
② 福柯. 词与物 ［M］. 莫伟民，译. 上海：上海三联书店，2001：506.

人们离自然性就越远。人最终会在自我建构的文化中成为被"绑架"的主体。在福柯看来，古代文化的内在本质不是约束人的枷锁，而是能让自我行动、自我满足的自我关怀。也可以说，古代文化并非创造所谓的认识主体、道德主体或者劳动主体，而是将自身打造成生存活动的中心。在古代文化中，自身是生命的起始原点。它不需要遵循什么"标准"，是最自由、最活跃和最灵活的创造源泉。另外，自身也将自然地跟随内在欲求的变化和生活环境的标签而不断地发生变化。正是基于古代文化与现代化之间的区别以及对古代"关于自身"和"自身技术"的历史传统基础上，福柯结合自我的生活实践经验建构能让人走出现代文化"窠臼"的生存美学。在福柯的一生中，自身的生活风格以及生存记忆的培养和训练成为福柯生存美学关注的焦点。为了形成独特的生活风格，福柯把艺术式的自由创新精神贯彻到思想、语言和身体领域，以获得提高的艺术审美感。正因为这样，生存美学就是一种关怀自身的生活美学。或者说，生存美学就是一门"关怀自身"的技术。这种"自身技术"是能够提高自身生存愉悦快感的实践智慧，也是进行自我改造和自我修炼的生活美学。正如福柯认为的那样，"我要在更一般的层面上说明自身文化的问题。自身的文化实际上是一整套严密组织起来的价值体系，同时还包括与之相关的行为举止方面的严格要求，以及其他相关的实践技巧和理论。其中，关怀自身是人生进行自我教育、自我改造、自我完善以及自我批评的轴心"①。在西方思想史上，作为"自身技术"的核心部分，"关怀自身"包含的意义，从《亚西比德篇》可以看出，作为个人的一种生活方式旨在要求统治者、普通民众等所有的人都要进行精神和肉体两个方面的自我训练。显然，这里的"关怀自身"已非纯粹精神问题，也非认识论范畴，而是一种自我生存方式。为证明这个观点，福柯从希腊词源学角度对"关怀自身"进行考察。在古希腊文中，epimeleisthai heautou 中的 epimeleisthai，其本义并非精神或思想的注意方式，更多的是指实际操练。因为，meletan 经常与另一个动词 gumnazein 一起使用，带有"自我训练"的意思，而另一个词根 metetai 指的是"操练"和"锻炼"，尤其指军事化训练、体育锻炼和军事操练。所以，epimeleisthai 不是指精神状况，而是与自我相关的生存技巧、有规则的实践方式。一般来讲，关怀自身包含三个方面。一是关怀自我旨在告诫人们如何去观察事物，如何安身立命以及如何做出行动，保持与他人的

---

① FOUCAUT M. Herméneutique du sujet [M]. Paris：Gallimard/Seuil, 2001：174.

关系。或者说，关怀自身是我们对待世界、他人的一种生活态度。二是"关怀自身"是在劝诫人们的生活过程就是以某种形式对世界、他人进行观察，并转化为对自身的观看。因而，"关怀自身"是一种内在的反思活动。正是由于这种由外向内的观看的转化，人们才可以实现对于自身思想进程的监控和督导。在这个意义上说，"关怀自身"就是进行思想修养和沉思的过程。人们通过自我内部思想上的反思、切磋、考量以便尽可能地把握思想思考的对象及其内涵。三是"关怀自身"不仅是自我内部的反思，更是一种实际行动。"关怀自身"是在自身范围内进行的自我改造，并承担一切后果的行动。或者说，"关怀自身"通过改造达到净化自我，从而实现生命质量、人性品格等不断提升的功效。由此可以看出，"关怀自身"是一种生存方式、一种生活态度、一种自我思考形式以及自我修养的生存技巧。福柯指出，古代文化的真正本质就是一个关涉人生活、生存的价值体系。然而，"关怀自身"这种实践智慧并非一种闭门造车式的独自践行，更不是一种纯粹"为我"的生存状态，而是在与他人和谐关系的基础上实现自我内心最大的快感。因此，关切他人是"关怀自身"的基本诉求之一（另一个是自身的肉与灵的和谐），同时这更满足了"关怀自身"中生命主体自身与他人目的性的建立。"我"关心自己不是为了能够关心其他人，而是在关照他人中促进对自身的关怀。需要指出的是，福柯的"关怀自身"并不是一味地、毫无顾忌地发泄自己欲望的纵欲主义，而是对自我欲望的自然节制技艺。"关怀自身"不仅是生存美学的核心内容，而且是关于自身的伦理学说。正是在"关怀自身"的自然自在的态度中实行一种"快乐节制"的艺术行为，从而实现自身的愉悦以及有分寸的快感满足。显然，"关怀自身"的宗旨就是使自身实现自由的愉悦，使自身很自然地掌握满足快感的分寸和方式。

从上述福柯提出的"人之死"到重新回归古希腊罗马时期的"关怀自身"，能够发现福柯并未在"主体离心化"[①]之后重复"主体死了"的空洞口号，而是关注主体死后留下的"空的空间"[②]。易言之，福柯的生存美学旨在对现代社会、理性主体这一"大我"的工具理性内涵的剖析，从而塑造身体经验这一"自我关怀"的"小我"的审美形象。那么，确立"自我关怀"的"小我"的

① 杨大春. 身体经验与自我关怀［J］. 浙江大学学报（人文社会科学版），2000（4）：116.

② 杨大春. 身体经验与自我关怀［J］. 浙江大学学报（人文社会科学版），2000（4）：116.

审美生存形象对于当今人类摆脱和破解生存困境来说，无不具有深刻的疗愈效果。这就是说，在福柯生存美学的启示下，我们应该从极端的物质主义和精神主义主宰下的生存理念中挣脱出来，用福柯哲学中"关怀自身"的生存美学重新建构以实现自身自由、愉悦为宗旨的生存观。人们在这样一种生存观指导下，必将肃清消费主义、物质主义、科技主义对人类生存带来的巨大威胁和挑战，让人类在符合自身生存实践的审美中走向健康的未来。

关于"关怀自身"的治疗作用最早体现在苏格拉底和柏拉图时代。"治疗"源自希腊文 therapeutes 和 therapeuein，其最初的本意就是照料、关怀的意思。苏格拉底和柏拉图在强调"关怀自身"的时候，就已经提醒人们进行心灵治疗和心神方面的自我看护。福柯认为，从伊壁鸠鲁开始，哲学的治疗功能就不断得以开显。而且在伊壁鸠鲁那里，心灵治疗特别同医学意义上的治疗通用，强调它不管是在精神和心灵遭受创伤的情况下，还是在日常生活中，都是必须加以坚持的自我关照活动。因为，人在一生中会不断遭受各种打击和伤害。所以，美丽和健康的人生需要不断进行治疗，使受到伤害的身体和精神两个方面都随时恢复健康状态。并在康复的过程中，在肉体和精神的结构与精力方面都得到"充电"，以通过补充新的能源来更新，为进一步不停息地开创快乐的未来奠定牢固的基础。因而，生存美学本来就具有纠正、补充、修理、疗养和陶冶的意义。可以这么说，生存美学就其原有的意义来讲，特别强调人生的快乐与人生不停息的休养生息、自我治疗和自我完善的内在关系。人生的道路势必在不断修正、补充和治疗中度过。这种治疗过程不应该是被动和消极的，而是必须由自身主动和富有创造性的。伊壁鸠鲁在一封信中告诫他人，不应该假装进行哲学思考，而是要真正严肃地进行哲学思考，因为我们并不需要表面的健康，而是需要真正的健康。福柯在引述这段话之后强调，要实实在在地进行哲学思考，也就是实实在在地进行心灵治疗和自我更新。为此，福柯把斯多葛学派对生存美学方面的贡献归结为三大类自身技术：一是在平静中只给你倾听真理；二是在冷静中对自身的心灵进行检查；三是对自我进行全面的修炼。在福柯看来，斯多葛派倡导的自我关怀技术，一方面是对古希腊罗马时期的自我关怀的原则进行了改造，使得自我关怀成为人们生存历程能够进行的实践标准；另一方面同后来的基督教的自身技术相区别，进一步凸显了斯多葛派在西方生存美学史上的特殊地位。福柯在1981年至1982年的法兰西学院课程中，用大量的篇幅讲述斯多葛学派的生存美学思想以及其中有关道德修养的问题。在斯多葛学派看来，要使人的生存达到美丽的境界，主要靠内心世界的精神修炼和自我陶冶。斯多葛学派主张的精神修炼是很严谨和系统化的，以至于他们把它当成一种"严格的艰苦训练"或"苦行"，有时也称为"苦行的技术"。但内心陶冶的过程并不是闭门造车，或者躲藏在象牙塔中，而是要求面对自身的实际生活问题，通过掌握与他人相互关系的生活艺术，使自身的生存尽可能达到洒脱而怡然自得的恬静愉悦状态，从而获得精神快乐的自然修身养性之道。在古希腊哲学史料的记载中，斯多葛学派对于个人身体和精神的关注，也使古希腊哲学与医学治疗天然纠结在一起，哲学关注人的思想和精神生活的意义，就如同医疗对于维护身体健康一样重要。反过来，要真正掌握医学知识，要真正医治人的疾病，必须首先学习哲学。著名的古希腊医生希波克拉底认为，医生不懂得哲学，就无法治疗人的疾病。此外，希波克拉底主张根据自然的法则，以自然疗法为主，对人体进行各种诊断和治疗。福柯很重视希波克拉底的上述观点，并认为，对于生存美学而言，"关怀自身"的原则及实践都必须建立在哲学和医学的基础上。斯多葛学派将"关怀自身"当作医学实践，主要有三个理由：第一，"关怀自身"的实践行为具有自我疗愈的功效，这好比医学对患者进行不断的医治；第二，"关怀自身"不仅仅等同于知识和技巧；第三，"关怀自身"的实践活动并非一蹴而就，而是对人生过程中遭遇的疾病、损伤等不利因素反复斗争的过程，这一点同医学具有的不断对患者进行修复、疗愈的功能相似。正是在这个意义上，古代文化的"关怀自身"就是治疗。穆索尼乌斯·吕福斯（Caius Musonius Rufus）用 askesis 来表示"自身对自身的实践"，以便强调自身对自身的操作实践的自我节制性质。为了显示这种自我操作实践的练习和操作性质，如同以往古希腊传统一样，穆索尼乌斯·吕福斯还将它们比喻成医疗临床治疗的实践和音乐练习活动。所以，在斯多葛学派的生存美学中，还包含了医学治疗技术和音乐练习的实际操作程序，要求人们把掌握医学治疗方法和音乐练习当作实现"关怀自身"和进行自我修养的一项重要内容。斯多葛派晚期重视生活实践智慧的思想家塞内加（Lucius Annaeus Seneca）曾用相当大的精力探索符合生活艺术的生活伦理原则。塞内加认为，命运牵扯着那些拒绝它的人，却引导着那些同他相协调的人。完美的"生存方式"是人们实现自由生活、实现完美人生历程的必要保证。福柯在引述塞内加主张的生活方式时，强调一种对生存美学具有决定性意义的生活态度和生存风格。这种生活态度，就是在生活实践中，面对生活历程中呈现的各种事件，面对他自身，必须检出一种"合适的态度"。这种"合适的态度"也就是在面临艰难困苦时，将自身充分地"解脱"出来。或者说，要放轻松一点，超脱一点，潇洒自得，从容自在。为了更进一步详细说明这种生活态度的特征，福柯认为它既不同于犬儒学派主张的"节制"，也不同于基督教修道院式的"禁欲"或"节制"原则。它是对待周遭各种财富的"适当"的态度。这种态度并非绝对地采取"无所谓"的态度，而是以恰到好处和从容洒脱的智慧进行处理。塞内加把这种态度称为一种"生存规则"，而福柯则宁愿称为"生存原则""生存风格"或"生存方式"。福柯解释说，具备这种生存风格，就意味着保持一种使自身身体感到"必要的舒适"的生存方式。显然，福柯之所以将塞内加原来的"生存规则"改为"生存原则""生存风格"或"生存方式"，就是为了避免使它个性化、教条化和静止化。因此，在福柯的"关怀自身"不仅要认识到"关怀自身"的重要性并对自己进行关照，要持续地实行一种"转向自身"的运动和操作，而且要像医学治疗那样，持续对自我进行疗愈，在不间断的自我控制和节制中使自己成为自己的主人。

福柯生存美学中"关怀自身"对于现代人来说确实有实际作用。福柯反复强调"自身"（le soi-même）①在他的生存美学中的关键地位，同时，福柯通过用"自身"概念取代西方传统哲学思想中的核心观念——主体，凸显了其生存美学的"关怀自身"。这在福柯的许多著作和言谈中都能看到"自身"概念的重要意义。福柯强调这种"关怀自身"并不抽象，它是一种与个人身体密切相关的，且又实际和具体的实践活动。通过一系列技术、技艺、策略和程序，来进行自我改造、自我纠正、自我熏陶和自我锻炼，使"关怀自身"的原则始终把个体自身作为依托。福柯的这次"转向自身"是为满足生命主题自身本性的欲望，实现审美生存目的，创造并享受自身生活审美快感，成为真正独立和自由的艺术生命体的"关怀自身"。伴随着人们在社会中肆虐地使用理性、知识和权力，人类生命主体拥有的美感的张力不仅日渐被削弱，而且日渐遭到抛弃和极度的扭曲。在福柯看来，生命本身的意义不是外在于自身的形而上学的，寻求抽象的、乏味的概念，而是专注于展示和实现生命本体的美感与身体心灵之间的和谐统一。所以，福柯生存美学旨在通过重返西方古典哲学中对自身关怀的技术以及通过对自我的大力提撕，展示福柯哲学对生命本体的积极肯定。这种把对生命的审美性扩展到对生命主体的整个生存状态中去的生命关怀是"关

---

① 周国平. 安静的位置［M］. 南京：译林出版社，2011：56.

怀自身"的重要前提，反过来，福柯通过"关怀自身"又促成对关怀生命的延续。在福柯看来，这种生命关怀充满了各种生产方式，并表现为一种态度、一种行为方式。福柯的生命关怀与其说是对其精神导师尼采的狄奥尼索斯精神的中肯借鉴，或是一种对生命本体的验明正身，毋宁说是对西方近代哲学思想模式中理性至上、对身体弃若敝屣的态度的彻底纠拨。福柯的思想不仅让人们挣脱了西方哲学史中理性压制生命的悲惨境况，而且使人们如同拨云见日般地走出理性、真理以及宗教的蒙蔽，真正去关注生命本体的价值和意义。人们唯有走在生命本体化、审美化的康庄道路上，"关怀自身"才能在自由、愉悦以及和谐的审美境遇中最终实现自身的生命和生活。福柯在《性史》中指出，"自我技术"是通过沉思、阅读、学习以及与知己聊天的手段实现"关怀自身"的目的。而在现代社会中，人们失却了在生活中永不停歇的反思和哲学学习这种"关怀自身"的"自我技术"。因为在古希腊智者学派就认定哲学应该被视为关注自我的永恒训练的原则。这一点，《给梅内塞的信》中的言论可以为我们提供明证。这封信告诫人们，人在年轻的时候，不要耽误了对哲学的学习。即便是到了年老的时候，也不能厌烦哲学学习，这是因为对任何人来说要保证灵魂的安宁和健康，从没有太早或太晚之说。这种"学习哲学"的实践活动是治愈灵魂顽疾的一种最好的技术。身体和灵魂相辅相成，哲学对灵魂的帮助，同时可以协调身体的状态。人们通过掌握哲学以及系统地进行哲学反思的练习，这将对自身的生存美学实践具有重要的提升。不幸的是，生活在现代社会中的人们常常被媒体传递的形象快感淹没，致使人们忘却了学习哲学的优良传统，往往被现实的各种诱惑蒙蔽了双眼。诚如德国哲学家雅斯贝尔斯（Karl Theodor Jaspers）认为的那样，现代人的精神生活已经失去了往昔的安宁，逐渐演变成一种飘忽而过的快感。简易的、随笔式的短篇文章已经成为现代社会最为合适的文学方式，那些阐释生命历程的巨著已经让位于报纸以及花样翻新的世俗读物。人们钟情于那种简短的"快餐式"阅读，而难以与能引起反思的作品建立所谓的精神上的统一战线，这种阅读习惯导致我们迷失了自我，就更难说做到"关怀自我"了。"哲学所梦寐以求的那个绝对，不是已经存在于某处有待发现的东西，它永远要靠每一个自我独立地去把它创造出来。"① 同样，"哲学的使命乃是投束光

---

① 周国平. 安静的位置 ［M］. 南京：译林出版社，2011：56.

于人的内心，促使每个人去发现他的真实'自我'，去独立地探寻他的生活意义"①。

总之，福柯的生存美学与其说是福柯独特的世界观、人生观，或者说是福柯哲学思想理论的最终归宿地，不如说生存美学是福柯在考察现代人生存境遇之后为现代人怎样摆脱生命困境而提出的疗愈方案。生存美学作为着眼自我心灵的关怀及自由与解放而采取的一种生活方式，是一种形而下的策略，是在告诉我们怎样合理地对待生命以及怎样走出权力设置的困境而实现美好人生的实践智谋。至此，我们再一次发现福柯的生存美学不仅是在某种意义上对人类现代性的反叛与消解，同样也是对人类本能的勇气的大力倡导，这也预示着人类思想史上的人之智慧的重大觉醒。通过福柯解构主体化自我的那种勇气，我们能够洞察出福柯在告诫人们应该朝向一种更加美好的生活，这也是在催促人们对生存于世的生命意义的深层探寻。这种实现个体的审美化生存的主张在当今社会不仅完全是必要的而且是可行的。这正是福柯生存美学对我们现代人产生的意义。可以这样说，"关怀自身"如同一束阳光，照耀在现代社会中，使游戏原则的阴霾从生命主体被其控制的尴尬生存境遇中消失。

5.3.3.2 医体合一："提升生命活力的身心治疗"

正如海德格尔哲学是一种从存在论的"在"的哲学转向生命论的"生"的哲学一样，当代身体哲学代表梅洛·庞蒂的哲学也是如此。因此，和海德格尔哲学一样，梅洛·庞蒂哲学是以生命的"可能性"而非"确定性"为核心内容的，所以，他强调"我能"而非"我思"才是哲学中最重要的特质。这种"我能"的身体实际上是对生命自组织系统的更好概括，也是身体的自足性的最好说明。为此，梅洛·庞蒂扛鼎之作《知觉现象学》中谈到一位姑娘，因为她的母亲不允许她与她所爱的少年约会而厌食，并最终失去了语言能力。据了解，她第一次出现失音症是在一次地震之后，接着，经历了一次极度恐惧，失音症再次发作。弗洛伊德精神分析的正宗解释可能援引口腔期的性欲发展。但是，"固定"在口腔期的东西不仅是性的存在，也是以言语为媒介物的与他人的关系。之所以情绪选择用失音症的形式表现出来，是因为在身体的所有功能中，语言与共同的他人共存，或我们所说的共存，关系最紧密。因此，失音症表示对共存的拒绝，正如在其他患者中，神经病发作时逃避情境的手段。女患者与

---

① 周国平. 尼采：在世纪的转折点上 [M]. 南京：译林出版社，2012：86.

家庭的生活环境断绝关系。更一般地说，她旨在与生活断绝关系：她之所以不能吞咽食物，是因为吞咽象征着被事件贯穿和生活化事件的生存运动；严格地说，女患者不能把那个针对她的禁锢"吞下"。在患者童年期，焦虑是通过失音症表现出来的，因为死亡临近使共存突然中断，并把她重新引向她个人的命运。失音症的病状重新出现，是因为母亲的禁令通过转义使同样的情境重复出现，禁令堵住了她的未来，把她重新引向她偏爱的行为，这些动机利用女患者的喉咙和口腔的特殊感受性，这种感受性可能与她的性本能的经历和性欲的口腔期联系在一起。通过症状的性意义，人们在不明显的地方发现了一般与过去和意味生气的朋友那样有所"表示"。失声不是沉默：只有当人们不想讲话时，人们才会沉默。失音症不可能是一种麻痹，其证据是"通过心理治疗，她的家庭允许她与相爱的人相会，姑娘又能讲话了"。失音症更不是一种故意的或有意的沉默。我们知道癔症理论用暗示病概念超越了麻痹（或感觉缺失）和装病之间的两者选择之一。癔症患者之所以是装病者，首先是针对他本人，因此，不可能真正感受到的或想到的东西与他向外表达的东西进行比较：癔症病是一种"我思"的疾病，是陷入情绪矛盾的意识，而不是有意识地拒绝承认它知道的东西。同样，在本病例中，姑娘没有停止讲话，而是像人们失去记忆那样"失去"声音。确实，正如精神分析指出的失去的记忆并不是偶然失去的，记忆之所以失去，是因为个人在旁边观看。然而，正如精神分析指出的，如果抗拒的前提是与人们抗拒的记忆的意向关系，那么抗拒不把这种关系作为一个对象放在我们面前，也不明确地拒绝这种关系。抗拒指向我们体验的一个区域、某个范畴、某种记忆。一个人把他的妻子作为礼物送给他的一本书遗忘在抽屉里，一旦与妻子言归于好，他就能重新找到这本书，所以，他不是绝对地丢失这本书，而是不再知道它放在什么地方，与他的妻子有关的一切东西不再为他的努力或意志的抽象所决定，而是通过他整个身体聚集在其中的一种转换，通过一种真正的动作，就像我们不是"在我们的灵魂中"，而是"在我们的头脑中"或"在我们的嘴唇上"寻找和重新找到被遗忘的一个名词。当身体重新向他人或过去开放，当身体被共存贯穿，当身体重新（在主动的意义上）向外表达时，回忆和声音就失而复得。此外，即使与生存断绝关系，身体也不会完全退回自身。即使我沉湎于我的身体的感受，沉湎于感受到的孤独，我也不能取消我的生命与一个世界的关系，某种意向每时每刻重新从我身上涌现，即使这种意向只是朝向、围绕我和进入我的视野。

正是在身体现象学自足的身体观中，我们不难看出，人之健康内含着身心的完好状态，这种身心完好状态恰恰不在于依靠西方生物医学这一所谓的"保护神"去获得，而是把身体视为自我调节、自我完善的自组织系统，亦即自我修复的生命免疫系统，西方医学对身体疾病的医治也只不过是对该生命免疫系统的激活、支持和维护。如此，身体的自足性，使人们对身体健康的获得并非单一地寄托在现代生物医学，而是要通过体育运动实现身体自我组织的激活与修复。中国的太极拳不仅是中国文化的国粹，更是一种疗愈人身心疾病的灵丹妙药。众所周知，太极拳的练习要求以意导气，注重身心合一，这不仅实现了中国传统身体文化对身体意识的培养，还能在身心合一中实现人的健康。太极拳身体训练"意之所行始于脑，气之所运始于血，形之所动始于身"。所以，练习者在打太极拳时，强调意念放松，并以意导气进入动作的训练。这种运动是基于身体训练与身体意识作为人的物质世界和精神世界媒介的现实解读，也是对太极拳作为此在之物的解读。因而，我们可以说，太极拳是一种蕴含着东方辩证里面的理论思维与武术、艺术、引导术、中医等完美结合的运动形式，其对练习者的意、气、形和神的锻炼，非常符合人体生理和心理的需要，对人类个体身心健康以及人类群体的和谐共处，有着极为重要的促进作用。

事实显示，瑜伽、禅宗以及太极等练习的医疗效果，通过最新的神经生理学和实验心理学研究又给出了进一步确认。临床研究表明，"冥思训练（包括默坐练习、哈达瑜伽等）能有效地减轻焦虑、消沉和恐慌的症状，对冥思主体产生更多积极影响"[1]。同样，"其他实验也已经确认了这种积极力量的神经学基础"[2]。通过实验，已经确定了乐观感受及"韧性情感表达"和"（大脑的）高水平的左侧额叶激活及较高水平的流感疫苗的抗体滴度密不可分"。科学家证明，经过为期8周的培训，与非冥思小组成员相比，"冥思者不但显示出较高水平的左侧前激活，而且抗体滴度也有了显著增长"[3]。实验结果清楚地表示，冥思不仅改善情绪而且提高免疫功能。无独有偶，河南省嵩山禅武医研究院与香

---

① KABAT-ZIN J. Mindfulness-based cognitive therapy forgeneralized anxiety disorder ［J］. The American Journal of Psychiatry, 1992, 49（6）: 36.

② 卡尔. 积极心理学：关于人类幸福和力量的科学 ［M］. 郑雪，校. 北京：中国轻工业出版社，2008：35.

③ DAVIDSON R J. The Brain Selection and ImmuneSystem Produced by Meditation ［J］. Psychosomatic Medicine, 2003, 65（6）: 64.

港中文大学于 2007 年 8 月签署了一份合作协议，其基本宗旨是以科学方法对少林禅武医学进行研究，意在对修习禅武之人在情绪改善以及脑部功能的变化进行临场测试，从而探寻禅武医学的治疗价值。通过临床医学实验证明，内养功作为中国少林寺禅武中德建身心疗法中的一种养生方法，对人类大脑的各个方面功能的运作能够起到积极的推动作用。内养功主要运用少林丹田呼吸方式进行修炼。其中，主要包括自然丹田呼吸法。这是一种有别于临床医学上常用的腹式呼吸法。此法的要领：修习者以站立或坐着的方式，用自己的双手或单手轻轻按住肚脐下方，眼睛微闭；然后观想自己的呼吸动作；当自己吸气时观察自己的肚，呼气时观察自己的鼻子；自我在一吸一呼中内观自己的丹田。通过这样的修炼，练习者可以在自我身心静态中达到一种心神安宁的境界。为了测试内养功的效果，研究人员随机抽出 50 位成年志愿者，并把这些志愿者平均分派到练习少林丹田呼吸法的小组中，称为"实验组"；另一部分被派到练习西方松弛法的小组，称为"控制组"。经过一段时间的修炼，研究者分别对实验组和控制组的修炼者进行脑电波的测定。结果表明，经过一个月在实验组练习少林丹田呼吸法的成年人，他们的大脑电波显示他们既能放松又能集中。而在控制组那部分志愿者的脑部没有明显的变化。这些结果都是在科学仪器的检测中得出的数据，具有较大的可信度。具体而言，"练习自然丹田呼吸法后，只有实验组成员的左右脑不对称活跃指数显著地提升了（由 -0.018 提升至 0.052，$t=2.31$，$p=0.03$）。而控制组则没有分别（由 0.02 微降至 0.014，$t=0.27$，$p>0.05$）。左右脑不对称活跃指数与正面情绪相关，指数越高表示大脑越松弛。至于练习自为丹田呼吸法后，实验组的左右脑前方与后方脑区的脑电波变得更同步（$F=7.32$，$p=0.01$）；控制组则没有分别（$F=0.89$，$p>0.05$）。脑电同步指标的提升反映着大脑处于集中专注的状态。大脑同时放松兼集中是提升工作效率，达致顶尖表现（peak performance）的大脑状态。一般西方采用的腹式呼吸法，有些能使人放松，有些则能使人集中，但同时达到放松又集中的效果可以说是罕见的。此项研究结果印证了传统少林丹田呼吸法对提升大脑功能的独特疗效，这结果也与临床病例的观察一致，无论是成年人还是儿童，只要正确练习少林丹田呼吸法数星期，不但感到情绪较为平稳，认知功能亦会提升"。

5.3.3.3 医美合一："实现健康之美的身心治疗"

理查德·舒斯特曼（Richard Shusterman）作为美国实用主义哲学与美学的主要领军人物，试图破解传统哲学和美学的学院化、僵死化的缺陷，倡导各种积极的身体修炼方法，让哲学的身体维度以及哲学的实践性得以恢复，成为西方哲学以及美学发展史上一道亮丽的风景线。诚如理查德·舒斯特曼所言，"哲学不是一个文本问题，而是一个具体的生活实践问题"。毋庸置疑，理查德·舒斯特曼的身体美学对身体意识的浓墨重彩以及对身心训练的倍为顶礼，不仅让意识美学一举走出了"身体空场"这一学术窠臼，而且也能让我们感悟到身体美学在追寻生命之美的过程中折射出的治疗身心痼疾的智慧之光。

　　受法国哲学家皮埃尔·阿多（Pierre Hadot）的"哲学是一种实践行为"以及福柯晚期的"自我关怀技术"之生存美学的影响，理查德·舒斯特曼一反意识美学忽视身体之诟病，试图通过对身体的伦理关怀和生活实践指导，让美学自身的现实价值得以彰显。理查德·舒斯特曼之所以竭尽全力把身体打造成美学的核心，不仅是因为20世纪现代西方美学的身体转向这一基本的发展态势，更重要的在于传统意识美学独尊纯粹的、先验的逻辑推演而蜕化为没有爱恨情仇的"独白美学""太监美学"。形成这一美学诟病"是由于当代西方哲学的逻各斯中心主义和语言中心主义对身体领域的总体忽视"①。此外，理查德·舒斯特曼关注身体的另一缘由是现代社会"重肉体"而"轻意识"，导致现代人类身心失调的病态审美观。身体美学致力于通过身体训练获得敏感的身体意识，从而建构一个身心健康的、灵肉和谐的身体美学观。众所周知，现代化高效率的生产方式不仅让人们把大量的闲暇时光打发在对自我身体的关怀与照顾上，而且把作为生产的身体掠转为欲望之躯。尤其随着现代社会消费文化的崛起与媒介技术的高歌猛进，身体已经成为现代社会大众消费品中的一个物质符号。一如鲍德里亚（Jean Baudrillard）所言："在经历了千年清教传统之后，身体……，成为消费社会中唯一的最美、最珍贵和最光辉的物品……"② 不难发现，在现代社会中身体不但越发紧要，而且与身体相关的"形体外貌"③ 工业——诸如美容化妆业、养生保健业、整容变性业、塑身减肥业——雨后春笋般蓬勃发展，呵护及美化身体的产业已经成为难以阻挡的当代时尚。不幸的是，这如火如荼的"形体外貌"产业只不过是一场把身体混同为生物学意义上的物质肉体的病态的"美丽革命"。这种病态的"美丽革命"也仅限于腹部、臀部、

---

① 舒斯特曼. 生活即审美：审美经验和生活艺术［M］. 彭锋，译. 北京：北京大学出版社，2007：203.

② 鲍德里亚. 消费社会［M］. 刘成富，全志钢，译. 南京：南京大学出版社，2006：141.

③ 舒斯特曼. 身体意识与身体美学［M］. 程相占，译. 北京：商务印书馆，2011：30.

大腿、脸庞等部分表面的矫饰，进而把身体容貌修饰得符合固定的社会标准，让身体成为吸引众人眼球的欲望消费品。这种无视身体整体机能的、追求所谓完美性的身体美容技术在带给人们所谓"美丽"的同时，也损害了人的身心健康，带给人们不可挽回的严重后果。与此不同，"身体美学不限于它的表面形式和装饰性的美容，它还关注身体自身的运动与经验"①。也就是说，真正的身体美学不应仅体现在追求永葆青春靓丽的外表，而是旨在通过身心的双重修炼消解未经反思的坏习惯对身心造成的伤害，有效预防现代文明快节奏对我们身体机能和更高级智力行为不和谐诱发的流行性的身心紊乱。并通过身心训练提高身体的知觉敏锐性，在纠正不良的身体习惯中治愈这种现代社会中流行性的身体伤残，以实现身心和谐与身心健康。我们完全可以这样认为，身体美学的异军突起与其说是时代精神的集中体现，不如说是对日渐隆盛的畸形身体矫饰现象的一种纠拨，也是一种追求生命之美的行动宣言。如果说哲学——作为智慧之学是指导人寻求生活经验和正确道路的话，那么，"身体美学连同它通过实际的身体训练对一个人自己鲜活的经验所做出的具体测试和改善是哲学生活的一个必要部分"②。从理查德·舒斯特曼创建的身体美学的构成部分来看，大体上可分为三个部分：分析的身体美学、实用的身体美学和实践的身体美学。分析的身体美学主要是对身体感知和身体训练的本质性的阐释，属于身体美学的描述性和纯粹理论性的分支。这个部分主要论述了在我们认识世界与建构世界中身体发挥的积极作用。在这一身体美学中最有理论性的层面，理查德·舒斯特曼除了对心灵哲学、传统哲学中的本体论以及认识论中的一些主要论题进行探讨之外，更为重要的是对身—心关系问题以及在意识和行为中身体发挥的功能进行分析，并引入了谱系学、社会学以及文化学的分析。其旨在说明身体经验在人类审美构造中具有颇为重要的地位。在这个问题上，理查德·舒斯特曼与20世纪的哲学家如梅洛·庞蒂和博兰尼（Mi-chael Polanyi）可谓是一脉相承。与传统哲学身体只能产生被动的感觉不同，理查德·舒斯特曼与梅洛·庞蒂和博兰尼一致认为身体并不完全是客观的存在物，身体具有一种"在人之下的知觉"（sub-personal perceptions），这是一种在思想、意识之前的更为根本的知觉。

---

① 舒斯特曼. 实用主义美学：生活之美，艺术之思 [M]. 彭锋，译. 北京：商务印书馆，2002：345.
② 舒斯特曼. 生活即审美：审美经验和生活艺术 [M]. 彭锋，译. 北京：北京大学出版社，2007：209.

发现"默识"（tacit knowledge）的博兰尼认为，人们在认知事物的时候，人的意识可以分为集中意识（focal awareness）和辅助意识（subsidiary awareness）两种类型。首先，"集中意识"是指人们"对"（to）对象的意识形态，它由人的心灵发射出来；其次，辅助意识（subsidiary awareness）也可以称为"寓居"（indwelling）或"内化"（interiorization）的意识，它是由身体发射出来的"从"（from）对象和身体自身的意识，或者说这就是从身体的意识。在博兰尼看来，在第二种情形下，认知的"对象已经变成了身体的一部分，这种辅助意识得到的是事物的存在性意义（existentialmeaning），是非名言知识（inarticulate knowledge）；与之相对，集中意识所得到的是指示性或表象性意义（denotative, repre-sentafive meaning），是名言知识（articulate knowledge）"①。这充分说明，身体不仅存在而且有意识。身体知觉并非外在事物刺激的反映，而是从事物的知觉，源自事物内部的知觉。理查德·舒斯特曼通过分析层面的身体美学，奠定了其实用主义美学的理论基础。与分析身体美学的描述性逻辑不同，实用的身体美学有鲜明的规范性、说明性特征。在实用的身体美学这个层面理查德·舒斯特曼提出了一些改善身体的特殊方法并对其进行比较批评。由于任何方法的有效性都将依赖于一些身体事实（无论是本体论的、生理学的，还是社会学的），身体美学的这个实用维度总是认为分析维度的必要性。但是，实用的身体美学无论在通过重塑身体与社会以寻求改善某些事实方面，都超越了分析层面的身体美学。所谓身体美学的实用主义层面，其基于人类历史上的各种各样的实用方法改善我们的体验和身体应用。譬如，这种实用的方法包括人们日常耳熟能详的各种食谱、人体彩绘、穿孔、文身等各种各样的改变外貌方式，也包括各种各样的身心训练方式（包括瑜伽、舞蹈、太极拳、塑身、健美操以及亚历山大技法与费尔登克拉斯方法等）。需要说明的是，理查德·舒斯特曼的实用主义层面的身体美学拒绝将身体与心灵分开，侧重于追求人的整体的身—心和谐与同步的方式来改善精神意识与心理平衡。因此，我们可以说，理查德·舒斯特曼的实用主义的身体美学注重身体的内在感受，而不是一种表象性的身体美学（如化妆）。实用主义层面的身体美学通过体验性的身体训练将目标定位成我们"感受更好"② 这种内在的美好的感受；一方面使我们的身体体验的质量更加令

① 彭锋. 身体美学的理论进展［J］. 中州学刊，2005（3）：243.
② 舒斯特曼. 身体意识与身体美学［M］. 程相占，译. 北京：商务印书馆，2011：54.

人愉悦、丰富，另一方面使我们的身体感知变得更加敏锐而精确。为此，理查德·舒斯特曼比较推崇那些能把身体姿态整合为一个统一整体的训练方法——瑜伽、太极拳、禅定以及费尔登克拉斯方法等各式各样的现代心理、身体临床治疗方式。通过这些训练方法，人们能够透过皮肤表层神经到肌肉纤维，重新整合我们的筋骨，更好地组织我们用来思考、感受和运动的神经路径，使我们在身体和谐中获得较为高级的生命质量。

诚如理查德·舒斯特曼所说：身体美学的"实践维度关心的不是'说'，而是'做'，那样，身体美学的实用主义层面必然导致它的实践层面。实践的身体美学与文本生产无关，尽管那些文本可以提供身体关怀的实用方法，但是，对于实践的身体美学来说，'说'得越少，越好！"① 因此，实践的身体美学追寻身体训练实践（包括表象性、体验性或表演性等模式）。通过这些明智的身体训练实践，可以提升和改良自我身体。为此，理查德·舒斯特曼曾在日本禅宗寺院少林窟道场（Shorinkutsu-dojo）中，拜师禅宗大师鬼井上木户（Roshi Inoue Kido）进行严格的禅宗修习。此外，理查德·舒斯特曼还接受了为期四年的费尔登克拉斯身体教育和治疗方法的训练以及亚历山大技法的训练。这些训练，不但给理查德·舒斯特曼带来了很大教益，而且让理查德·舒斯特曼明白在实践中练习各种反思性的身体审美意识，可以提高我们对于身体意识的哲学理解，还可以改善我们身体意识在许多方面存在的典型缺陷，从而同我们的身体思考，提高我们的自我使用和活动能力，进行正常的日常生活。

根据这三个层面，我们能够发现分析身体美学是纯粹理论层面的，实践身体美学是纯粹实用层面的，而实用身体美学介乎二者之间。基于此，理查德·舒斯特曼的身体美学是一门理论和实践相结合的新兴学科。以美学的实用主义转向，不仅符合鲍姆嘉通对美学学科的最初构想，而且以温和、中庸的学术姿态与福柯激进的生存美学，罗蒂保守的美学区别开来。身体美学与西方传统美学将审美与现实生活隔离开的做法不同，理查德·舒斯特曼倡导的身体美学是一种更加温和的审美生活，主张一种旨在运用主动的管控，让身体以及相应的心灵的各种机能得以提高的实践计谋。概而述之，身体美学的根本宗旨就是把实用主义美学改造为一种生活化的哲学。"它把体验置于哲学的中心，认为赋有

---

① 舒斯特曼. 身体意识与身体美学［M］. 程相占，译. 北京：商务印书馆，2011：58.

生命活力而敏锐的身体在组织体验时发挥着核心的功能。"① 其旨趣不是增加无限丰富和新异的身体经验，而是通过有意识的控制和严格的训练，对于恰当地鉴别、分析和矫正我们不良的身体习惯，使之与不断变化的各种需要更加和谐，从而使我们身体的基本装置变得更加敏感和健康。

如果要救赎被现代美容技术异化的身体，在身心和谐中获得真正的生命之美，我们必须通过身体修炼实现自我身体意识的提高。为此，理查德·舒斯特曼不仅潜心爬梳了亚历山大技法、费尔登克拉斯技法和赖希生物能学三种身体训练方法，还亲身践行这些训练方法并成为一位名副其实的身体训练师。理查德·舒斯特曼认为，亚历山大技法主要是通过理性的、有意识的"抑制"来纠正我们习以为常的、错误的身体姿势以及笨拙的身体行为，从而把一种对自我身体的全新经验纳入无意识的身体习惯当中，最终实现对身体缺陷的消除。亚历山大（Alexander Frederick Redden）把这种理性的"抑制"作为他治疗技法的标志，并认为人的健全发展只能通过运用"理性的抑制"才能对心理、生理有机体和其潜能进行持续不断的、基础性的、富有创建性的认知，发展出对身体的全面把握，从而把人有意识的推理进程运用到对身体的自我指导。亚历山大认为，身体是一个单一的金字塔形等级系统建立起来的统一体，头部和颈部——被当作我们人类理性和人类进化与优势的所在地作为占统治地位的"首要控制"点。所以这个控制点也成了亚历山大建立运动感觉控制系统的身体训练的关键地方。在亚历山大技法的训练中，人们经常被拉长脊椎以便抬起头和重新调整重力，这样便于给我们更好的协调感和控制点。因而，这种训练方法又被称为"垂直向上升举的身体学（somatics）"②，这种通过理性的"抑制"将有意识的法则运用到身体修炼过程中，让我们的身体与理性处于交流融合的状态，不仅给我们提供一个更棒的、效率更高的身体，而且"清晰地将亚历山大技法与健美体操和健美运动的标准形式区分"③。与亚历山大的理性的"抑制"方法不同，狂暴运动是赖希生物能学的突出特性。如果说亚历山大的核心观念是有意识的控制，生物能学的关键概念和目的就是能量的流溢。罗文

---

① 舒斯特曼. 身体意识与身体美学 ［M］. 程相占，译. 北京：商务印书馆，2011：19.

② 舒斯特曼. 生活即审美：审美经验和生活艺术 ［M］. 彭锋，译. 北京：北京大学出版社，2007：209.

③ SHUSTCRMAN R. Practicing Philosophy：Pragmatism and the Philosophical Life ［M］. New York and London：Routledge，1997：168.

(Alexander Rovine) 以身体血液流动为例证，认为身体中充满能量的流动，它达到身体的任何一点都给那部分带来生命、热情和兴奋。诚如生物能学认为的那样，感觉、感受和情感都是对在有关的流溢的身体里的内在运动的知觉，其中，罗文宣称它们99%都是由水构成的。一个人的情感生活依赖于其身体的灵活机动性，这机动性反过来又是遍及全身的激情流溢的一种作用。既然身体是一个能量系统，它就处在与其环境进行不断的能量交换中，身体得到刺激或充满，它反过来就会释放出这些能量。能够发现，"生物能学代表了这样一种生命哲学：把生命看作是情感的运动——'在身体内部兴奋的升降的脉动'，因此，它主张通过能量或'更大的情感流溢'类强化生活目标"①。与亚历山大把大脑和颈椎作为"首要控制"点不同，罗文更关注情感和心脏。罗文认为，心脏作为生命能量的中心刺激了情感的流溢，情感释放必然引起一种从人的心脏或核心到外组织和有机体，然后到外在世界的情感的流溢、能量的激发；而且这种自由流动使我们感到生命更大的愉悦，在世界上更加轻松自如。在实践操作中，罗文提出一种下降的身体学。为了帮助我们回到更自然的生活和更流溢的情感，为了克服我们更舒坦的、过度高尚的理想强加给自我的抑制导致的阻滞和痛苦的肌肉紧缩，罗文提出了"接地"（grounding）的观念和治疗实践，训练的主要运动是猛力向下——让人进入他的小腿和足部，向下的通路非常丰富地分布在性器官的骨盆区域。也就是说，赖希生物能学旨在通过让患者与现实、他站立的基地、他的身体和他的低级部位的接触，回归人自然的"身体的生命"。让人类从现代文明的过度抑制和闭锁的"否定生命"的"第二自然"回归到我们更具有动物性的"第一自然"——"一种保持着所有动物通常天生就被赋予的那种美丽和压制的自然"②。如果说亚历山大代表了理性唯意志论的训练手段，生物能学代表激情偶然主义策略的话，那么费尔登克拉斯疗法则是一种介于二者之间的经验身体学。尽管费尔登克拉斯（Moshe Fcldenkrais）吸取了亚历山大有理性的"抑制"理论，但他并非把这种控制局限于首要的"脑部、颈部"，而是把"首要控制"的大脑拓展为丰富多样的身体控制模式。也就是说，费尔登克拉斯旨在通过对身体诸如臂膀、骨盆、小腿等部位的实际训练，让我们感悟到这些多样性动作的运作路径，从而让我们真正意识到身体训练在功效上的不

---

① SHUSTCRMAN R. Practicing Philosophy：Pragmatism and the Philosophical Life ［M］. New York and London：Routledge，1997：175

② REICH W. The Function of the Orgasm ［M］. New York：Noonday，1973：104.

同性。费尔登克拉斯的训练分两类："第一类是一系列缓慢而轻柔的训练，旨在增进身体感觉，主要包括身躯和四肢的不同组合和运动；第二类包括教师躬行（hands-on）治疗，即教师通过观察和操作学生的身体（典型的是斜躺在铺着垫子的平台上），发现学生运动神经功能引导问题的怪异之处，并使学生意识到它们。"① "连同控制这些运动神经功能的各种方法。"② 在理查德·舒斯特曼看来，这种操纵比亚历山大采用的轻触更为有力；但比生物能学疗法的操作又要轻柔得多。"因为目的不是通过震动去克服阻滞，而是去交流非常微妙的感觉信息。……因而功能整合（functional integration）的训练被称作'课程'。"③ 在理查德·舒斯特曼看来，假如把经验之身合并到哲学中，并运用更多的自我正当行为以及相关的知识获得较好的生活、合理的训练追求，那么为更理性的训练科目——亚历山大以及费尔登克拉斯疗法比赖希的生物能学更为可取。前者分享了哲学对理性的、有意识的控制和自律的强调，不同于生物能学强烈的情感因素，对冲动和自动控制的屈从，以及将震颤的运用与他人的强力操纵结合起来。在亚历山大和费尔登克拉斯方法之间，费尔登克拉斯好像更有希望。因为与以亚历山大技法的自我为中心的、独断专横的理性训练方法相比，费尔登克拉斯技法的训练区域分布更广，训练的手段也更具有辩证性，能获得更灵敏的身体。诚如理查德·舒斯特曼所说："通过承认情感、性和我们感觉运动系统的多中心性（而不是仅仅强调理性和头部的主要控制），费尔登克拉斯似乎能够更好地倾听身体而不是只命令它。"④ 走笔至此，我们发现身体美学不仅是当代西方哲学界从理论走向实践之真正滥觞，而且提出了疗愈现代人身心疾病的实用主义的哲学宗旨。在现代城市文化中，体育馆和健康俱乐部日益成为取代教堂和博物院、进行自我教育更受欢迎的新去所。这充分说明，现代人对身体健康的顶礼膜拜以及对生命之美的殷切向往。身体美学作为一门把身体纳入自己的学术视域，并试图通过涵括身体与精神的双重训练，意在提升身体敏感性达到

---

① 舒斯特曼. 生活即审美：审美经验和生活艺术 [M]. 彭锋，译. 北京：北京大学出版社，2007：235

② RYWERANT Y. The Feldenkrais Method：Teaching by Handling [M]. New York：Harper and Row, 1983：xix.

③ 舒斯特曼. 生活即审美：审美经验和生活艺术 [M]. 彭锋，译. 北京：北京大学出版社，2007：235.

④ 舒斯特曼. 生活即审美：审美经验和生活艺术 [M]. 彭锋，译. 北京：北京大学出版社，2007：238.

身心和谐愉悦的新兴学科，不仅是一种关于身体学说的理论研究，而且是一种给人以美好生活的、促使身心健康的、颇具实用主义的疗愈方案。考虑一下亚历山大的例子，就能发现亚历山大技法是一种与传统临床医疗不同的治疗手段。我们知道，亚历山大在澳大利亚曾为做一名演员而努力奋斗。在朗诵时，他遭到了周期性的失声之苦，然而其发音器官并无解剖学上的毛病，他无法从医生那里找到解决办法，因此他开始探索究竟是什么样的奇特举止让他出现发声问题。亚历山大通过镜子发现：当他朗诵时，他的头部会习惯性地轻微后仰。这一习以为常的拙劣姿势抑制了他的喉部，进而遏制了通过口腔的呼吸，导致了他发声困难。为此，亚历山大经过数月的探索实验，不但获得了大量的心理与感觉运动的知识，并通过有意识关注的策略重建他的肌肉习惯，从而避免了所有不受欢迎的行为。这样，他的发声问题永远地消失了。通过这次自我疗愈的经历，亚历山大已经发现了他的有意识的建构性控制的理论体系的关键，已经构想好了这种新的身体治疗方法。此后，他毕生的精力都致力于它的发展和教学。费尔登克拉斯曾经以核物理专家和柔道专家闻名于世。但是，一次腿部受伤的意外事件彻底改变了他的职业。为了治愈自己的腿部，他创造了一种治疗方法来消除身体的疾病。与亚历山大相同，增进心理感觉运动自我知识是费尔登克拉斯疗法自我改善的关键。他说："通过注意自我认识是进行再教育的目的。当我们意识到我们实际上在做什么，而不是我们谈论或想象我们正在做什么的时候，自我改善的广阔空间就向我们打开了。"① 简言之，自我改善的关键在于需要一定程度的自我意识，比如，有意识地感知自己身体的姿势以及呼吸，感悟手与身体其他器官的张力等。也就是说，唯有真正明白"我"在做什么，才能做到"我"想要的结果。如果说费尔登克拉斯和亚历山大的经验方法是以远非痛苦的但不缺乏戒律的方式来增进幸福的，那么赖希生物能学则是通过重新恢复被压抑的快乐的办法来寻求幸福。赖希说，"对于享受快乐的集体方面的能力的丧失"②，特别是通过对生殖欲望的充分满足的压抑，是我们神经衰弱症的主要原因，也是我们无法实现我们"快乐的工作和……世俗的性爱幸福"的目标的主要原因。罗文认为，通过"接地"（grounding）的治疗实践，我们完全

---

① 舒斯特曼. 生活即审美：审美经验和生活艺术［M］. 彭锋，译. 北京：北京大学出版
　社，2007：222.
② 舒斯特曼. 生活即审美：审美经验和生活艺术［M］. 彭锋，译. 北京：北京大学出版
　社，2007：224.

可以免除身体欲望的压抑，从而治愈神经衰弱症等疾病。

作为深谙东方文化智慧的理查德·舒斯特曼，不仅对亚历山大技法、赖希生物能学疗法以及费尔登克拉斯疗法三种身体美学训练项目大力推崇，对东方古老的"凝神"训练以及太极（拳）、瑜伽术等也是十分青睐。亚洲古老的"凝神"训练、太极（拳）以及瑜伽等身体训练有一个共同的特征，即通过冥想或者身心交流以达到培养身体意识、提高身体敏感性的目的。尤其作为中国国粹的太极拳创立伊始，就集中医、易学、体育于一体。太极拳蕴含的追求远离浮躁、安静守恒文化之内涵也注定使修习者在清静无闷的境界中通过入静放松、以意导气、以气催形的反复练习，从而实现身心合一、圆融一体，最终达到深层的身体愉悦的目的。这不仅体现了我国古代传统身体文化对于身体意识培养的关注，而且为困扰于繁杂生活的现代人的心灵回归平添了一抹清新。长期实践证明，太极拳练习者能够在太极拳良好的一招一式中促进身体状态的改善并提高身体意识的敏感性，从而达到对生命质量不断提高的实际效用。一些神经科学家研究也同样表明，"长期练习太极拳不仅在健康效应的行为学层面具有促进身体健康的效用，还可以显著改变大脑某些特征脑区的皮层厚度，从而提高身体和心理健康水平"[1]。另外，"凝神"训练和瑜伽练习不仅让人变得像神一样睿智，同时也能给人带来愉悦的身体体验。一些临床研究表明，长期进行"冥想运动"和瑜伽练习能产生积极力量的神经学基础圈，可以"有效地减轻焦虑、消沉和恐慌的症状，对冥思主体产生更多积极影响"[2]。我们且不说古希腊哲学家恩培多克勒（Εμπεδοκλῆs），也不说近代哲学家弗洛伊德（Sigmund Freud）、弗兰克（Viktor E. Frankl）这些历史巨匠亦哲亦医的神秘身份，就是当代著名哲学家维特根斯坦的哲学思想中也闪耀着治疗的光辉。正如理查德·舒斯特曼认为的那样，"身体意识"缺失已经成为现代人错误的自我使用而导致的诸如焦虑、失眠以及神经衰弱等身心疾病的深层原因，并且极具有伪装欺骗性错乱的身体意识也导致了社会与个体众多的缺憾，严重地影响到当今人们的生存状态。身体美学旨在强调通过身体训练提高身体意识的敏感性，不仅有助于对这些病症的及时察觉并借以纠正，而且可以提高自身的认识，在身心愉悦之

---

① WEI G X, XU T, FAN F M, et al. Can Tai chi Reshape the Brain? A Brain Morphometry Study [J]. PLoS ONE, 2013, 8 (4): 19-22.

② KABAT-ZINN J. Mindfulness-based cognitive therapy for generalized anxiety disorder [J]. The American Journal of Psychiatry, 1992, 49 (6): 36.

境中获得生活的幸福、身心的健康，以展现生命之美的价值诉求。同时，也并非像西方评论家把身体美学看作诸如此类的东西——阅读康德时的自我鞭笞，阅读尼采时的攀登高峰，以及阅读海德格尔时的呼吸练习——所大加诘难的那样，身体美学与其说是一场美学史上的深刻革命，不如说是一种诊治人的病态状况并恢复人的本真存在的治愈良方。我们深信，在身体美学的研究路途中，不仅能够达到身体的健康和灵魂的无烦恼的幸福之境，而且能够在这种幸福之境中透射出永恒的生命之美。

5.3.4　现象学身体与大健康观

5.3.4.1　自足之身与大健康

如前所述，与西方传统哲学把身体当作一个物化的、非自足的身体不同，现象学把身体看作一个形神俱足的身体。就此而言，现象学的身体意味着一个有灵的、活生生的器官：以确定之主体性的，第一人称的方式被经验到的身体。正是在这个意义上，身体不再是意识的奴隶，而是一个"身体的灵化"。"我能"成为身体的显著特性。正是由于"我能"的身体使得人作为一个有机的、整合性的综合体直面现实，直接与现实打交道，并在不断超越外在规定性和"内在超越型"互为表里进程中实现了"生命的形而上学"①。这种"生命的形而上学"体现在《知觉现象学》描绘的既非纯生理学又非纯心理学能说明的身体"幻肢"现象的"拒绝残损"之中，也体现在不可见的"心"与可见的"身"的身心共舞之中。

梅洛·庞蒂形神俱足的身体观不仅是对西方传统哲学的"物化身体"的纠驳，也让我们明悟出健康的获得不单纯依靠生物向度的医学治疗，而且我们能从"我能"的身体中实现生命的自我疗愈。这才是"大健康"思想应有的内在要旨。如果说现代生物医学模式把身体看作物化的对象，对生理疾病进行医治而让人重返健康的话，那么"大健康"则以自足的身体观为根基，更侧重生命自我修复的功能；如果说现代生物医学模式以其干预的手段对疾病实行"他治"的话，那么"大健康"思想则对更注重身体的自我疗愈这一"自治"，而非西方医学中崇尚的"他治"。同样，这种崇尚自我疗愈的"大健康"理念也在美

---

①　张再林."我有一个身体"与"我是身体"：中西身体观之比较［J］.哲学研究，2015（6）：124.

籍华人科学家杨定一的《真原医》中得到佐证。作为有着西方生物医学知识背景的杨定一博士，有着长期治疗癌症的经验，提出药物抗癌并非理想选择，而是一种以破坏正常细胞为代价的"毁灭式"疗法。鉴于此，杨定一提出"细胞观想"（cellular visualization）与"健康细胞观念"（healthy cell concept）的思想，并进一步指出癌症患者可以运用意念来观想细胞，观想的能量会影响细胞的生理、生化结构，而维持细胞的平衡环境，这才是恢复健康的关键。"医生所扮演的角色是着重在健康的专家，而非疾病的专家"①，人类未来医学一定是"最佳健康的科学与维护"（science and maintenance of optimalhealth）。这一点，在梅洛·庞蒂的《知觉现象学》中也有说明。一个出生在父亲专制，母亲懦弱，家庭冷漠中的女孩，在儿童时代就受到湿疹和胃病的折磨。在医院长期治疗也未能治愈这些顽疾。但是，当她第一次在大街上遇到未来的爱人时，她由于紧张而晕厥过去。然而，随着爱情的降临，当她又一次遇见她钟情的爱人时，她欢快地并自然拥抱了他，并且身体上原来的疾病也奇迹般地消失了。这案例说明，身体作为人的一种存在方式，其伴随着周遭的环境变化，而能够自动自我调节身体的系统组织，并以自我免疫的方式消解了疾病。海德格尔把这种专属于人的存在方式称为"能在"②，这种把身体视为自我调节、自我完善的自组织系统，亦即自我修复的生命免疫系统，与我国中医理论中"医者意也"的思想几乎是殊途同归。中医理论提出，把生命之医学更多地视为对生命显且微的"意象"而非生命纯显性的"症象"的把握，主张药、食同源，善生与治病并重，治标与治本兼施，以及"上工治未病"等。这一切，不仅使现代生物医学成为"支持医学"，而非把身体视为非自足的"病体"的西医的"对抗医学"。这一点与中医理论提出的"尚礼不尚刑"，与中国古人主张的"齐之以礼"而"有耻且格"的"礼治"思想可谓异曲同工。让"人体自身战胜了疾病"的理念不是过度依赖生物医学的医治思想成为大健康思想的基本立足点，而是实现"大健康"的不二法门。

5.3.4.2 互体性之身与大健康

人与人关系的和谐与冲突往往会影响一个人的情绪。在与人为善的关系中，会产生良好的情绪。良好的情绪往往会对身体产生积极的影响，直接关乎人的

---

① 杨定一. 真原医［M］. 长沙：湖南科学技术出版社，2013：222.
② 海德格尔. 存在与实践［M］. 陈嘉映，王庆节，译. 北京：生活·读书·新知三联书店，1999：216-173.

健康。对梅洛·庞蒂来说，现象学身体是一个如同"左右手相互触摸"的"自反性"的身体。著名现象学家德莫特·莫兰教授认为，现象学身体这一"自反性"就是从自我的经验到另一人经验的运动即"同感"（einfühlung）。同感（empathy）作为从德国心理学而来的专门概念对人类生命而言是十分重要的。它不仅能帮助我们领会其他主体的感受、情感等，而且能体现我们对他人的关心感（sense of concern）。例如，一个称职的医生必须对患者抱有同感。需要说明的是，英语中 empathy 和 sympathy 不同，empathy 意味着我不必拥有和他人一样的感觉，而 sympathy 则意味着我和他人有同样的感受，从两个词的希腊语词源来看，前者强调"和……一同感受"（feeling alongside with），而后者强调感受进他人之中（feeling into the other person）。这就是说，身体现象学家强调同感不应被理解为某种推论或某种推理过程，而是我们直接在同感中捕捉他人的感受。此外，现象学强调同感不是某种模仿，不是对他人感受的一种反射，而是一种对他人感受的直接当下的感知。正如梅洛·庞蒂在《符号》一书中指出的那样，"我"在与他人握手时进行的当下觉知正如"我"感受"我"自己的身体那样，这涉及一种身体间性（intercorporeality），而这种身体间的觉知构成了同感的基础。正是身体间觉知的"同感"，使人类从一开始就是内在交互主体性的网络之中，而非作为一个分离的自我。譬如，婴儿在母体之内即可以跟母亲进行某种程度的互动。母亲可以感受到胎儿移动、踢脚、睡觉以及在她体内的活动。这里不仅有母亲与胎儿在其未经分化的交融状态中的交流，而且胎儿也通过与母亲之间的交互肉身性而达成对世界的接触与理解。母亲与婴儿之间生活于一种未经分化的交融状态，这就是交互主体性的肉身。如果说西式作为"物体"（object）的身体观点导致了西方自身身体的"分析主义"；把个体性的身体作为基础和单元的话，那么梅洛·庞蒂互体性之身则消解了福柯那种所谓通过目视建构的"不可化约的个人"，实现"通天下为一身"，而且用一种主体间的亦此亦彼的"互体性"世界取代了主客间的非此即彼的个体性世界。因此，正是基于这种"互体性"世界，梅洛·庞蒂宣称"我是一个主体间的场"，而消解了福柯那种所谓通过目视建构的"不可化约的个人"。也正是基于这种"互体性"世界，梅洛·庞蒂主张"他人和我像是一个单一的身体间性的诸器官"，以一种"我们互为合作者"的性质，取消了西方个人主义所谓的我与他人非主即客的理论悖论，让梅洛·庞蒂的"能受一体"的"互体性"身体理论成为中国古代"阴阳互根"式的生命哲学。从微观层面身体解剖学说如果个体性身体观导致了个人主义思潮的风靡，那么梅洛·庞蒂提出的"互体性的身体"概念则代表了对这种个体性身体观的根本反叛。正像这种身体解剖学导致了身体器官的明确分离那样，这种个人主义则引发了我与他人之间的严重对立，以至于萨特在反对唯我论传统的同时还能得出"他人是我的地狱"的公然论断。这一点，都在梅洛·庞蒂的"互体性的身体"中得以扭转。

通过对身体现象学互体性的身体的分析，我们能够看出"大健康"的实现难以离开我—他之间的关系，亦即是"大健康"思想中的伦理维度。我们生活在一个"生命对话场"中，不仅是"父子一体""夫妻一体""兄弟一体"，而且是"我—他"一体。正因如此，我们不仅洞察出"以你释我"普遍的人学原则，而且明悟出"从人从二"的伦理思想。同时，还能进一步理解人同此心、心同此理的内在逻辑，也能理解人的恻隐之心是毋庸置疑的存在。因而，与诉诸现代生物医学这一"对抗医学"① 不同。获得健康不同，"大健康"需要激发伦理的疗愈作用，实现一种能有益于自身的免疫系统的"支持医学"②。因而，在日常生活中，我们以包容、感恩的姿态去关怀他人，让这种正能量的伦理关系激活自身的免疫系统，实现"大健康"。如果我们能时常保持感恩的念头，用开护的眼光看待生命，那么生活中的大、小危机都可以克服。譬如，用谢谢来感恩我们周围的人、事、物。每天早晨睁开眼睛，刷牙、洗脸、照镜子时，就对自己说声谢谢，除了对孕育万物的大自然应怀有感恩之心，对自己的身体及细胞也怀有感恩之心，细胞会因为这正向的关照而更圆润、更健康。杨定一认为，我们生活在一个"慈悲场"③，慈悲是黏合宇宙的胶质，也就是真正的真原场。没有慈悲，宇宙就会分崩离析，一切都将不复存在。要知道，宇宙的一切都是经由慈悲的单位体而创造展现的，因为整个宇宙乃至造物者自身，都是由慈悲组成的，我们只能通过思考、情绪、生命的平衡回到慈悲。生活在慈悲中，我们能够信赖生命的一切过程，我们信赖周围发生的一切，都是为了唤醒我们

---

① 张再林．"我有一个身体"与"我是身体"：中西身体观之比较 ［J］．哲学研究，2015（6）：122.

② 张再林．"我有一个身体"与"我是身体"：中西身体观之比较 ［J］．哲学研究，2015（6）：123.

③ 中共中央马克思、恩格斯、列宁、斯大林著作编译局．马克思恩格斯全集：第46卷［M］．北京：人民出版社，1979：48.

记忆的美丽目的而发生。① 杨定一这个"慈悲场"如同梅洛·庞蒂互体性之身意义下的"生命对话场"，在这个"慈悲场"中，人们通过感恩、宽容、关怀、体谅核心情绪，能够使身心灵处在"谐振"状态。这种谐振的状态帮助我们成长、复制并超越昨日的自己，也是最高层次的觉醒与选择。同样，在中国的古典文化中也有这方面的诸多论述。《论语·子罕》："子曰：'知者不惑，仁者不忧，勇者不惧。'"与人为善，急人所难，助人为乐可以激发人们对他人的友爱感激之情，他从中获得的内心温暖，大大有益于自身的免疫系统，这就是善良的人长寿的原因。一个人心怀善念，积极进取，那么他自身的行动能力、判断能力、正面情绪以及人生格局等都会得到全面提升。行善者，外施于人，内利于己，君子之德也。能把自己全部献出，才能全部拥有，正如《道德经》所说："既以为人，己愈有；既以与人，己愈多。"一个真诚热情、富于爱心、内在丰富的人，他的世界就是无边的海洋，他付出得越多，他就越富有，孟子说过"我善养吾浩然之气"。"（浩然之气）其为气也，至大至刚，以直养而无害，则塞于天地之间。其为气也，配义与道，无是，馁也。"《黄帝内经·素问·评热病论》精辟地指出："正气内存，邪不可干，邪之所凑，其气必虚。"善人有善根，善人有善报，真理早已深入人心。与此一样，西汉戴圣《礼记大学》："富润屋，德润身，心广体胖。"《黄帝内经·上古天真论》："岐伯曰：志闲而少欲，心安而不惧，形劳而不倦，气从以顺，各从其欲，皆得所愿……所以能年百岁而动作不衰者，以其德全不危也。"这也是中国传统文化中所讲的"知者乐，仁者寿"（《论语·雍也》）的应有之义。

5.3.4.3 "世界肉身"与大健康

现象学的互体性的身体不仅指向了他人，而且指向了外在的世界，也就是说，身体还是一个"往世界中去的存在"，身体与世界密不可分地交织在一起。一如梅洛·庞蒂所说："只有当我实现身体功能，我是走向世界的身体，我才能理解有生命的身体的功能。"② 鉴于此，梅洛·庞蒂给我们塑造了一个具有普遍意义的肉身，为人的生存搭建一个终极的根基。这种根基不仅使我们能对经验进行更加深刻的研究，也成为我们超越主体世界的辩证关系之外思考真理与意

---

① 中共中央马克思、恩格斯、列宁、斯大林著作编译局．马克思恩格斯全集：第46卷 [M]．北京：人民出版社，1979：48.

② 庞蒂．知觉现象学 [M]．姜志辉，译．北京：商务印书馆，2001：229-233.

义的真正根源。这就是梅洛·庞蒂晚期提出的作为"元素"的"世界之肉"。梅洛·庞蒂指出，"肉不是物质，不是精神，不是实体"，可以用"元素"这一旧有的用词来界定它，它"处在时空个体和观念的中途"①。这种肉质元素并不表现为某种固定的、不变的实体，"纯粹事物的存在模式不过是其部分的、派生的表达"②。这个充满神秘色彩又闪烁着感性之光的"肉"，是"肉身成道"与"道成肉身"的自然世界得以存在的最小构成单位。在这样一个充满"肉"质元素的世界中，灵魂、自我、他者以及社会历史都蕴藏着其他动物不具有的进化、生产的"潜能"，也正是这种"潜能"的存在，整个世界才生机勃勃地不断发展。正是如此，整个世界也不再是意识哲学下的静态世界，而是随着切身经验而建构的动态景观，隐匿之身或复魅之身在"世界之肉"中得到拓展。也就是说，身体具有一种本体发生的能力，使身体通过自身的本体将我们与事物直接联合，就好比将两块陶泥像两片嘴唇那样贴合起来一样，因此，这种身体的本体发生能力使身体是一个"身体之所是的质团和可感物的质团"，它在内在原则和内在关系上使得看者和可感物无间地贴合在一起。由于肉身的开放性，身体可以吸纳世界之存在，也可以延展身体的空间。事物和世界是身体的延伸，不仅"我的身体使事物成形"，而且"事物使我的身体成形"（例如，触本身是在世界中和事物中形成的）。二者相互作用、互为可能、绵密地交织在一起，身体的各部分都与世界相连，都靠在事物身上，所有这一切都意味着，世界、肉身不是作为事实或者一些事实，而是作为真理注册的地点。这个肉身是我的肉身，也是世界的肉身，也是在于晦暗的身体和晦暗的世界的连接处的"一种普遍性和启示之光"。

在"肉身的世界"中，自然界也被归属到"肉身"的范畴中。马克思在《1844 年经济学哲学手稿》中就曾提出："自然界，就它自身不是人的身体而言，是人的无机的身体。"③ 同样，在习近平总书记提出的生命共同体中也彰显了人与自然界共生共存的"大身子"理念。生命共同体（community of shared life）是一种互相依存的结合，也是整体和个体辩证关系的浓缩，在环境保护和生态打造方面，表现得尤为突出。我们应该把地球看作一个生命共同体，尽我们最大的努力（do our upmost）保护环境，保持生态系统（conserve the ecosystem）。

---

① MERLEAU-PONTY M. Le Visible et l'Invisible［M］. Editions Garlimard，1964：184.
② MERLEAU-PONTY M. Le Visible et l'Invisible［M］. Editions Garlimard，1964：184.
③ 马克思. 1844 年经济学哲学手稿［M］. 北京：人民出版社，2000：56.

人类和所有其他生物都在命运共同体中紧密关联，任何以生态和环境为代价换得的短期发展（short-sighted development at the cost of the environment）最终都将付出沉重的代价。人与自然是生命共同体，主要在于人因自然而生，是自然界长期发展的产物，没有自然界就没有人本身。恩格斯指出："人本身是自然界的产物，是在自己所处的环境中并且和这个环境一起发展起来的。"①"从最初的动物中，主要由于进一步分化而发展了动物无数的纲、目、科、属、种，最后发展出神经系统最充分发展的那种形态，即脊椎动物的形态，而在这些脊椎动物中，最后又发展出这样一种脊椎动物，在它身上自然界获得了自我意识，这就是人。"②马克思也说过，"整个所谓世界历史不外是人通过人的劳动而诞生的过程，是自然界对人来说的生成过程，所以关于他通过自身而诞生，关于他的形成过程，他有直观的、无可辩驳的证明"③。人依赖于自然，靠自然生活。"天地与我并生，而万物与我为一"，自然界是人类生存发展的外部环境，"是人为了不致死亡而必须与之处于持续不断的交互作用过程的、人的身体"④。自然界既为人类提供生产资料，又为人类提供生活资料；既是人类物质生活的基础，又是人类精神生活的基础。从实践领域来看，植物、动物、石头、空气、光等，是人的生活和人的活动的一部分。人在肉体上只有靠这些自然产品才能生活，而不管这些产品是以食物、燃料、衣着还是以住房等形式表现出来。从理论上来看，这些东西一方面作为自然科学的对象，另一方面作为艺术的对象，都是人的意识的一部分，是人的精神的无机界，是人必须实现进行加工以便享用和消化的精神食粮。显然，没有自然界，没有外部的感性世界，人什么也不能创造。人与自然是生命共同体理念告诉我们，自然是包括山、水、林、田、湖、草等的有机整体，和人一起组成一个生机勃勃的生命共同体，而且这个生命共同体"生而又生"，不断演化，不断创造新的生命。中华文明既肯定自然的"生生"事实，又赋予其价值，如"天地之大德曰生"。以生命共同体阐述人与自然

---

① 中共中央马克思、恩格斯、列宁、斯大林著作编译局．马克思恩格斯选集：第3卷[M]．北京：人民出版社，2012：410．

② 中共中央马克思、恩格斯、列宁、斯大林著作编译局．马克思恩格斯选集：第3卷[M]．北京：人民出版社，2012：858．

③ 中共中央马克思、恩格斯、列宁、斯大林著作编译局．马克思恩格斯选集：第1卷[M]．北京：人民出版社，2009：410．

④ 中共中央马克思、恩格斯、列宁、斯大林著作编译局．马克思恩格斯选集：第1卷[M]．北京：人民出版社，2012：55-56．

的关系，不仅意味着对自然"生生"事实的肯定，而且蕴含着对自然充满敬畏和热爱的道德情感。当人们将道德情感倾注于自然时，就会认识到人类与自然血脉相连。人不是自然的主宰，自然万物本身是有价值的，这种价值独立于人类对自然的功利性评价。人与自然是生命共同体理念，超越人类中心主义的狭隘观念，对自然的价值做了充分肯定，表达了对生命、对自然的热爱与赞美。习近平同志指出："人因自然而生，人与自然是一种共生关系，对自然的伤害最终会伤及人类自身。"① 人与自然和谐共生，是坚持人与自然、是生命共同体的逻辑必然。人类不应该是自然的掠夺者，而应该承继天地生生之德。恩格斯告诫人们，我们不要陶醉于人类对自然界的胜利，因为在人类获得每次胜利之后，自然界都会以不同的手段报复人类。虽然人们看似取得了预想的效果，但是随着自然界对人类的报复，又把以前取得的效果抵消了。"因此我们每走一步都要记住：我们决不像征服统治异族人那样支配自然界，决不像站在自然界之外的人似的去支配自然界——相反，我们连同我们的肉、血和头脑都是属于自然界和存在于自然界之中的……"② 从马克思的"自然是人的身体"到习近平总书记的"人与自然是生命共同体"无不渗透着"世界肉身"这一"大身子"的哲学理念。因而，人不仅与他人共在，也与自然世界密不可分。鉴于此，人类"大健康"的实现就不得不与自然界相互连接在一起。众所周知，西方哲学身心对立的理念片面发展了人类理性，使理性主义成为现代社会的至高无上的"圣经"。这样一来，理性主义不仅将人作为主体与自然完全分离，而且将大自然客体化、对象化、工具化。曾经奉行"知识就是力量"的培根就立志把自然作为人的敌人踩踏在人类的脚下，使之成为向人臣服的"奴隶"。正如他所言，"自然在他眼里是一个被'拷问'、被'命令'的对象，她只有'服从'的权力"③。在现代理性主义的视域下，自然世界就是一堆没有生命力的、僵死的物件。这个物件只是能够满足人类各种要求的"欲望之地"，一个取之不尽的"自然餐桌"，还是一个任由人类抛撒废弃之物的"垃圾箱"。人类的理性——这一

---

① 习近平. 共同构建人与自然生命共同体——在"领导人气候峰会"上的讲话 [N]. 人民日报，2021-4-23（2）.

② 中共中央马克思、恩格斯、列宁、斯大林著作编译局. 马克思恩格斯选集：第 3 卷 [M]. 北京：人民出版社 2012：998.

③ BABER W F, BARTLETT R V. Deliberative Environmental Politics Democracy and Ecological Ration-ality [M]. London：The MIT Press，2005：206.

潘多拉魔盒的开启，自然给人最初设定的法则都被理性之魔爪击碎得荡然无存。吊诡的是，我们发现"由'理性的胜利'建立起来的社会制度和政治制度竟是一幅令人极度失望的讽刺画"①。一方面，是人类生产极为丰富的物质财富以及这背后所谓的幸福生活；另一方面，却是满目疮痍的生态环境背后苟延残喘的、凄惨的生命。对自然的征服以及对环境的破坏，就等于伤害了自然这个"大身子"，也必将对人类的健康造成严重影响。因此，人们只有保护好"世界肉身"这一"大身子"，人类"大健康"才能如期而至、如约而行。

---

① 中共中央马克思、恩格斯、列宁、斯大林著作编译局．马克思恩格斯选集：第 2 卷 [M]．北京：人民出版社，1995：723.

6 未来医学话语下中西哲学的融合与会通

在晚近一百多年来，国内学人在中西哲学比较研究上一直囿于"西方中心论"和"华夏中心论"以及"可比"和"不可比"论域的窠臼难以自拔。时至当下，随着现代人类被诸如"抑郁""失眠""精神分裂""焦虑""自杀""强迫症""歇斯底里""性变态"等医学术语包围，日趋蜕变为"治疗性"社会的时候，关注生命健康以及破解现代人的生命学危机无疑成为中西哲学共同的时代责任。也就是说，哲学（无论是中国哲学还是西方哲学）作为一种思考和实践生活之道的智慧之学，必将担负起解除时下人类生命困境的历史重任，关于未来医学话语将成为中西哲学比较研究的新的视域交融点，也将为东西哲学开启一个崭新的对话空间。

6.1 中西哲学比较研究之困境

6.1.1 "以西释中"

滥觞于日本学者西周（1829—1897）在 1874 年的《百一新论》中使用"哲学"来翻译 philosophia 一词，并特意声明用此词区别于中国儒家思想，东方文化中才有了"哲学"之说。中国著名学者黄遵宪先生于 1896 年前后将"哲学"这个范畴引入中国之后，"哲学"这个概念被中国学界广为接受，并于 1902 年的《新民丛报》中首次将"哲学"指称中国传统思想。此后，国内学者关于中西哲学之比较的研究就此扩展开来。概而言之，对中西哲学比较研究的观点最初体现为"以西释中"论。这一派以胡适、冯友兰为代表。应该说，胡适真正开启了中国哲学学科的研究工作，其扛鼎之作——《中国哲学史大纲》可谓

"具有划时代意义"①。《中国哲学史大纲》是在胡适的博士学位论文《中国古代哲学方法之进化史》（《先秦名学史》）基础上编撰而成的。这本书在开篇，反映了胡适"以西释中"的学术论点。诚如胡适在该书的导言中认为的那样，如果中国哲学设想系统地整合中国哲学史资料，就"不可不借用别系的哲学"②作为一种阐释和演绎的工具。并且，他还直截了当地表明编撰中国哲学借用的比证材料就是西方的哲学——美国的实用主义。能够看出，胡适运用实用主义这一哲学流派的观点去勘测中国古代哲学，不仅开创了"以西释中"之先河，而且使中国学界基本上跳出了我国传统经学的思维定式，使中国哲学的研究范式焕然一新。从这一点来说，胡适的《中国哲学史大纲》（上卷）这一历史巨作具有划时代的意义。为此，蔡元培曾给予此书高度的评价。蔡元培指出，胡适的《中国哲学史大纲》（上卷）运用证明的、系统的方法，扼要的手段以及平等的眼光来阐释中国哲学的发展史，从而使得中国哲学成为世界哲学中一个重要组成部分。胡适本人也曾自信地认为，自从《中国哲学史大纲》（上卷）编撰之后，无论国内还是国外研究这一学科的人都难以躲开这本书的影响。而且，胡适自信自己是创制中国哲学史的真正开山。"凡不能用这种方法和态度的，我可以断言，休想站得住。"③梁启超也曾在一场演讲中对此书做过比较中肯的评价，这本书不仅展现了著作者敏锐的观察力、缜密的致思能力以及颇具魄力的创新能力，而且此书有稳健的立足点。"总说一句，凡关于知识论方面，到处发现石破天惊的伟论，凡关于宇宙观人生观方面，十有九很浅薄或谬误。"④尽管这一著作成为中国哲学确立的逻辑起点，但该书的价值系统的观念框架均依据于西方哲学，"以西释中"这种编撰中国哲学的路径成为胡适采用的基本范式，同时开启了以西方哲学来形塑中国哲学的先河。与胡适相比，冯友兰的《中国哲学史》不仅遵照胡适的"以西释中"编撰范式，使中国哲学具有更强、更系统的理论形态，而且渐露中国哲学鲜明的"自性"特质。尤其在冯友兰晚年提出"'境界说'是新理学的中心思想"⑤，更能凸显其构建中国哲学独异的民族性特质的理性自觉。冯友兰的这种"以中为体，以西为用"的研究

---

① 冯友兰. 三松堂自序 [M]. 北京：生活·读书·新知三联书店，1984：213.
② 胡适. 中国哲学史大纲 [M]. 上海：华东师范大学出版社，2013：22.
③ 吴二持. 胡适文化思想论析 [M]. 北京：东方出版社，1998：170.
④ 梁启超. 梁启超哲学思想论文选 [M]. 北京：北京大学出版社，1984：362.
⑤ 冯友兰. 三松堂全集：第14卷 [M]. 郑州：河南人民出版社，1986：22.

模式，肇始于梁启超用西方实证主义的科学方法诠释和会通以戴震为代表的清代考证学。所以，在冯友兰对中国哲学史的研究中，虽然受到西方实证主义的影响，但其基本精神是在弘扬儒家思想的人文关怀之精髓。他对中国哲学史研究的主线，是通过利用西方哲学的科学主义逻辑分析的方法诠释中国传统哲学，是在叙述中国儒家的"极高明而道中庸"的人生智慧，而不是去探究中国传统哲学中实证知识。从冯友兰的研究范式可以看出，完全"西方化"的模式具有一定的局限性，尤其是这种"西方化"的模式无法关照中国哲学自身的特点。对于完全"西方化"研究范式的缺陷，张岱年于1930年在《中国哲学大纲》一书中明确指出，冯友兰对中国哲学问题的研究，"虽然参照了西方哲学，但并不是用西方哲学的框架模式去套中国哲学，而是试图发现中国哲学固有的脉络"①。毋庸置疑，在冯友兰看似南辕北辙的近乎相反而又相成的奇妙吊诡中，其对中国哲学学科的建设做了另一种努力和尝试。

6.1.2 "华夏中心"

如果说"以西释中"论是通过西方哲学"他者"这个参照系来"贞定"中国哲学的具体内容的话，那么"华夏中心"论者认为中国哲学截然不同于西方哲学，断然不能用西方哲学的方法来简单诠释中国哲学。因为，中国哲学的内容并无形式上的条理系统，中国哲学界不应该以西方哲学常用的条理化的、逻辑的、系统的形式来表示中国哲学。张岱年对此曾说："有许多人反对给中国哲学加上系统的形式，认为这样有损于中国哲学的本来面目，或者以为至多应以天、道、理、气、性、命、仁、义……题目顺次论述，而不必勉强组织成系统。"②

不仅如此，"华夏中心"学派认为，不能用西方哲学诠释中国哲学的根本原因在于中国哲学有自身的特质。西方哲学与中国哲学的差异表现如下。首先，中国哲学重知行合一，而西方哲学是知识与生活二分的。众所周知，中国哲学的"合知行"，意指中国哲人常常从生活实践出发，以反省身心实践为着眼点，以研究宇宙人生的大问题为宗旨。或者说，中国哲学强调在身心经验上切己体察而了悟至极，而后验之实践，最后皈依现实生活。而西方哲学则脱离现实别

---

① 张岱年. 中国哲学大纲［M］. 北京：昆仑出版社，2010：20.
② 张岱年. 张岱年学述［M］. 杭州：浙江人民出版社，1999：49.

求究竟，常常陷入知识与生活、思辨与实践二分世界的窠臼难以自拔。其次，中国哲学"重人生"，而西方哲学"重知论"。在中国哲人看来，因为思想、理论最终要指导人生的现实追求以及帮助人们去理解生活之道，也就是说，中国思想最终将皈依现实生活。所以，中国思想并不致力于对文字细致推敲或工于逻辑论证。中国哲学是以融合我与非我的"我之自觉"，西方哲学在我与非我二分的基础上实现"自我自觉"。最后，中国哲学重"体悟"，而西方哲学重"论证"。中国哲学真正的证明是通过经验上的贯通和实践上的契合实现的。也就是说，中国哲学只注重生活上的实证，或者是内心的一种神秘的冥证，而不重视科学主义意义上的实证。中国哲人通过长期体验，在一刹那的感悟中消解此前的一些疑虑，使日常的经验得以贯通，即为有所获得。而西方哲学通常使用科学主义的逻辑方式，通过对文字的细致推敲，建构一套严密的逻辑体系，方为一种知识的成立。因而，中国哲学的文章以断片的缀集见长，而西方哲学的文章则以逻辑化的体系著称。此外，中国哲学重视"天人合一"，而西方哲学主张"心物二元"。中国哲学家认为天是人的根本，又是人行动的规则所在。因为，人受性于天，而人性亦即道德原则，受天的制约。而西方哲学的二元思维，认为人是世界的主宰者，自然是处于客体的地位，应该受命于人。诚如张岱年所说："西洋人研究宇宙，是将宇宙视为外在的而研究之；中国人则不认宇宙为外在的，而认为宇宙本根与心性相通，研究宇宙亦即是研究自己。中国哲人的宇宙论实乃以不分内外物我天人为其根本见地。"① 同样，牟宗三从"文化之构成"的视角阐释了不同于西方哲学的中国哲学的精神实质。牟宗三认为，"凡是对人性的活动所及，以理智及观念加以反省说明的，便是哲学"②。中国数千年的文化史不仅是人性活动与创造活动的记录史，而且充满对理智及观念的反省说明，当然也颇具哲学之意蕴。在牟宗三看来，中西哲学之所以有差别，是因为关联有限存在的人的思想哲学囿于"感性的存在形态"与"外部的存在环境"的局限，从而使哲学呈现出所谓的"一孔之见"。就像庄子所说："天下多得一察焉以自好……"由于人各得一察焉以自好，于是"道术将为天下裂"。③正是基于这种"通孔说"，牟宗三认为中国哲学的自性特质显现为致力于内在自省，并贯通天、性、心为逻辑线路，把人之安身立命作为终极依托的"生命的

---

① 张岱年. 中国哲学大纲［M］. 北京：昆仑出版社，2010：7.
② 牟宗三. 中国哲学的特质［M］. 上海：上海古籍出版社，1997：3-4.
③ 牟宗三. 中国哲学的特质［M］. 上海：上海古籍出版社，1997：3-4.

学问"。与中国"生命的学问"不同，西方传统哲学则拘泥于对外在对象的知识的追寻，只能是"见物而不见人"的"不透之论"。为此，牟宗三预言："我看西方哲学在这一方面的活动所成就的理想主义的大传统，最后的圆熟归宿是向中国的'生命之学问'走，不管它如何摇摆动荡，最后向这里投注。"①

6.1.3 "互补论"

与"以西释中"论和"华夏中心"论不同，成中英认为，如果将中国哲学完全比附和依傍于西方哲学，这种削足适履模式的结果不仅导致中国哲学特质的残缺性而成为西方哲学的附庸，而且必将削去中国哲学中我有人无的文化精髓。反之，如果过度张扬中国哲学的自性特质则必将堕入故步自封的"自我文化中心主义"的危险境地。显然，这种执一端而不顾其余、非此即彼的形上举措难以促使中西哲学的互补与视域的交融。成中英认为，作为生命之学的中国哲学，以对知识内省而问及人生价值，并以人生价值来演绎知识。正是在二者的交互反省中不断推进中国哲学的充实与拓展。这就是说，哲学作为关于人类生命的智慧，而知识与价值构成了这一"生命的智慧"须臾不可分离的两翼。诚如成中英所言："知识的灿烂蔚成西方哲学，然而中国哲学在本质上是对宇宙、社会和人生价值比较深沉的体验的价值哲学。"② 对于个体生命存在或者人类文化智慧来说，唯有将知识的寻求与价值的反省内在地统一起来，才能形成生命整体的存在。对中西哲学来说，把知与志相互交融起来，并以此为逻辑起点，附以二者的相互批判才能实现相互补衬至圆满融合之境。同样，张岱年说："中国哲学与西洋哲学在根本态度上未必同；然而在问题及对象上及其在诸学术中的位置上，则与西洋哲学颇为相当。"③ 因此，张岱年指出，"一方面我反对'全盘西化'，另一方面我也反对所谓'发扬国粹''读经复古'，认为应当运用唯物辩证法来分析文化问题"④。从张岱年这些言语中，我们能够感悟出这样一个基本观念：中西哲学之间的交流与会通应该做到既不能用西方哲学来贬抑中国哲学，也不能那样固守中国传统哲学而片面地高调宣扬或独尊自我文化，而应该基于对比的论调来对待中西哲学，并借此发展中国传统哲学。此外，冯契

---

① 牟宗三. 中国哲学的特质［M］. 上海：上海古籍出版社，1997：3-4.
② 成中英. 世纪之交的抉择［M］. 上海：上海知识出版社，1991：366.
③ 张岱年. 中国哲学大纲［M］. 北京：昆仑出版社，2010：2.
④ 张岱年. 张岱年文集：第1卷［M］. 北京：清华大学出版社，1989：255.

在 20 世纪 80 年代也指出，从中国近代哲学的革命来看，中西哲学乃至中西文化就已经在中国的大地上形成了合流之势，这"预示着中国哲学将成为统一的世界哲学的重要组成部分"①。当然，这仅仅是中西哲学交融趋势的一个开端，但是它确实具有重大的历史意义。

除"西方中心论"和"华夏优位论"这两种比较偏激的中西哲学比较研究的观点外，国内学人更多的是基于"互补论"的观点去探索中西哲学会通的方法与途径。面对中西这两种迥异其趣的哲学形态，做到二者完美的契合与圆融绝非易事，以至于唐君毅先生在其《中西哲学思想之比较研究论集》中认为，"'中西哲学根本是在两种不同的进向上交叉如十字架'，以'十字架'的两维交叉喻示中西哲学各趋一途，隐喻着在两者之间设置了一道鸿沟，难以融通"②。尽管这样，中国的学者还是从自己研究的学术领域中寻觅中西哲学之间的共融之处。在张再林看来，研究中西哲学交融与会通的先辈——诸如张之洞的"中体西用"、梁漱溟的"纳西入中"、李泽厚的"西体中用"、林毓生的"创造性转化"皆囿于西方哲学之范式，并未走出西方哲学宏大叙事的阴影，进而影响了中西哲学之间的对话与交流。走出中西哲学比较研究之困境，我们必须对中国哲学的研究范式进行转换。张再林认为，与传统西方哲学以概念、范畴为中心的意识本体论不同，作为"生命之学问"的中国古代哲学则为一种以身体为圆心点，并以此向外进行波浪式推展的两性（阴阳）、血缘、亲情、情感的身体本体论。与西方传统哲学不同，中国哲学不是把"意识"奉为思想领域中的圭臬，而是把"身体"视作中国哲人关注的中心议题。诚如张再林所说："不是'我思故我在'而是'安身方可立命'应被视为中国古代哲学的堪称纲领性的结论。"③ 不仅如此，无论是《易经》把男女交感视作世界"原发生命机制"的身体发生学的宇宙观，还是把"夫妇伦理"视为对话主义的人类伦理抑或是把"神人交感"还原为彻底身体性的"男女交感"的中国古代宗教观，都能印证中国古代哲学呈现的是以身体为圆心而逐层推开的文化图景。一旦将中国哲学这一"身体性"特质凸显出来，一方面中国哲学展示了对身体的无比关

---

① 冯契．中国近代哲学的革命进程［M］．上海：上海人民出版社，1989：563．

② 何锡蓉．从比较到创新：寻求中西哲学比较研究的突破口［J］．社会科学，2007（5）：126．

③ 李重．为什么要研究中国古代的"身体哲学"？——张再林教授访谈录［J］．社会科学论坛（学术评论卷），2008（1）：108．

爱与推崇，而彰显出一种生生不已的、超越精神的价值诉求；另一方面说明中国哲学是基于身体及其男女两性的生命本身对话的，有别于独白型理性的、交往型理性的哲学体系。正是通过这种"身体辩证法"，中西哲学之间已非"论争逻辑"下的"此消彼长""非此即彼"，而是一种"对话逻辑"下的"你中有我""我中有你"的交织和认同；也不是我与非我、主体与客体、能动与受动的"主谓逻辑"，而是一种伙伴型、交流型的"问答逻辑"。因此，中国哲学研究的"身体范式"的转换，不仅成为消解唐君毅先生所谓"十字架"隐喻的不二法门，而且使中西哲学的互补、互根成为真正的理论可能。

反观西方哲学传入中国的历程，我们能够发现这一历程实质上就是西方哲学与中国传统哲学相互冲突、融合的过程。在这一过程中，一方面，中西哲学保持各自的文化特色，从而保留其自身的生存权利；另一方面，会应对世界出现的新问题趋于交流与会通。当人类面向人类纪元的第三个千年期时，东、西哲学正走在一个相互比对并趋于融合的新时期。为此，中国哲学家冯契曾说："只有找到中西哲学在逻辑方法上的交接点，才能促进中国哲学的近代化，才可能进而使中国哲学成为统一的世界哲学的重要组成部分……"① 唯有这样，中西文化才能在更深刻的层次上水乳交融地结合起来。尤其是由于经济全球化的快速发展，文化全球化已经成为势不可当的一种趋势，文化交流日渐繁盛之际，相互影响、相互调和成为中西哲学之间的焦点话题。这无疑让我们放下"以西释中"以及"华夏中心"之偏颇的论点，以开放的学术心态，才能跨越"拉卡托斯困境"②，真正呈现"美人之美"，才能生发"美美与共"（费孝通语）的文化景观。

6.2　未来医学话语视野下中西哲学会通的新视域

6.2.1　西方哲学与西方医学的不解之缘

在西方哲学发展的漫长历史中，西方哲学与医学有着天然的不解之缘。首

---

① 冯契. 智慧的探索 [M]. 上海：华东师范大学出版社，1994：254.
② 丁立群. 普遍价值：全球化背景下多元文化选择的新坐标 [J]. 社会科学战线，2015（7）：13.

先体现在西方哲学思想对医学的发展产生了重大影响。希波克拉底认为名副其实的医生首先应该是一位知识渊博的学者："把学问引进医学，或把医学引进学问。因为，医生是学问的情人，也是神仙的情人。在学问和医学之间没有不可逾越的鸿沟，医学实际是拥有一切倾向于学问的性质，同时又是哲学家的医生，犹如众神。"① 古希腊哲学家毕达哥拉斯提出"万物的本原是一"②。然后，毕达哥拉斯从一中诞生二，又从一与二之中衍生出很多数目。接着，从数目中衍生出点，又由点产生线段。最后，由线衍生出面，又由面产生出体。这一本体论成为西方医学的哲学基础。与希波克拉底同时期著名的医生阿尔克马翁，首先提出了"医学应该与哲学相结合，湿与干、冷与热、苦与甜等元素成双地结合在一起，疾病发生时因为元素的这种相互间的关系被破坏等观点"③。菲洛拉斯是阿尔克马翁派的医生，他认为世界以火为本原，所以人体以热为基本元素。菲洛拉斯初步具有四体液的概念，"认为人体内的血液、痰、黄胆和黑胆的内部交换发生了变化，才导致疾病"④。古希腊哲学家和医生恩培多克勒认为，水、火、土、气是生化万物的四根："从这些元素生出过去、现在、未来的一切事物，生出树木和男女、飞禽走兽和水里的鱼以至于长生不老的尊神。"⑤ 这四种元素按不同的比例结合就形成不同性质的东西。比如，"肌肉是由四种等量的元素混合而成的。神经是由火和土与双倍的水混合而成的"⑥。受恩培多克勒关于水、火、气、土的影响，希波克拉底认为，人体也是由一种物质构成的，人的健康与否同样是由人的物质本质决定的。可以认为，希波克拉底的"四体液"并非简单套用了古希腊自然哲学的本体论学说，而是在基于古希腊自然哲学学说之上建构了医学本体论。诚如希波克拉底界定人的痛苦和健康时所讲的那样，人的躯体内部包含着血液、黏液、黄胆液和黑胆液四种体液，人体的性质完全

---

① 卡斯蒂廖尼. 医学史 [M]. 程之范，译. 桂林：广西师范大学出版社，2003：118.
② 卡斯蒂廖尼. 医学史 [M]. 程之范，译. 桂林：广西师范大学出版社，2003：118.
③ 卡斯蒂廖尼. 医学史 [M]. 程之范，译. 桂林：广西师范大学出版社，2003：118.
④ 北京大学哲学系外国哲学史教研室. 西方哲学原著选读：上卷 [M]. 北京：商务印书馆，1981：20.
⑤ 北京大学哲学系外国哲学史教研室. 西方哲学原著选读：上卷 [M]. 北京：商务印书馆，1981：20.
⑥ 北京大学哲学系外国哲学史教研室. 古希腊罗马哲学 [M]. 北京：商务印书馆，1961：77.

受制于这些要素。"人体由此而感到痛苦，由此而得到健康。"① 这是说，希波克拉底认为这四种体液与自然界的四种元素相联系，其配合、比例是否正常，决定人的性格，决定人的不同生理、病理的状态。同样，受亚里士多德生物阶梯说（人的灵魂分为三个等级：植物灵魂——主司营养、生殖，动物灵魂——主司感觉、欲望，理性灵魂——主司智慧）的影响，盖伦得出了灵魂主宰身体，并且支配身体的论断。灵气是生命的要素，而身体只不过是灵魂的工具。与亚里士多德生物阶梯说相似，盖伦认为人的躯体内存有动物灵气、生命灵气以及自然灵气等三种灵气。这三种灵气所处的躯体的部位不同，体现的职责也不同。动物灵气处在大脑这个器官，主管感觉和动作；生命灵气位于心脏内部，与血液相混合，主管血液循环以及调节体内的热量；自然灵气是处在肝脏到血液之中，主管营养和新陈代谢。此外，盖伦也发现了血液循环运动的方式是一种来回濡湿的灌溉系列。这种观点被后人称为"血液运动潮汐说"。这些都可以证明西方哲学与医学之间的亲密关系。在医学发展史上，宗教与医学有着悠久的渊源关系，即使在中世纪，"宗教和医学也有着共同的目的——创造生命的完美"②。但是，灵魂和肉体背反使得宗教和医学分开来：牧师治疗灵魂，医师治疗机体。

　　近代哲学对医学的影响主要是方法论。其中，笛卡尔、培根、拉美特利、马克思、恩格斯等哲学家的认识论思想对医学的影响尤为显著。17世纪的法国，宗教思想仍然占据着统治地位，这显然不利于医学的发展。法国哲学家勒奈·笛卡尔尽管提出了"物体和心灵分属于两种实体，彼此不相关。物体的根本属性是广延性（占有空间），心灵的根本属性是思维。有广延性的东西不可能思维，能思维的东西必定不能广延：思维、意识不以物质为转移，不是物质的产物，物质也绝无产生思维和意识的能力"③ 的观点。但是，笛卡尔在医学上却不否认生理和心理的统一。在人的身上，精神和肉体高度地搅混在一起组成单一的整体。这说明笛卡尔在缓解哲学与神学的冲突，在承认神学的基础上，争取医学发展的空间。"进一步从哲学的角度断言，医学应专心研究人体的生理功

①　希波克拉底. 希波克拉底文集［M］. 赵洪钧，武鹏，译. 合肥：安徽科技出版社，2007：218.

②　波特. 剑桥医学史［M］. 张大庆，译. 长春：吉林人民出版社，2000：136.

③　全增嘏. 西方哲学史［M］. 上海：上海人民出版社，1983：504.

能，而把灵魂的问题留给上帝和他的代理人（教会）来处理。"① 作为"整个现代实验科学的真正鼻祖"的弗兰西斯·培根实验法以及归纳法，对医学的研究方法产生了很大的影响。维萨里对人体的研究应用解剖观察描述与数据测量法，哈维创立血液循环理论，采用的是动物实验与生物统计等方法，桑科陶瑞研究人体的新陈代谢，使用了天平、温度计、脉搏仪等新仪器，列文虎克等用显微镜打开了人类认识微观世界的大门。拉·美特里的《人是机器》是近代医学和机械唯物主义哲学相结合的经典案例。在这个经典的案例中，西方哲学的形而上学的思维方式表现得尤其突出。正如拉·美特里把人的躯体比作一架机器那样，人身体上的器官诸如胃、心脏、动脉和肌肉都在进行一种机械式伸缩。譬如，人的肺如同一架鼓风机，膀胱、直肠等人体括约肌如同肌肉在机械地发生作用，口腔和牙齿等同于钳子，胃是曲颈瓶和碾子，神经像游丝，心脏被视作发条，动静脉如同水压管，肌肉和骨骼也就是绳索和滑轮组成的物理力学系统等。正是在这种机械唯物主义哲学的思维形式支配下，拉·美特里认为人作为一种理性存在的根本原因是由于人比一般的动物多出了"几个齿轮""几个弹簧"。人的大脑和心脏之间的距离比动物大脑和心脏之间的距离更为适合脑部的供血，这使人优位于动物，具有理性思维。总之，拉·美特里运用唯物论的机械思维形式得出了"人是一架会自己发动自己的机器"的结论。人就像一架活生生的永动机的模型。"体温推动它，食料支持它。"② 在这个时期，人体的各种生理活动普遍被解释为机械运动。例如，主张物理机械论和还原论的爱因斯坦认为，生命现象可以归结为物理过程，物理学的定律也适用于生命领域："作为理论物理学结构基础的普遍定律，应当对任何自然现象都有效。有了它们，就有可能借助于单纯的演绎得出一切自然过程（包括生命）的描述……"③ 他甚至说："相信心理现象以及它们之间的关系，最终也可以归结为神经系统中进行的物理过程和化学过程。"④ 黑格尔的辩证法思想不仅是哲学史上的丰碑，而且对生命科学的产生和医学的发展具有重要的意义。黑格尔认为，生命现象是

---

① 沃林斯基．健康社会学［M］．孙牧红，等译．北京：社会科学文献出版社，1999：7.
② 梅特里．人是机器［M］．顾寿观，译．北京：商务印书馆，1959：66.
③ 爱因斯坦．爱因斯坦文集：第1卷［M］．许良英，范岱年，译．北京：商务印书馆，1976：102.
④ 爱因斯坦．爱因斯坦文集：第1卷［M］．许良英，范岱年，译．北京：商务印书馆，1976：102.

自然界发展过程中的最高级阶段，具有同机械、物理、化学现象相区别的本质特征。黑格尔用辩证法的语言揭示生命的实质：生命是"对立的再生过程"①。恩格斯发挥了黑格尔的这一思想："生命首先在于：生物的每一个瞬间是它自身，同时又是别的东西。所以，生命也是存在于物体和过程本身中的不断地自行产生并解决的矛盾；矛盾一停止，生命也就停止，死亡就到来。"② 此外，恩格斯在黑格尔的基础上对生命的本质特征做了进一步阐述："有机生命不可能没有机械的、分子的、化学的、热的、电的等变化，但这些次要形式的在场并没有把历次的主要形式的本质包括无遗。"③ 黑格尔之后，哲学家力图突破传统的存在，理性、逻辑的框架，把对万物存在的研究转变为对人的存在问题的研究。同时，两次世界大战血腥与残酷的现实，高科技含量的核武器和疯狂的军备竞赛引起的灾难，引起了人们对科学主义的危险性的警惕。由叔本华的生命意志哲学、尼采的强权意志和柏格森的生命哲学形成的人文主义思潮，以振聋发聩的气势有力地冲击着思想界。胡塞尔的现象学和海德格尔、雅斯贝尔斯、萨特的存在主义哲学，更是将人本主义的影响推向高潮。人本主义哲学家和思想家并不否认科学以及方法的真理性。诚如人本主义心理学家马斯洛说："对于我来说是很明确的，科学方法（从广义上说的）是使我们能够确实掌握着真理的唯一终极的方法。"④ 尽管这样，科学主义的哲学方法依然受到人本主义哲学家的批判。代表了当时文化界相当一部分人意见的马斯洛也认为："科学已经走进了一条死胡同，而且科学可以看成一种对人类的威胁和危险……"⑤ 这是说，科学已经逐渐走向人类社会发展的反面势力，尤其对于一些敏感的艺术家来讲，科学产生的践踏和压抑已经成为他们关注的主要焦点。不仅如此，科学主义作为一种认知方式的弊端也受到人们的批评："科学在撕裂事物而不是在整合它们，从而，科学是在绞死而不是在创造事物。"⑥ 医学作为研究人的科学，必然受到人本主义哲学思潮的冲击。人本主义思潮关注人的基本生活，正如马斯洛所说："它帮助人形成生活方式，这不仅仅是人自身内部隐秘的精神生活方式，

---

① 黑格尔. 自然哲学［M］. 梁志学，薛华，钱广华，等译. 北京：商务印书馆，1980：519.
② 恩格斯. 反杜林论［M］. 北京：人民出版社，1970：118.
③ 恩格斯. 自然辩证法［M］. 北京：人民出版社，1984：151.
④ 马斯洛. 存在心理学探索［M］. 李文湉，译. 昆明：云南人民出版社，1987：11.
⑤ 马斯洛. 存在心理学探索［M］. 李文湉，译. 昆明：云南人民出版社，1987：11.
⑥ 马斯洛. 存在心理学探索［M］. 李文湉，译. 昆明：云南人民出版社，1987：11.

而且也是他作为社会存在、社会一员的生活方式。"① 20世纪以来，在人本主义思潮的影响下，医学人文精神不断升温，医学观念、医学理论、医学教育乃至应用医学都折射出人本主义思潮的基本理念。

西方哲学与西方医学的不解之缘还体现在"哲学治疗"上。"哲学治疗"是西方哲学历来关注的重要话题，正如尼采所言："每一种艺术和哲学都可能被视为治疗手段或辅助手段，为倾力奋斗的、变幻莫测的人生服务，它们无不以痛苦和受苦之人为前提。"② 在古希腊罗马时期，哲学家既是思想家，更是医生，他们以哲学回应实际生活问题，用哲学疗愈现实人生苦疾，治疗疾病成为哲学基本的、首要的功能，"哲学论证如果不能帮助治疗人的疾苦就是空洞无益了。正如医术如果不能帮助解除身体的疾病就毫无用处一样，哲学如果不能去除灵魂中的疾苦，也就毫无用处"③。"去除灵魂中的疾苦"是古希腊罗马时代哲学家的共识。若说医生把医院临床作为治疗的场所的话，哲学家的讲台就是医生的诊所。从古希腊罗马时期的哲学史料记载能够发现，这一时期的毕达哥拉斯、恩培多克勒、德谟克利特、伊壁鸠鲁、塞涅卡等哲学家不仅哲学思想深邃，而且精通医术。尤其是伊壁鸠鲁的"快乐疗法"和塞涅卡的"减法疗法"更是凸显西方古代哲学蕴含的治疗睿智。殆至近现代，西方哲学中弗洛伊德的亦哲亦医的双重身份，使其颇具神奇色彩。弗洛伊德享誉医学界的"精神宣泄法"以至于让世人忘却了弗洛伊德还是一个蜚声哲坛的哲学家。如果说弗洛伊德通过"精神分析"为人类提供了一剂治疗人类精神疾病的灵丹妙药的话，那么身陷囹圄、九死一生的弗兰克倡导的"意义疗法"则通过让患者发现其生命的意义，从而使"自下而上挫折"导致的神经官能症（心灵性神经官能症）能够得到更好的疗愈。无独有偶，现代西方语言哲学家维特根斯坦也试图通过分析人类经常使用的语言来医治我们思维上的错误以及消解哲学发展中的困境问题。正如维特根斯坦认为的那样，一个时代的疾病必须通过对人类生存方式的改变才能得到彻底治愈，而哲学问题的疾病如同治愈时代的疾病一样也需要改变人们的思维范式来实现治疗，而不是用某些人发明的药物去治疗。以马尔库塞为代表的法兰克福学派指出科技造成存在的异化，人成为单向度的"病态"

---

① 马斯洛. 存在心理学探索 [M]. 李文湉，译. 昆明：云南人民出版社，1987：11.
② 尼采. 快乐的科学 [M]. 黄明嘉，译. 上海：华东师范大学出版社，2007：276.
③ 伊壁鸠鲁，卢克来修. 自然与快乐：伊壁鸠鲁的哲学 [M]. 包利民，刘玉鹏，王玮玮，译. 北京：中国社会科学出版社，2004：3.

之人，哲学需要对技术时代进行深刻的反思，以此实现人的身心健全发展。

法国哲学家皮埃尔·阿多让西方哲学成为"生活方式"的哲学构想更是让西方哲学变换为一种具有"养生"意蕴的实践之学。针对现代学院派哲学家只在乎"制造"专业人士才能读懂的职业行话以及对人类未来命运漠不关心的现状，阿多认为哲学应该反思世俗世界的问题，回归生活之道以及重返古希腊传统，并提出哲学就是一种生活方式。在阿多看来，古希腊罗马哲学就是一种践行哲学（do philosophy）。哲学家对智慧充满美好向往。他们自知无知，但内心又求善向美。因而，哲学家过自我想过的生活，就不断内炼成真正的德行（true virtue），并积极内省自我，力图达到卓越（aretē）。归根结底，智慧只能体现为哲人（哲学家）的生命境界和德行，体现为哲人不懈追求的、自认为值得过的生活。从这一点来讲，这个时期的"爱智慧"依然是一种践行哲学（do philosophy），哲学家就是践行哲学（do philosophy）的人。西方哲学家一旦将哲学当作一种生活方式，这种有别于西方理论哲学的治疗属性就不彰自显了。人类的生活百味杂陈。人在生活中会时常面对所爱之人或物的离开，而陷于悲伤、焦虑、愤怒、恐惧等各种消极情绪中，这些情绪让人痛苦、烦恼，远离内心的安宁。与阿多把哲学当作一种修行以及话语实践具有的治疗意义一样，阿多在发掘古希腊罗马时期斯多葛派与伊壁鸠鲁派哲学"活在当下"的哲学精神是针对治愈那些"杞人忧天"或者"悲物怜人"式的心理疾痛的医药良方。古代哲学旨在要求人们既不为未来而忧愁，也不沉溺于以往痛苦的生活回忆难以解脱，而是在当下生活中寻找幸福，这就是阿多发掘古代哲学"活在当下"的本初之意。阿多认为，古代哲学的"活在当下"是在告诫人们切勿忘记"当下健康以及生活本身，人们唯有抛开过多的忧虑，用一种纯粹的非意向性的态度正视当下生活"，使我们的行动成为合乎生命的自然进程。对这个问题，与海德格尔"'向死而生'的习练作为本真存在的一种前提，引领人类去担当如是的存在本身这一观点极为相似"。因为，海德格尔曾提出"'存在的本真'的界定中提倡面向死亡的明智前瞻或者预先考量"① 的观点。不同的是，在海德格尔的存在哲学中，死亡给人们带来的"焦虑"并没有得到有效清除。阿多在发掘古代哲学中"活在当下"则是要求人们进行一场消解死亡带来的"精神修炼"。在这种当下的

---

① HADOT P. What is Ancient Philosophy？［M］. CHASE M，trans. Cambridge Mass：Harvard University Press，2002：267

"精神习练"中，现代人不同于古代人。古代人满足于当下的幸福，而现代人对当下生活的美妙时刻并不满足，对未来能否持续这种美妙的经验而忧心忡忡。这种贪婪的欲求使现代人徒增无尽的烦恼。这种"杞人忧天"式的不满足感生生地让一个平静安康的幸福成为病态化的不幸。无须像现代人那样通过思考和语言的迂回，古代人只在乎当下的生命体验本身，注重当下的"健康"——"自在欢欣"，无意于自己的存在。这如同普罗提诺认为的那样，人之健康是一种无意识的状态，这种状态一旦遭到意识的介入则将受到破坏，从而使人呈现出病态。"一项活动越是纯洁和强烈，那它就越没有意识。"① 阿多曾在 1983 年法兰西学院就职演讲的末尾，引用 1942 年乔治·弗里德曼（Georges Friedmann，1902—1977）的一段话，并认为在其中透现出把正义的探求与精神的修行相互协调的可能性，因而重新靠拢斯多葛派的学说："每一天放飞自己吧！至少是也许短暂的一个时刻，只要它是强烈的就好。每一天，单独地进行'精神修炼'，或者在也想改善自身的另一个人的陪伴下……从绵延中走出。尽力剥离你自身的激情……在超越自身的同时，让自身永恒化。"哲学是一种身心的修行。在阿多把古希腊罗马哲学看作自身修行的实践活动中，需要提及的就是身心问题。可以说，尽管阿多一直在强调古希腊罗马哲学的"精神操练"，但是，这里还隐含着一个身体问题。诚如理查德·舒斯特曼认为的那样，在把哲学当作一种自身修炼活动的古代哲学中，不仅有所谓的"精神操练"，而且有对身体训练的论述。"这两种活动可以被古代哲人赋有成果地结合起来。"② 例如，在《蒂迈欧篇》中，柏拉图指出人要健康地存在于世，就必须保持自我的身体与灵魂的平衡。柏拉图关于疾病的发生，概而言之，或由于构成身体的四元素非自然地过量或不足，或由于它们自己的恰当的位置的变化，或由于违背了既定的元素构成比例等。与身体的失序造成的疾病一样，灵魂的失序也引起疾病，它有两种情况：疯狂和痴呆。过度的快乐或痛苦会使人发疯，不能正确地看或听，不能正确地推理，这是与灵魂相关的最严重的疾病。灵魂的疾病与身体的疾病或缺陷有关，它也是受到不良教育的结果。为此，柏拉图提出了治疗身体和灵魂的疾病、保持身体和灵魂健康的方法。他认为，凡善的事物都是美的，而美的事物必定是合乎比例的。就健康与疾病、善与恶而言，最重要的是，灵魂与肉体

---

① 阿多．别忘记生活：歌德与精神修炼的传统［M］．孙圣英，译．上海：华东师范大学出版社，2015：1.
② 舒斯特曼．身体意识与身体美学［M］．程相占，译．北京：商务印书馆，2011：43.

之间是否保持均衡即是否合乎比例。强大的灵魂和弱小的身体结合或强壮的身体与弱小的灵魂结合，都会导致身体和灵魂的疾病。"人生来（自然的）就有两种欲望——求食物（为身体）和求智慧（为最为神圣的部位），身体太强大而灵魂弱小的人，强者的运动越来越占据优势，力量越来越强，会使得灵魂变得越来越迟钝、糊涂和健忘，因此会产生最坏的痴呆。"① 灵魂和身体的不均衡就不会是美的，两者的均衡合乎比例才是最美、最可爱的。为了防止灵魂和身体之间的不均衡，就"不要只使用灵魂而不使用身体，也不要只使用身体而不使用灵魂，只有均衡地使用二者才能保持健康"。因此，数学家或其他从事理智学科的人必须参加体育锻炼，而醉心于健体的人必须培养心灵，接受教育。身体的锻炼要模仿宇宙世界，保持运动状态。而最好的运动就是事物自身产生的运动，因为这种运动与思想运动和宇宙运动最为相似；由他物引起的运动是低下的；最坏的运动是身体躺着不动，由外力推动身体的若干部分运动。至于灵魂也需要不断运动，但是灵魂有三种形式，各有自身的运动，必须让它们保持一定的比例。人的灵魂的最高形式是神给予的，它位于人体顶部，使我们的躯体直立向上。如果一个人沉湎于欲望，那么他的思想不可能不朽。在柏拉图看来，热爱知识和真正智慧，使用理智于首位，就是思想和宇宙的旋转，"每个人都要通过学习宇宙的和谐运动来矫正我们头脑中的（在出生时）被搅乱的运动，达到神摆在人类面前的最好的生活"。所以，任何乐于智力劳作的人，都必须锻炼身体，这样才能进行更好的智力活动。此外，柏拉图还提出一个哲人发生错误的根本原因是在于其疾病缠身的时刻。所以，苏格拉底经常用舞蹈来进行强身健体。而在他之前的克里奥不勒斯（Cleobulos）强烈建议身体训练。犬儒学派声称身体训练有助于人的美德的养成。而斯多葛学派的创始人芝诺和伊壁鸠鲁同样主张人们进行日常的身体训练。尽管强调精神的愉悦是斯多葛学派的宗旨，但他们依然认为生命的双重哲学目标就是精神安详和身体的健康。犬儒学派的第欧根尼则更直白地告诉人们培养美德和美好人生的关键是身体修炼，并找出很多证据证明体操训练能够提升美德水准。由此看来，古代哲学作为一种生活方式的修炼是身心合一的。这一重大发现针对生活在现代社会中的人们颇具指导意义。众所周知，现代社会人们的疾病与痛苦主要来自身心的分离。精神的无限性可以让我们欲望无边、欲壑难填。然而身体的有限性使我们难以满足精

---

① 黄颂杰，章雪富．西方哲学通史（古希腊哲学）［M］．北京：人民出版社，2009：28.

神上无止境的欲望。这必然成为现代人痛苦的根源。阿多发掘古代哲学是一种理论和实践相统一的生活方式或者一种自身修炼，其价值就在于能够破解现代人身心二分带来的疾病与痛苦，让人们在身心合一的愉悦中重获幸福和健康。

正是皮埃尔·阿多用一种"反哲学"的方式阐释了西方哲学的本初要旨，其哲学是一种生活方式的思想启发了后现代哲学大师福柯和实用主义美学家理查德·舒斯特曼，让哲学的治疗价值在当代哲学的发展道路上日渐凸显。

6.2.2 哲医一体的中国哲学

在未来医学话语下去讨论中西哲学的融合与会通，我们又不得不重新审视那带有浓重的医学色彩的中国古代哲学。可以说，在世界上几种形式文明的发展进程中，没有哪个文明能与中国文明一样长期稳定地持续发展，并产生深远影响。同样，也没有哪一个文明如同中国哲学那样以"穷理尽性，以至于命"（《说卦传》）的文化姿态去构造人类之终极关怀的价值论承诺。毫无疑问，面对人类的终极问题已经使囿于传统思维范式窠臼的近现代西方哲学家愁眉难展、无能为力，最终以抛弃传统形而上学终结了西方两千年来的哲学。然而，现代人类的生存问题依然存在，生命危机仍旧是萦绕在当代哲学家耳边的重大课题。应该说，也正是这些伴随着人类存在异化的问题使得西方哲人把目光投至中国古老的传统文化，人们再一次拨云见日般地见识到中国传统哲学的独特魅力与巨大的优越性。也就是说，在西方的哲学、科学和宗教以各自的价值承诺带给人们存在方式异化的今天，中国哲学中彰而不隐的治疗精髓就必然成为中西方文化关注的焦点。西方哲学要想走出两千年来画地为牢的窠臼，需要吸纳中国儒家、道家、佛家以及中医学家对"医哲相通、医哲一体"思想的精彩言论，也需要借鉴这些亦哲亦医的修炼实践中关于人的本质和生存方式的诠释，去更为完美地解决人类的终极问题，这也必将带来人类哲学及其存在形式的空前革命。正是在此种意义上，与其说中西哲学在生命治疗学上是一种中西文化的融通，不如说这是一场西方哲学对中国传统哲学的回归。只不过，这种西方哲学对中国哲学的回归并不是一种简单向原点的回归，而是一种"否定之否定"式的、螺旋式的、上升的过程，是向更高阶段的回归。唯其如此，中西哲学才能在当代科技信息日新月异的时代中"你中有我""我中有你"，而不是"非此即彼"中共渡难关，健康前行。

只要对中国古典哲学细加研读，我们就不能不发现中国古典哲学无论是对身体的、生命的关注，还是医哲一体、医易相通的思想都隐而不彰地渗透在中国文化的精髓之中。如前所述，中国哲学作为把生命看作基始的智慧之学，不仅是心之学问，更是体之身的实修之学。与梅洛·庞蒂的肉身现象学给我们展示了一个身心合一的，并涵容了文化、社会、自然以及历史的动态的生命共同体那样，中国哲学思想中的生命之身更是身不离心、心不离身、身心互摄的有机整体。诚如张再林所说："在学说宗旨上，如果说西方传统哲学的历史主要致力于'意识切中对象'这一思在同一的知识论问题的话，那么中国传统哲学的历史则主要致力于'挺身于世界'这一立身行道的躬行论问题。"这就是说，中西哲学在致思路径上具有显著的差异。西方哲学是发端于我思，进而在我思的基础之上不断接近我思之对象。而中国古代哲学则沿着天人一体、道身一体、动静一体、伸屈一体的逻辑轨道而铺展开去。也就是说，如果说西方传统哲学是采用高度抽象化、逻辑思辨化去认知世界的话，那么中国传统哲学则是在"下学而上达""能近取譬"中去体悟世界；如果说西方传统哲学是在笛卡尔倡导的"我思故我在"的思在同一哲学的话，那么中国传统哲学则是一种"我躬故我在"身在同一的哲学。因此，身体这一被西方哲学弃若敝屣的冥顽之物就成为支撑中国传统哲学体系的阿基米德点。仔细爬梳中国古典文化，我们不难发现发端于中国的词源学，再到孔孟和道家典籍，以及明清之际的学术言述，皆透露出中国哲学以身言身心的精神真谛。我们且不说从中国古典词源学意义对"大""太""天""元"等文字考察能够发现其象形于人之身形，而作为中国文化之真正开山的巨作——《尚书》则记录了古人对躬行之道以及对身体那种近乎"宗教式"的崇拜。从"若升高，必自下；若陟遐，必自迩"这一"慎终于始"（《书·太甲下》）的原则出发，我们发现《尚书》对"其集大命于厥躬（身）"（《君奭》）、"天之历数在汝躬（身）"（《大禹谟》）的大力提撕，其振聋发聩般地明确了中国哲学的"慎厥身"（《皋陶谟》）、"祗厥身"（《伊训》）、"修厥身"（《书·太甲下》）等重身思想，从而让身体成为中国哲学的历史性奠定。不唯如此，中国传统哲学中的关涉身体的典故在《尚书》中可谓比比皆是。譬如，从尧"厘降二女"以"观厥刑"（《尧典》）的故事能够洞察中国古代"刑于寡妻"的"夫妇伦理"，从舜的"敕天之命，惟时惟几"（《益稷》）的谆谆教导中发掘出中国古人对"时机主义"大力推崇，在对"礼"与"貌"的强调，对"亲"与"孝"的提撕，对"睦"与"和"的敬仰，对"道"与"德"的首肯，对"行"与"事"的推重等则皆可明证中国古代哲学突出身教的原教旨的色彩。殆至先秦时期，中国的《周易》以"近取诸身"的原则为基点，从身体及其行为出发构造了"太极、两仪、四象、八卦"这样一个"根身显现"的动态化的宇宙图景。"在这个动态的宇宙体系之中，'太极'本体是指人之身体；'两仪'的天地乃人立身之所，'四象'的四方即人身行为的取向，'八卦'的卦象不过是人身践形的形象。正是基于这一身体本体，使周易把这种宇宙的发生构成与人身体生命自身的发生构成打并归一。"如果说《周易》用身体构建了"中国式"的宇宙图景的话，那么周礼则从身体衍生出规约人之日常行为的"中国式"的社会伦理景观。从"射有似乎君子，失诸正鹄，反求诸其身"（《中庸》）到"君子贵其身，而后能及人，是以有礼"（《左传·昭公二十五年》），到"敬身为大"（《哀公问》）以及"君子之道，本诸身"（《中庸》），再到"君子之道造端乎夫妇"（《礼记·中庸》）的夫妇伦理，进而由夫妇结合而形成温情脉脉的"宗法共同体"或"族亲共同体"。这一切无不说明身体是周礼阐发的基本原理，中国古代人伦之理和生命之理只不过是合二为一、"与时偕行"的身体文化。这一点同样在孔孟之道中得以体现。孔子的"仁"是一种"能近取譬"，也就是说，以最为切己的身体为始点，以吾身为彼身的同质之身，由己之"仁"推及他人之"仁"；孔子的"道"是一种严格要求自身，而非一味地苛责于他人的所谓"躬自厚而薄责于人"之"道"；孔子的"学而时习之"的"习"无非是"身实习之"之"实习"；孔子的"思"也不是一种空洞的、抽象的玄妙之"思"，而是"切问近思"之"思"，也是人自身反躬自问的"吾日三省吾身"之"思"。同样，身体本体的思想也被孟子坚守与肯认。孟子提出"守身为大""反身而诚""以道殉身""汤武身之"的思想以及"天下之本在国，国之本在家，家之本在身""其身正而天下归之"（《孟子·离娄上》）这一身、家、国"三位一体"的理论学说。并且，孟子在身国一体学说基础上推出的"形色""天性"不二的所谓的"践形说"，还有孟子所谓"居天下之广居，立天下之正位，行天下之大道"这一"大丈夫"理论，无一不是印证着身体在中国文化中的核心地位。在孔孟阐述身体的礼仪之道之际，道家也同样开启了身体在中国古典文化中的重要作用。仔细斟酌老子的"贵大患若身"，我们能够发现老子在此处提出的祸患之首的"身"是"以我观身"的那种业已遮蔽的"肉体之身"，而不是"以身观身"的"成道之身"。然而，在道家贬斥肉身之时，"道身"乃是其理论学说的真正旨趣。这一点不仅在道家的"修之于身，其德乃真"中得到体现，而且在庄子的

"形恃神以立，神须形以存，形神相亲"中也得到体现。此外，道家学说所谓的"道生一，一生二，二生三，三生万物，万物负阴而抱阳"与其说是在阐释宇宙世界的生成，不如说是对男女生成之道的一种明申。同样，道学思想中的"物壮则老""吾以观复"也彰显了富有作息规律的"成道之身"。尽管宋明理学曾以"存天理，灭人欲"让身体一度淡出了中国古典文化的视野，但是明清之际的泰州学派旋即异军突起开启了隐而未彰的先秦时期力推的身体哲学。众所周知，泰州学派的为学之要并非从历史的古籍中求学问道，而是一种切身"当下"的身体参悟。这一点不仅与王阳明主张的我之"心"的"当下"错落有致，而且迥然异趣。与王阳明的"心"之当下不同，其泰州学派各个大儒则将"心之当下"置换成"身之当下"。所以，同为"切己之学"的己亦非阳明学说中的"心"之"己"，而是"切身"之"己"。同样，"切己自反"中的"反"，亦非将"反思"之"反"让位于"反身"之"反"。能够发觉，泰州学派对"当下之身"的大力提撕，使得业已遮蔽千年的此在之身又一次成为明儒言说的主要话题。诚如《明儒学案·泰州学案三》所言，"身在是而学即在是"，不是"明道见心"而是"明哲保身"成为泰州学派思想的标志性言述。伴随着明朝的"天崩地坼"以及清朝陡然崛起，黄宗羲、顾炎武、王夫之这三大巨儒的学说无一例外地对"心性之学"起而矫之，并激于时弊从对其的理论辩难走向对其的历史批判。正如顾炎武提出"不习六艺之文，不考百王之典，不综当代之务，举夫子论学论政之大端一切不问，而曰一贯，曰无言，以明心见性之空言，代修己治人之实学，股肱惰而万事荒，爪牙亡而四国乱。神州荡覆，宗社丘墟"（《日知录》卷七"夫子之言性与天道"条）的观点。同样，王夫之从独夫殷纣"罔顾天显民祗"而最终导致其上帝不保。抽绎王夫之的"天有显道"，我们发现所谓的"天有显道"，亦即"且夫视而能见，听而能闻，非人之能有之也，天也。'天有显道'，显之于声色，而视听丽焉"（《尚书引义·泰誓中》），这就是说，宇宙世界中的"显之道"的天道，并不是人为而成的，而是自然而然地经由视听显现的有形世界之道。"故'天有显道'乃对终极性的'天'给予一种'现象学还原'之道，并经此还原而使'天'从'形上之天'回归于'形下之天'之道。同时，对于王夫之来说，也正是经此'现象学还原'，使道最终与视听之具体的'身'而不是思维之抽象的'心'得以内在勾连，从而使道不再拘泥为所谓宋明之儒的'心性之道'而回归于汤武的'身之道'……"此即"道恶乎察？察于天地。性恶乎著？著于形色。有形斯以谓之身，形无有不善，身无有不善，故汤武身之而以圣"（《尚书引义·洪范三》）。这一论点的推出，最终可醍醐灌顶般地一言以蔽之"即身而道在"（《尚书引义·洪范三》）。因此，在王夫之的学说里，"即身而道在"不仅维护了身体在中国哲学中的根本地位和尊严，而且又一次让身体朗现在中国古典文化的舞台之上。不唯如此，王夫之的"即身而道在"还表现为进一步追本溯源于"一阴一阳之谓道"，从而使男女两性之感再次凸显为身、道的原发之源。一如王夫之释张载"乾称父，坤称母"曰："从其大者而言之，则乾坤为父母，人物之胥生，生于天地之德也固然矣；从其切者而言之，则别无所谓乾，父即生我之乾，别无所谓坤，母即成我之坤；……而父之为乾，母之为坤，不能离此以求天地之德，亦昭然矣。"（《乾称上·张子正蒙·卷九》）所以，对于王夫之而言，正如我的身体源自男女一样，同理，那种即身的天地之道实际上亦不过是男女之道的体现。这样，"不是理学，以一该万"的"唯一"，而是大易"不有两则无一"的"两一"就成为天地之道的原发机制，而"惟异生感"的两性之"感"就成为宇宙万象得以氤氲化生的最终根源。至此，发端于中国古典词源，中间经由周易和周礼、孔孟之道，再经由泰州学派王夫之大力提撕，"中国古典哲学的'天地之心'、中国哲学的'事物本身'，最终不是宋明人援佛于儒的理念化的'心体'，而是先秦古老的六经中径直开出的活生生的'身体'，揭橥着中国哲学有别于西方传统哲学的一道亮丽风景线"。坚持身心一体必然导致直觉主义。也就是说，既然中国古人认为身心关系是一种合内外的身心一体，这就意味着古人主张我们的内在之心对身之外部世界的把握是不假中介地直接实现的。关于这种直接把握，借用中国古人的表述，它就是不萌于见闻之知的"德行之知"，即王阳明所谓"致良知"，或杜维明总结出的"体知"。这种体知在现代哲学的话语里，亦即梅洛·庞蒂所谓的"用身体知道"，理查德·舒斯特曼所谓的"身体意识"。虽然这种"身体意识"的直觉早已为科学主义时代的人们所忘却，但在中国医学那里，它是医家最引以为豪的殊绝之学。职是之故，才有了中医的"望闻问切"，而这种"望闻问切"之成立，恰恰以其"视其外应，以知其内藏""司外揣内""审证求因"，是身心一体原则逻辑使然。故一位高明中医大师眼光所在，就可以使你的五脏六腑连同你的精气神一目了然；并在你细弱游丝的脉象里，聆听到你的生命与天、地、风、雷共振的天籁之声。所以，才有古人所谓"医，意也"这一指称，因为"意"字从心从音，取其会意可以理解为心中发出的声音。一方面，这种身体直觉表现在中医诊断上。中医主张不同的内脏对应于不同的外象，如心主血脉，心慌时面色苍白。由此就形成了中医重"证"不重"病"的特征，并从中产生了中医著名的八纲辨证。此"证"既表示身体外在感觉症状之症，又表示身体内在疾病、病症之症。一言以蔽之，无论这些能够辨别的症状有如何不同的面相，都是以内隐外显的身体直觉为它们的总纲。另一方面，身体直觉表现在基于这种病症的施治上。中医的施治之所以迥异于西医，不在于千方百计地去降服深深埋藏于我们身体内的诸如病菌、病毒、病原体这类"病魔"，而在于对症下药以改善我们身体上的感觉症状。此即中医所谓的阳病治阴，阴病治阳，虚则补之，实则泻之，等等。显然，较之西医，中医无论是辨别症状还是施治都更简易，更直截了当，并开启了今日前沿"循证医学"的先声之响。可以说，一位精通身体医术的中医大师就像一位泼墨作画的艺术大师。他知道哪里留白，哪里写实，知道如何在虚实、阴阳相间中使作品气韵生动起来。无怪乎梅洛·庞蒂指出"正是通过把他的身体借给世界，画家才把世界转变成了画"（《眼与心》），也无怪乎著名画论家郭熙指出"身即山川而取之"（《林泉高致》），在这些中外思想家不约而同的论点里，医学的身体与美学的作品完全滚作一气了。这一切使中医与其说是医学，不如说它作为感性之学而闪烁着"美学"的思想光芒，并使"医美合一"成为中国医学的应有之义。当代身体美学把身体感觉（身体意识）的敏锐性视为美之所以为美的东西，从而美（aesthetics）是"麻醉"（aneasthetics）的对立。这一定义与中国医学理论有着惊人的一致。中医讲"手足不仁""皮肤爪之不仁""形体不仁"，讲"不荣则不仁""不通则不仁"，乃至把这种"麻木不仁"视为"气已不贯""此为命绝也"的生死危亡之地，如此等等，都是其显例。作为这种"麻木不仁"的救治之道，中医主张通过打通我们身体感觉的壅闭不通的感通、感应之道，亦即调动我们身体—身心、合内外的气机，以期恢复身体固有的敏锐的身体意识和感觉能力。

我国传统医学无论其运用的语言材料，还是在不同历史时期的表述形态，都与我国古代哲学思想有着密切的联系。例如，从《周易》的卦爻理论、中庸辩证法和黄老之学的宇宙构图中吸收的有机自然观和精气学说，在《黄帝内经》中系统的天人相应思想以及有无形神动静论，从宋明理学援引的太极本体论，都是这些不同形态的连续，勾勒出了传统医学的理论特色和方法论特点。中国古代的阴阳五行说本是一种朴素唯物主义和自发辩证法，它是研究事物对立统一和相互联系、相互制约、相互转化的哲学学说，传统医学却以阴阳五行说构建了自己的理论框架，认为"阴阳者，天地之道也"，阴阳对立统一是宇宙的普遍规律，生命的根本也在于阴阳的对立统一，即所谓"生之本，本于阴阳"。人体健康是机体内部之间、机体与环境之间达到对立统一，即所谓"阴平阳秘"，而人体疾病则是阴阳失衡的结果。传统医学的阴阳五行说是中国古代自然哲学思想与医学相结合的结果，由于它能从整体上、从运动中辩证地认识人体的生理、心理、药理、健康、疾病等现象，所以不仅在历史上对传统医学的建立和发展起了积极的作用，其蕴含的合理性对今天传统医学的诊治疾病以及西方医学哲学的影响也是深刻的。

作为身体哲学的中国古代哲学的精神真谛不仅云泥之别于西方传统哲学，而且也使得中国古代哲学自然而然地与关注生命健康问题的中国医学相互连接，作为身体哲学的中国古代哲学就成为医哲一体、易医相通的真正开山鼻祖。诚如中国古典文化中"医、易相通"之说，我国的中医与其说是一门治疗人身心疾病的技艺之学，毋宁说是一种充满中国哲学智慧的哲学践行。关于中国古代医易相通之说，张介宾曾做了精辟论述："宾偿闻之孙真人曰：不知易，不足以言太医，每窃疑焉。以为易之为书，在开务成务，知来常往；而医之为道，则调元赞化，起死回生，其义似殊，其用似异。且医有内经，何借于易，舍近求远，奚必其然？而今也年逾不惑，学到知羞，方克渐悟。方知天地之道，以阴阳二气造化万物；人身之理，以阴阳二气而长养百骸。易者，易也，具阴阳动静之妙；医者，意也，合阴阳消长之机。虽阴阳已备于内经，而变化莫大乎周易。故曰：天人一理者，一此阴阳也；医易同原者，同此变化也。岂非医易相通，理无二致，可以医而不知易乎？"又说，"神莫神于易，易莫易于医，欲赅医易，理之阴阳。故天下之万声，出于一阖一辟；天下之万数，出于一奇一偶；天下之万理，出于一动一静；天下之万象，出于一方一圆也。方圆也，动静也，奇偶也，阖辟也，总不出乎一与二也""予故曰：易具医之理，医得易之用。学医不知易，必谓医学无难，如斯而已也，抑熟知目视者有所不见，耳听者有所不闻，终不免一曲之陋。知易不知医，必谓易理深玄，渺茫难用也，又何异畏寒者得裘不衣，畏饥者得羹不食，可惜了错过了此生。然则医不可以无易，易不可以无医，设能简而有之，则易之变化出乎天，医之运用由乎我"。从前面张介宾详尽的表述中，我们能够洞察出中国古代与易学中天地万物的存在相统一，使之形成易体医用、医哲一体、体用不二的思维模式，这一点是中国哲学有别于异域哲学的魅力所在。诚然，与《易经》的"一阴一阳之谓道"相连接，中医不但尽显"阴阳学说"之根基，而且"阴阳互根""阴阳平衡"成为中医理论治疗以及诊治手段的内在精髓。同时，中医理论也通过"阴平阳秘，精神乃治；阴阳离决，精气乃绝"（《素问·生气通天论》）的阴阳之学尽显人之生命的张力。《易传》曰，"一阴一阳之谓道，继之者善也，成之者性也"，阴阳的推定成为中国哲学中的基本概念范畴。在中国文化中，阴阳范畴的具体应用，可谓一以贯之。在中医哲学中，阴阳承诺了哲学本体论的逻辑推定和主体论的形式推定。例如，"法于阴阳，和于术数""阴阳者，天地之道也，万物之纲纪，变化之父母，生杀之本始，神明之府也"（《素问·阴阳应象大论篇第五》），"阴平阳秘，精神乃治；阴阳离决，精气乃绝""凡阴阳之要，阳密乃固"（《素问·生气通天论篇第三》），"阳生阴长，阳杀阴藏""阳化气，阴成形""阴在内，阳之守也；阳在外，阴之使也"（《素问·阴阳应象大论篇第五》），"阴中有阴，阳中有阳"（《素问·金匮真言论篇第四》），等等。张介宾认为，"阴不可以无阳，非气无以生形也；阳不可以无阴，非形无以载气也"（《类经附翼·求正录·真阴论》）；石寿棠认为，"阳不能自立，必得阴而后立，故阳以阴为基，而阴为阳之母，阴不能自见，必待阳而后见，故阴以阳为统，而阳为阴为父"（《医原·阴阳互根论》）；吴谦等认为，"一阴一阳者，天地之道；一开一合者，动静之机"（《医宗金鉴·删补名医方论·卷二·六味地黄丸集注》）；郑寿全认为，"人身所恃以立命者，其惟此阳气乎！阳气无伤，百病自然不作，阳气若伤，群阴即起"（《医理真传·卷二·阳虚证问答目录》）；柯琴认为，"阴阳互为其根，阳中无阴，谓之孤阳；阴中无阳，便是死阴"（《伤寒来苏集·伤寒论注·卷一·伤寒总论》）；等等。这种阴阳和合、阴阳一体以及内外如一的中国哲学精神不啻成为中医理论延续千年的坚固磐石。此外，中医理论和中国哲学理论一样，同样肯定我们生命中身心一体、形神一体的主张。譬如，中医所谓的"视其外应，以知其内藏"的"藏象说"（所谓的"五脏"对应"五情"的理论），五脏外应身体的五种外候（心在体合脉，其华在面，在窍为舌；肺在体合皮，其华在毛，在窍为骨；脾在体合肉，其华在唇，在窍为口；肝在体合筋，其华在爪，在窍为目；肾在体合骨，其华在发，在窍为耳及二阴），五脏外应世界中五季（肝应春升发之气，心应夏火热之气，脾应长夏生化之气，肺应秋收之气，肾应冬藏之气）以及"本为病之源，标为病之变""开窍说""气的一元论"和作为五脏与形体官窍的联系通道的"经络理论"等思想与其说是一种中国医学中精辟言述，不如说是中国古代哲学精神的另一种形式的彰显。也正缘于此，中医不仅认为一切疾病实际上都可归结为形神、身心、阴阳关系的失调，"以形察神""形神兼治"也成为中医的重要治疗手段。

中国哲学的博大精深，哲学的普遍意义以及医儒一家、医易同源的文化传统，使得《黄帝内经》这部中医学的经典著作渲染了浓重的哲学本体论色彩。《黄帝内经》将阴阳、五行、精气等哲学本体论范畴直接用作中医学理论体系的基础构建，使医学的本体和哲学的本体发生了替代，以至于离开中国古代哲学的本体论范畴，中国古代医学就难以成为中医学。可以说，中医学的辉煌皆源于中国古代哲学。《黄帝内经》不仅对医学中的普遍问题和一般规律进行了系统的研究，而且将取法阴阳、转借精气、因承五行等中国哲学概念移植到医学中，不仅为中医学的体系建构提供了基本的素材，也形成了中医学理论体系与中国哲学体系互为一体、互为同源的文化格局。从《内经》的理念可以得出，人的生命不是人的各种器官堆砌在一起的机器部件，而是相互联系的决定着人之生命活动的有机统一体。人的身体与精神无时无刻不处于相互联系、相互影响之中。可以说，人的机体的情状影响着人的心理状态，反之亦然。诚如"黄帝问曰：人之居处、动静、勇怯、脉亦为之变乎？岐伯对曰：凡人之惊恐恚劳动静，皆为变也""恬淡虚无，真气从之，精神内守，病安从来"（《内经·素问》）。鉴于此，《黄帝内经》从医学哲学的层面上，提出了养生保健的一般方法、一般特点和境界层次。养生保健的一般方法是"精神内守""顺四时而适寒暑，和喜怒而安居处，节阴阳而调刚柔"。养生保健的一般特点是顺自然、调情志、养精神、和术数、保正气。养生保健的境界有真人境界、至人境界、圣人境界和贤人境界。如真人境界的标志："把握阴阳、呼气精气、独立守神，肌肉若一。"（《内经·素问》）

如果说以上所述是在理论层面说明中国医哲相通的话，那么中国古代哲学中的"修身"则从实践的层面体现了中国古代哲学通达身心健康的生命治疗之旨趣。能够看到，中国哲学不乏"修身"的思想和实践资源。无论是儒家的"吾日三省吾身"（孔子），"君子之学也，以美其身"（荀子），"修身为本"（《大学》），还是道家的"故贵以身为天下，若可寄天下；爱以身为天下，若可托天下"（《老子》），"慎守女身，物将自壮"（《庄子·在宥》），这都说明"自我修养"的概念亦即"修行"（明显地近似于"自我关怀"），这被预设为东方思想的"哲学基础"（汤浅泰雄语）。如果说中国儒学是通过"尽心""诚意""尚志""养气""践形"等由内向外的逻辑理路实现通达生命一体的境界，使人在"正的取向"中彰显生命活力以及获得人生的健康和幸福的话，那么，道家则反其道而行之，其通过"心斋""坐忘""虚化""清静""无为"进入身心一体的生命化境，使人在"负的取向"、以退为进中求得内心的安静。尽管中国哲学中的儒道两家在"修身"的逻辑路径殊途有别，但是它们都从不同的致思路径实现了人之身心和谐统一的目的，从而使人在身心一体中实现生命的安康与愉悦。中国的《易经》不但以阴阳对立演绎一个动态化的、鲜活的生命世界，还把人的生命看作一个阴阳对立的、身心动态平衡的过程。中国的太极拳则集《易经》之阴阳辩证大法，通过阴中含阳、阳中具阴、阴阳互变的、一招一式的练习，让身体与心灵合二为一、物我一体。另外，中医学家提出的"养生之术"其内在要旨就是结合中国气功以及中医学中的"吐纳""导引"等原理，从而让人们在身心一体的修行中健康长寿。中国功夫中主张通过"以意导气，以气运身"的练习来逐步提高"心"对"身"的调控能力以及对各脏腑"气机"的统摄能力，从而提高脏腑的能力，使身心在相互作用、互相影响的动态平衡中实现身心的和谐，从而通达生命健康之境。深受中国人着迷的瑜伽，这种运动不仅是把体育与艺术集合为一体的身体运动，更是集哲学、治疗于一体的身体修行方法。在瑜伽的训练过程中，人们的肉体与灵魂、生理与心理、情感与意志得以高度统一。如此，人们能够在身心合一的静态中感悟人生的价值与意义。

中国佛学在汲取中国传统文化的基础上，通过一种形象满足了中国各阶层的心理需求。虽然，佛学在一定意义上有虚妄的缺陷，但是针对现代人内心的空虚导致的精神病痛有巨大的疗愈作用。我们且不说在古代等级森严的社会之中，倡导人人平等的佛教在某种程度上让苦苦挣扎于社会底层的人们看到了享受幸福的希望，单以佛教中言传的万能菩萨能给人们带来平安以及人亡之后升入极乐世界就能给人心灵上巨大的慰藉。诚如《大正藏》对极乐世界解释时有言："由彼界中，诸有情类，无有一切身心忧苦，唯有无量清净喜乐，是故名为极乐世界。"佛教中对极乐世界的描述使得芸芸众生对极乐世界充满了期待与幻想，为消解世俗世界中的烦恼、挫折、痛苦指明了出路，并使生存在苦难中的众生得以精神上的慰藉和希望，赋予红尘苦海中的众生以终极的关怀和精神归宿。在佛教中，众生的痛苦解脱被称为小乘涅槃，而超越红尘进入极乐净土的则为大乘涅槃。《杂阿含经》卷十八云："贪欲永尽，镇患永尽，愚痴永尽，一切烦恼永尽，是名涅槃。"佛教基于对现实人生的价值判断认为，人生本身是痛苦的，是苦难的集聚，就是苦的积聚。只不过佛教中指的苦，并非生理或感知上的痛苦，而是心理意识上的逼迫而产生的忧愁与烦恼。因此，佛教修行的目的就是解除精神上的忧愁、痛苦与烦恼，从这个意义上讲，佛教不仅具有疗愈心灵疾苦的作用和价值，而且是医治芸芸众生心灵创伤的灵丹妙药。在中国文化史上，许多文人志士均把佛法作为心灵最后的皈依。譬如，王维的字"摩诘"，黄庭坚形容自己是"菩提坊里病维摩"，苏东坡用"休官彭泽贫无酒，隐几维摩病有妻"形容被贬黄州时的落魄场景，李白的"湖州司马何须问，金粟如来是后身"等都表达了在佛教思想中寻找心灵上的慰藉。无独有偶，在中国禅宗文化理论的影响下，日本森田正马于 20 世纪 20 年代初开创了"顺其自然，为所当为"的"森田治疗"方法。这一方法已经被国际学界公认为一种可靠而有疗效的疗愈之法。同样，美国宗教学家 F. J. 斯特伦也认为人们可以在佛教修炼过程中，通过超越自我实现终极转变，并在这一过程中实现与真正的终极实体合而为一，以此达到消解世俗世界中的困境与烦恼的目的，实现自我救赎。在这一点上，佛教修炼中的解脱与超越和心理治疗中达到的生命最深层次的改变这一目标是殊途同归的。众所周知，佛教中的禅学不仅是追求完整个性化人格的、修身养性的、立身处世的人生艺术，而且可以说它是一门具有心理分析和治疗价值的高深哲学。佛教中的禅学在强调自我修行的同时，还意在正确处理我与他者之间的关系、我与世界的关系，并在心灵超越中实现各种关系的圆满、均衡与和谐。禅学这种关乎人之命运的生命哲学是一种人类能达到的最高智慧。诚如精神病学者贝诺瓦认为的那样，禅非宗教，而是一种为实践而成立的睿智，一种当代文明可用作范例以摆脱焦虑而达到和谐平静生活的体系。因此，当西方科学模式面对如何解决终极问题而一筹莫展之际，尤其是自然科学带来的负面价值对人的生命造成威胁使人彷徨不安，后现代主义作为反叛西方传统哲学的思潮，应该表明西方现代理性主义已经成为困扰西方哲学乃至科学发展的主要障碍。甚至有些西方哲学倡议从中国文化中吸取有利的因素，以期找出西方文化摆脱困境的出口。正是缘于此，蕴含治疗智慧的中国古代哲学又一次不失时机地成为时代显学。

　　一言以蔽之，随着当代西方哲学的"身体"转向，人类未来医学在生命观、治疗观以及健康观上，都将成为一种超越生物医疗和心理医疗的生存论医学显著于世人之前。生物治疗是一种依赖于药物、手术以及生化乃至基因等各种手段的"唯物"式的疗愈手段。这种治疗的手段是一种有形的、具体的治疗，其明显的疗愈效果已经得到世人的肯认。心理治疗是一种无形的治疗，这种"唯心"式的疗愈方法具有明显的指向性，颇有"就事论事"意蕴。但是，无论是皮埃尔·阿多把哲学当作一种生活方式，福柯对"关怀自我"生存美学的推崇，还是理查德·舒斯特曼通过训练实现身体之美，都是一种哲学式的"高智能治疗"，这种所谓"高智能治疗"与中国古代哲学中的"不知易者难知医学""上医医国、中医医人、下医医病"的思想暗通款曲，殊途同归。一旦我们认真发掘了西方哲学的医学化倾向，就不难发现，我们早先囿于中西哲学比较的困境迎刃而解了，与其说中西哲学的融合与会通，倒不如说在哲学的医学化这一重大问题上，西方哲学的发展路向是向中国传统哲学的回归。无论是现代西方医学模式由生物医学模式向生物—心理—社会医学模式的转换，还是西方蔚为流行的生活方式医学，都足以说明这一切。

6.2.3　融合抑或是回归？

走笔至此，我们再一次发现，从古希腊罗马哲学的治疗智慧、近代西方哲学对医学提供的方法论指导，再到皮埃尔·阿多践行哲学的提出、福柯的"生存美学"以及理查德·舒斯特曼的身体美学以有别于西方传统哲学的致思路径，扎根于现实生活世界中的现实问题，应对现代社会的、群体的和个体行为方式引起的身心失衡导致的生命危机，让我们对人类未来医学关注的生命观、治疗观以及健康观进行重新解读与构建。尽管这些后现代理论孕育成熟于西方语境，但是他们对身体的关注以及对中国哲学中"修身"的认同与推崇，使中西方哲学在未来医学话语的语境中开启了新的对话与交融的空间。理查德·舒斯特曼在《实用主义美学》中写道："我想指出我的实用主义似乎与中国思想走到一起的最后一点：主张身体对作为一种生活艺术的哲学的至关重要的作用。"① 能够看出，理查德·舒斯特曼这个观点旨在说明中国哲学与统治绝大多数欧洲哲学观念主义对身体的忽视不同，它展示了对身体在人性完善中的作用的深深尊重。这种对身体理论的肯认又使人们在改善运动与精神集中能力的实际身体修炼的发展紧密结合。通过这种结合我们的行动变得高雅，而且我们的意识和精神更愉悦、更明锐。当现代人类被名目繁多、纷繁芜杂的现代性"疾病""缠身"

---

① 舒斯特曼. 实用主义美学：生活之美，艺术之思［M］. 彭锋，译. 北京：商务印书馆，2002：5.

时，虽然西方生物医学能够最大限度地消除我们肉体上的病痛，甚至在一定程度上通过器官移植、基因疗法挽救我们肉体意义上的生命。然而，这些高超的医学技术无法灵活应对人类生命深处的难言苦痛，更无法从源头上防治工业社会造就的现代性"疾病"，更无法从根本上解救身陷"病窟"的现代人类。近些年来，"人文治疗""临床哲学""哲学咨商"等哲学治疗形式在欧美国家大行其道以及亚洲传统的"修身"功夫热（诸如"太极拳热"和"瑜伽热"等）恰恰说明了哲学作为一门智慧之学不应该仅是为"专家们保留的专门行话的建构"①，而应该作为一门生活艺术，聚焦于现代人们当下的生存方式以及生存理念，并在一种现实的践行训练中实现身心一体，从而消解现代人类身心分离带来的生命之痛，使人的生命和价值在身心平衡与和谐中得以绽放出来。就像一个伊壁鸠鲁主义者说的那样："说哲学家的言论并不治疗人的任何痛苦是愚蠢的。"② 诚然，对医学话语的关注作为当代西方哲学发展的一个重大趋势，尽管尚未形成一个完整的理论闭环，或者进一步说西方哲学对未来医学话语的重构作为一个时代课题还需要夯实，但是本书旨在通过梳理西方哲学发展历史脉络探寻"身体"被遮蔽以及解蔽的内在逻辑，也大体指向了本论文的研究走向——未来医学的话语重构。虽然如此，本书仍需对未来医学话语的重新建构做如下说明。首先，本书中提到的未来医学的大生命观、大治疗观以及大健康观与当下现代生物医学中的生命观、治疗观以及健康观有着很大的区别，尤其是本书中提及的大治疗观与大众语言系统中言述的临床医学的治疗形式——医学治疗通常是指采用医学方法，如药物或手术等手段干预或改变特定生命状态的过程，其目的为解除生命肉体上的病痛——不同，同样也与纯粹的临床心理治疗——心理治疗面对的是心理现象和心理活动，采用非实体性方式解除心理障碍或情绪困境等专业活动——不同，这种哲学意义上的生命治疗学旨在对人的存在状态进行文化上的诊治，并为恢复人的正常的生存状态以及关注人的主体价值的诉求，并尝试通过谈话、阅读、反思方式以及中国古典哲学式的"修身"、西方哲学式的"关怀自身"技术以及亚洲古老的"冥思"等践行形式实现身心的和谐与平衡，消除本体性、根源性身心疾痛，实现"身体的健康和灵魂的无烦恼"（伊壁鸠鲁语）的幸福之境。也就是说，未来医学的治疗理念是针

---

① P. 哈道特. 作为一种生活方式的哲学 [J]. 李文阁，译. 世界哲学, 2007 (1): 10.
② BLACK W J. Epictetus-Discourses 3 [M]. New York: Walter J. Black, 1944: 4-6.

对人类文明方式或者生存理念导致的人类生命深处的身心疾苦而提出来的，它应对的是人类生命中更为深刻的或者难以言明的身心疾苦。另外，未来医学的大生命观、大治疗观以及大健康观并不完全抛弃现代生物医学技术，而是与传统的生物医学治疗、临床心理治疗难分你我地交织在一起。如果说生物医学治疗、临床心理治疗采用专业化的、具体化的、科技化的手段来医治人的生理、心理疾病的话，那么未来医学可能在更高层面的视域中去对待生命、治疗以及健康问题。尽管生物医学治疗、临床心理治疗与哲学式的医疗手段在疗愈手段以及疗愈理念方面有很大的差异，但是二者在应对人类身心疾病、营造生命健康方面却是百虑一致、殊途同归的打并归一。正是在此基础上，作为一种未来的医学，其生命观、治疗观以及健康观定会与生物医学治疗、临床心理治疗相互补充，并且相得益彰。我们深信，在不远的未来，一个颇具后现代意蕴的、哲学式的未来医学将以更加实用或者更加贴近生活的方式成为破解纷繁杂多的身心疾病的重要手段。而且，中西哲学会在探求生命健康、应对生存以及疗愈生命疾病等问题上逐渐走向新的交融与会通。

王国维说："中西二学，盛则俱盛，衰则俱衰，风气既开，互相推助。"需要指出的是，中西哲学在人类未来医学话语上进行交融与会通的研究，实质上是当代西方哲学对中国哲学的价值认同与回归。无论是从当代西方哲学对"身体"的倍加推崇，还是当代西方哲学的治疗化倾向，都彰显着西方哲学对人类生命的终极关怀。然而，中国哲学自诞生的那天起，就把对人类生命的终极关怀作为自己的首要任务。因为，《易经》作为中国第一部哲学典籍，同样也是中医学科形式的真正滥觞。中医学家、儒家以及道家学者在"医易相通"的基础上和在自身的医疗与修炼实践中形成的中国生命科学关于人的本质和应达到的存在方式解决了人类生命的终极关怀问题，中国的生命科学表明，"医易相通"的哲学承诺和推定与《周易》的"穷理尽性，以至于命"（《说卦传》）终极关怀的价值论成果的统一，是"医易相通"的重要表现形式。当西方哲学反思对人类生命的终极关怀无能为力时，无论是皮埃尔·阿多对西方践行哲学的发掘、福柯对古希腊"自我关怀技术"的推崇，还是理查德·舒斯特曼对中国哲学的借鉴，都指明了中西哲学未来的发展方向，即在中国哲学中找寻文化资源，尤其是人类在发现其自身历史的和社会的、群体的和个体的行为方式引起的价值失衡，使之把自身的本质作为反思的对象时，以"医易相通"为核心理念的博大精深的中国文化就又一次为西方哲学提供了更深刻的思想资源。也就是说，中国的"医易相通"作为一种不同西方哲学形而上学的形而中学，对人类哲学发展做出重要的本体论和认识论以及方法论的贡献，其由形而中学方式承诺和推定的"穷理尽性，以至于命"的生命科学将成为人类科学的终极形式，也必将成为中西哲学比较研究的学术共识和会通的理论根基。

7 结论与展望

中国《诗经》有云："周虽旧邦，其命维新。"哲学作为关涉人类终极存在的智慧之学，并非一个固定的、僵化的理论体系，而是一个"苟日新，日日新"的文化建构。尽管哲学在现代社会遭遇了种种诘难，并出现了危机、贫困等现象，但是，慰藉我们人类生活、教诲我们生存智慧的王者统治之术——哲学却将永恒存在。随着当代西方哲学"身体"转向的到来，哲人们将不得不面对须臾不可分离的身体。身体俨然成为哲学关怀人类终极命题的基本出发点。此外，现象学的身体也会像一棵枝繁叶茂的大树一样，其枝干会穿透各个学科的樊篱，成为其他学科建设和发展的一个新的生长点。

7.1 结论

7.1.1 从"我有一个身体"到"我是一个身体"①

众所周知，西方哲学根性上就是二元化的知识型哲学。这种所谓二元化知识型哲学是指绝然异质并且扬彼抑此的两重世界的设定——理念/现象、上帝/人世，从而引出精神与感性、灵魂与肉体、观念与现实等一系列二元对立的情态。其基本诉求是"从事物的经验知识开始追问下去，一直追问到逻辑允许的最大问题"，这时，事物实际上早就不存在了，只剩下概念，这种哲学实际上是

---

① "我有一个身体"的表述出自笛卡尔《第一哲学沉思集》的"第六沉思"的提要中的"有一个世界，人有肉体"。"我是身体"的表述则出自梅洛·庞蒂《知觉现象学》中提出的"我是我的身体"。

关于概念的知识。舒尔茨（Walter Schulz）将西方哲学二元化的趋势界定为"科学化"和"肉身化"。正是基于"科学化"与"肉身化"的裂分，真实西方传统中精神、肉体斗争的一个变形，"科学化"源于对本体论形而上学的反动，但在压制肉体感性上又与后者有着立场上的高度一致；"肉身化"在本质上就是感性冲动对理性强制的一种反抗，作为现代哲学的两极，高扬生命强力、感性本能的"肉身化"思潮，与平抑个性本能、确保客观基础的"科学化"思潮，形成一种拉扯局面。

随着黑格尔哲学之后人本主义的兴起，"肉身化"已经成为当代哲学发展的重要趋势。其中，"翻身"运动尤其能体现"肉身化"这一发展态势。费尔巴哈宣称，"感性便是现实""人的存在只能归功于感性"。"旧哲学"出发点是不考虑肉体的抽象的思维实体，"新哲学"则强调"肉体总体就是我们的'自我'，我的实体本身"。在《反对身体和灵魂、肉体和精神的二元化》一文中，费尔巴哈反复强调，身体和灵魂间的对立，甚至在逻辑上都是无力的；把人分割为身体和灵魂、感性和非感性的本质，只不过是一种理论上的分割；在实践中，在生活中，我们否定这种分割。人的存在只能归功于感性、理性，精神只能创造著作，但不能创造人。在最后，费尔巴哈断言："人的最内秘的本质不表现在'我思故我在'的命题中，而表现在'我欲故我在'[1]的命题中。"正如身体捍卫者扬扬得意地指出，一个反叛身体的大阴谋正在告终。"在西方哲学发展的历史中，我们贬低、抹杀和污蔑我们的身体几乎有两千多年了。我们的宗教是没有形体的宗教，而我们的心理学则是没有形体的精神的心理学。我们企图做一个没有身体的人我们就得到了报应。"[2] 不仅要正"视"身体、直"面"身体、"思"考身体，更要"做"身体性的人。叔本华认为，"从外面来找食物的本质是绝无办法的"，事实上，"这个探讨人自己的根子就栽在这（样一）个世界里，他在这世界是作为个体（的人）而存在的"。认识主体是作为身体客体化的欲求之身，既是表象也是意志，既是行为也是欲求，两种呈现方式乃二而一的关系。由此可以宣称："我的身体和我的意志是同一事物。"[3] 身体感受、意志冲动取代了理性原则和外向认知，身体化和内在化的倾向开始同时凸显，但

① 费尔巴哈. 费尔巴哈哲学著作选集［M］. 宋震华，李金山，译. 北京：商务印书馆，1984：208.

② 莫里斯. 开放的自我［M］. 定扬，译. 上海：上海人民出版社，1965：25.

③ 叔本华. 作为意志与表象的世界［M］. 石冲白，译. 北京：商务印书馆，1982：150.

对东方宗教的误读使叔本华哲学中弥散着宗教的悲观情绪，尼采扫除了叔本华的悲观气息和宗教色彩，身体、感性和欲望的诉求以一种强力的面目、尖锐的论调出现。由此，在广阔的哲学视野中，以本质的肉身来解构理性化本质形而上学的运动——哲学的所谓"肉身化"进程渐入高潮。与此相伴的，是一波又一波的挑战和应战的哲学抗辩。刘小枫敏锐地看到科学化哲学的主要支点是本质化的"逻各斯"，历史叙述哲学（诗化哲学与实用哲学）的基本支点是肉身的本质或本质的肉身，在现代哲学的两大决定性专项中，"从逻各斯转向肉体"，其意义甚至大于哲学的"科学化"，这就是"本能造反逻各斯"[1] 的现代哲学思想运动。

"肉身化"运动终于在现象学内在的变革中得以成功。尽管胡塞尔意识现象学的纯粹意识根本上与身体无关，但是为了回答处于我的物与人如何可能的问题，必须开出现象学意义上的身体之维，以达成内在自我与实在世界的联系。海德格尔基本本体论的 dasein 的本质意义"在世"与内含的"共同存在与共同此在"，已经蕴含了世界与他人的存在，没必要开出身体之维，但这并不意味着一种无身的 dasein，"在 dasein 烦忙于世的筹划中，dasein 的现身性太重，已经蕴含着身体的因素在其中了"。梅洛·庞蒂遵循现象学的初衷，把我们认识世界的起始点定格在身体的知觉，而不是意识才是认识世界的阿基米德点。身体主体取代意识主体的地位已经成为当代西方哲学的学术共识。

不难发现，当代西方哲学以"身体"转向挣脱了超世与现世、理念与现实的二元景观之后，知识性诉求在"肉身化"潮流中被削弱甚至被摒弃。人存在于世，必在血肉形身中体现其所是，实现其所向。人作为身体的存在，正是人之为人的重要特征。身体，既是人之自我理解的起点，又是人在与社会、自然的联系网络中沟通、交往的存在支点甚至价值支点。探查人的身体感、身体思维、身体展演，可更好地理解和发展自我，借着身体的认知与实践，可更好地调整自我与他我、小我与大我（社会、自然、神）的互动关系。人的身体作为表达人际关系和人神关系的自然符号（natural symbol）[2] 是任何人文学科都难以绕开的话题。应该说，"我"在拥有身体的同时，人本身就是身体。

---

① 刘小枫．现代性社会理论绪论［M］．上海：上海三联书店，1998：158．
② 李亦园．人类的视野［M］．上海：上海文艺出版社，1996：5．

7.1.2 超越技术主义，走向生存论医学

在人类延年益寿的历史中，首先，人类战胜了野兽，使人类消解了外在动物对人类生命的威胁；其次，人类又开始了与微生物和寄生虫的斗争。在同微生物斗争中，人类通过显微镜等物质工具看清了瘟疫的本来面目，并用抗生素为人类战胜瘟疫以及感染性疾病提供了有效武器。这场与微生物的斗争还未取得决定性胜利的时候，诸如心脑血管疾病、癌症、意外伤亡以及相关的心理性现代文明疾病又成了困扰人类生命健康的主要障碍。这种现代文明疾病不像微生物致病模式那样简单，而是呈现出"立体化""多态性""魔方"的特点。现代文明疾病既有遗传因素，又有环境、生活习惯、心理（性格）、社会、家庭及人际关系等各种因素。临床上致病因素的变化，导致了疾病谱的演变，于是实践向理论提出了挑战，理论不得不向广度及深度发展，以适应新的实践，指导现在及未来的实践。因此，人类的医疗形式主要呈现为两种：生物治疗、心理治疗。生物治疗作为医学最基本的疗愈手段，是一种求生存的最迫切的本能性治疗。这种治疗通过药物、手术、物理、化学、生化乃至基因等各种手段治愈疾病，恢复人们生命健康。心理治疗主要是解决心理困扰、心理问题的无形的疗愈手段。从人类医学形式的划分中能够看到西方哲学身心二元论思想的身影，诚如西方哲学家认为的那样，生理的疾病交给医生，心理的疾病由哲学来负责。医生和哲学家用不同的方式延长了人们的生理寿命和心理寿命。但是，随着身体现象学逐步渗入医学领域，现象学身心合一之身、自足性之身、互体性之身以及世界的"大身子"等身体观已经在冲击着医学固有的医疗模式，也就是说，有些人生的困惑并不是心理疾病，亦非生理疾病，而是人们更深层次的疾病。比如，有关人的生死问题、生存的价值和意义问题，这些都非生物治疗和心理治疗能够解决的。因为，在医学领域中需要一种更高级的治疗方式，这种治疗方式能够将人的生老病死宏观化、抽象化、自然化，不仅把生离死别当成人间最大的悲剧，也淡化为人之常情。这种治疗不拘泥于一事一物的得与失，不纠缠对某一问题的看法，而是对治疗的需求日益淡化。这种"高智能治疗"就是一种生存论医学。如果说生物医学是消除疾病使患者恢复生理健康，心理医学主要克服心灵障碍的话，那么生存论医学是一种激发生命的自组织系统、发挥个人潜能、实现自我存在意义的高层次医学。

毫无疑问，这种生存论医学得以建立的理论根基是现象学的身体理论。如

前所述，人的身体是人存在的根本方式，我们不能离开身体去讨论人的生存问题。身体是人生存空间的中心和原点。也就是说，人活的身体总是承载着个体所属的生活世界，并表达着这个世界；通过身体，生命的过去与未来融合在一起，共同塑造着个体的当下处境。现代医学模式（生物医学和心理医学）的一个重大弊病就在于它将身体贬为对象物，而切断了医生与患者之间的交流。也就是说，当科学之光照在人的生命之上时，"人的生命自身就成了与医生的精神交流断绝的客体"①。为此，海德格尔一针见血地指出了现代医学模式的最大困境就是把活的身体当作一个客观的、死的物体。正是在这样一个理念上，现代医学把疾病看作肉身上能够被定位的症状的集合，而患者以及其生存的处境完全被忽视了。现象学的身体观告诉我们，人的生存从来都是一个身心共在的状态，每个人的存在又是属于我的"在—世界之中"的自身存在。或许，我们能够把"身""理解为生存的不同环节"，但是，这看似属于生存的不同环节的身体与心灵却分享着一个共同的生存结构，这就是说，身体与心灵总是交织在一起，并且与世界密不可分地交织在一起。正是因为人是身体性存在，海德格尔把情绪看作是人的身体性存在方式的最为突出的表现。情绪就是人在这个世界的一种"使入迷"的状态，即人类以其身体性的整全性存在于世界之中。通过情绪能够恢复人的健康的标志在于人能够重获自由的能在的能力，也就是通过情绪能够让"我能"的身体以一种开放的、朝向可能性姿态展示，即主体绽出的"在—世界之中"存在的方式。而疾病就是人的身体性情绪的"缺乏"。医学技术主义的缺陷就在于当它以解剖学的视角将身体看作死的物体的时候，它使身体游离于生存之外，也由此遮蔽作为"缺乏"的疾病现象。这就是现代生物模式的弊端。

因而，超越现代医学模式的生存医学，彻底打破了对人的存在方式的层级化的把握，打破心理—生理的二元区分，从生存深度上把握的"完整"既包括身体的完整，也包括心灵和情绪的完整。所以，从生存论的角度来看，对疾病意义的解释离不开患者主体的感受方式，疾病的定义必须延展为将患者的个人生活史（personal historical）和一些影响患者判断的社会（social）因素包括在内。然而，生存论医学模式对患者生活史和社会因素的考察，并不像现代医学

---

① 池田大作，汤因比. 展望 21 世纪：汤因比与池田大作对话录［M］. 荀春生，朱继征，陈国梁，译. 北京：国际文化出版社，1997：93.

模式划分出生物治疗模式、心理治疗模式以及生物—心理—社会医学模式那样，把患者的生活—身体、精神和社会维度切分给不同的科学来管理，而是恢复患者丧失的自然秩序，重获生存的价值和意义。

一言蔽之，生存论医学与现代医学模式不同，生存论医学是一种技艺。技艺不仅是一种手段，更是一种解蔽方式。也就是说，生存论医学是将存在从遮蔽（不在场）中带出来以至无蔽（进入开放的场所）的"产出"，这种意义的产出与自然是同节奏的。尽管现代技术本身也是一种解蔽方式，但这种解蔽并不将自身展开为产出，在这里"起支配作用的解蔽乃是一种促逼。此种促逼向自然提出蛮横要求，要求自然提供本身能够被开采和贮藏的能量"。从现代医学到生存论医学模式的过渡不仅是医疗手段的变更，更重要的是改变了医学实践的本质。生存论医学作为一种技艺并不是将自身提升为自然的主宰，将身体看作技术的重塑和再造的客观对象，而是在遮蔽与无蔽的交界处、在暧昧与神秘之处，回应着其他事物，允诺给它们如其所是地显现出来的空间，探寻存在的意义和价值。生存医学模式已存在取代现代医学的过程（技术自我增长的欲望），在这样的医学世界中，医学专注于人是谁以及人如何存在的问题，使得生存取代过程成为推动医学发展的最终力量，以至于在这样的医学世界中"我们无法提出人是谁以及人如何存在的问题"。正因如此，生存论医学模式克服医学技术主义尚未经反思的前提观念和偏见，而将医学放置在疗愈人的生命存在困境的高端，而非让医学领域委托给医学技术专家之手。如果说现代医学模式实现了所谓的技术对自然疾病的克服与控制，生存论医学模式就是放眼现代人的命运去考察、克服存在困境，以更为宽阔的视野回答什么是生命，什么是疾病，什么是治疗以及什么是健康。换言之，生存论医学就是致力于超越精神与身体医学以及二元论，实现生命自由的"身体意义学"①。

---

① 勒布雷东. 人类身体史和现代性［M］. 王圆圆，译. 上海：上海文艺出版社，2010：126.

7.2 展望

7.2.1 哲学现实化

无论是当代西方哲学的"身体"转向，还是对未来医学话语体系的重新构建，都无不说明哲学呈现一种现实化的发展态势。承前所述，黑格尔之后的西方哲学界处于分崩离析、门派林立的状态。大体来讲，无论是科学主义哲学路线、人本主义哲学路线还是马克思主义哲学路线，都殊途同归地把人的问题作为哲学谈论的核心议题。这一核心议题也透露出西方哲学现实化的伟大转变。关于这个转变，尽管在亚里士多德的"潜能与现实的关系"中已经萌芽，黑格尔也曾提出"哲学的内容就是现实""哲学所研究的对象就是现实性"① 等相关命题，海德格尔的存在现象学也试图用人与存在融合之思以对人生意义的关心代替了传统哲学对事物本原的形上追思，但是只有马克思在批判黑格尔的现实哲学化研究范式的基础上，实现了哲学现实化的研究范式转型。说到此，我们就不得不重新引用马克思那句蜚声世界的名言："哲学家们只是用不同的方式解释世界，问题在于改变世界。"② 在马克思看来，黑格尔哲学之所以囿于空洞的玄学而难以自拔，是因为黑格尔让现实世界融入理性而在此基础上建构了一个由客观理性和思辨逻辑编织而成的冰冷的范畴王国。这样，一个鲜活的生活世界却被遁形隐匿了。为此，马克思一针见血地指出，黑格尔哲学是一个"无人身的理性"③，并且要求把批判提高到"真正的人的问题"④。正因如此，马克思实现了哲学视域由抽象的思辨王国向现实生活世界的转变。与黑格尔以及之前的哲学传统——倾向于对既在事物的审视注解和论证这一注重解释世界致思路径不同，马克思认为哲学不仅应该解释世界，而且更应该坚持反思批判超越

① 黑格尔. 小逻辑 [M]. 贺麟，译. 北京：商务印书馆，1987：45.
② 中共中央马克思、恩格斯、列宁、斯大林著作编译局. 马克思恩格斯选集：第 1 卷 [M]. 北京：人民出版社，1995：57.
③ 中共中央马克思、恩格斯、列宁、斯大林著作编译局. 马克思恩格斯选集：第 1 卷 [M]. 北京：人民出版社，1995：57.
④ 中共中央马克思、恩格斯、列宁、斯大林著作编译局. 马克思恩格斯选集：第 1 卷 [M]. 北京：人民出版社，1995：57.

为现实世界提供前导性的理念，从而引领时代发展，发挥改造世界的功能。西方思辨哲学尤其是黑格尔哲学认为："一切问题要能够给以回答就必须把它们从正常的人类理智的形式变为思辨理性的形式，并把现实的问题变为思辨的问题。"① 在黑格尔那里不是只有思辨问题才是真正的问题，人的本质也是抽象思维人的本质的异化，或者说，这只不过是自我意识的异化。"逻辑学是精神的货币，是人和自然界的思辨的思想的价值。"② 针对黑格尔哲学把思想的价值归于逻辑学，把人的产生归结为抽象的精神劳动，把人的本质归结为抽象思维以及把人的本质的异化归结为自我意识的异化，马克思批判了这样的研究对象和研究方式并表达了自己的理论旨趣。马克思批判黑格尔哲学的研究对象"根本不存在于现实界而只存在于云雾弥漫的哲学幻想的太空"③。同时，针对这样的哲学研究倾向，马克思表达了自己的理论志向。"德国哲学在太空飞翔而他只求深入全面地领悟在现实生活中遇到的日常事物。"④ 正是循着这样的研究理路与逻辑倾向，在深入揭示并批判黑格尔颠倒现实的与非现实的、人和自然界的哲学倾向之后，马克思得出了自己的结论："人的历史是一种有意识地扬弃自身的产生活动历史，是人的真正的自然史。"⑤ 此外，马克思致力于从现实的人及其实践活动与历史发展出发寻求适合人的自由全面发展的理想社会形态，并在现实资本主义批判中探寻人类解放与人的自由全面发展的路径。为此，马克思指出："时间实际上是人的积极存在，它不仅是人的生命的尺度，而且是人的发展的空间。"⑥ 由此看来，时间作为哲学范畴是与人的生存活动密不可分的。显然，马克思主义哲学中的时间观与海德格尔存在主义的时间观不同，因为海德格尔的现象学中存在论并未消除人生存实践中烦、畏、死等消极轮回的成分，因而现

---

① 中共中央马克思、恩格斯、列宁、斯大林著作编译局 . 马克思恩格斯选集：第 2 卷 [M]. 北京：人民出版社，1957：115.
② 中共中央马克思、恩格斯、列宁、斯大林著作编译局 . 马克思恩格斯选集：第 42 卷 [M]. 北京：人民出版社，1979：160.
③ 中共中央马克思、恩格斯、列宁、斯大林著作编译局 . 马克思恩格斯选集：第 1 卷 [M]. 北京：人民出版社，1995：57.
④ 中共中央马克思、恩格斯、列宁、斯大林著作编译局 . 马克思恩格斯选集：第 40 卷 [M]. 北京：人民出版社，1982：651-652.
⑤ 中共中央马克思、恩格斯、列宁、斯大林著作编译局 . 马克思恩格斯选集：第 42 卷 [M]. 北京：人民出版社，1979：169
⑥ 中共中央马克思、恩格斯、列宁、斯大林著作编译局 . 马克思恩格斯全集：第 47 卷 [M]. 北京：人民出版社，1979：532.

实生活世界中的创造、开拓的自由精神依然是在遮蔽状态中。马克思主义哲学中的时间观却直面人类的生存世界，一举消解了海德格尔哲学中消极因素，为西方哲学的现实化奠定了基础。

同样，哲学现实化也体现在被世人诟病的实用主义那里。对于现代哲学出现的危机，实用主义以其"实用"精神不仅顺应了20世纪的时代潮流，而且重视实践经验、关注现实生活、扎根现实人生的哲学诉求是其久盛不衰、独领风骚近百年的重要法宝。实用主义能够逆绵延两千年形而上学之传统，是因为其深深地扎根于现实世界中。如罗蒂认为的那样，古希腊哲学和中世纪哲学的研究焦点是事物，近代哲学的中心思想是观念，而词语则成为现代哲学的核心。那么，分析哲学已经走到了自己历史发展的尽头，未来的哲学前景就是融入文艺与诗歌，"但他需要重塑西方哲学史，需要把实用主义嫁接于法德传统之上来证明一种新方向"①。应该说，实用主义是最早以拒斥心物、主客二元分立和实体本体论为特征的传统形而上学哲学派别之一。实用主义哲学家大都反对将心物、主客、思有等二元对立作为哲学研究的出发点，拒绝对关于世界是实体性的基础、本质等传统哲学的基本问题做出回答，并主张对追求普遍和绝对意义的哲学体系弃若敝屣。实用主义哲学家一致认为哲学应该把研究的焦点放在人的现实生活领域，并成为化解现实问题的、科学的认识论和方法论，最终实现哲学由自在世界向人化（经验）世界的转化。他们既承认自己是近代经验主义传统的继承者，又要求超越后者的形而上学性。这个哲学学派认为哲学是一门关于人的现实生存以及生活实践的方法论，而不是运用逻辑思辨的套路建构一个由所谓超验的物质实体和精神实体混杂在一起的逻辑体系。在实用主义看来，经验并非一种纯粹的物质和精神存在，而是人与其客观对象诸如主客、心物之间相互作用的活动和过程。也就是说，经验并不是一种实体存在，而是作为上述相互作用的活动或过程，是人们的现实生活和实践。实用主义哲学家认为，哲学研究的对象应该是人类共同生活的世界，而不应该从事抽象的思辨。实用主义区别于其他西方哲学流派的最主要的特点在于它更强调哲学应着眼于现实生活，把信念作为出发点，并把行动这一主要手段与获得实际效果的最高目标结合起来。实用主义哲学尤其重视实践和行动在哲学中的主导地位，这是实用主义与其他哲学相区别的重要标志。当代美国实用主义哲学家莫利斯说："对于

---

① 徐友渔．评"哲学中的语言转向"［J］．哲学研究，1991（7）：49.

实用主义来说，人类行为肯定是他们所关注的核心论题。"① 正是在这个层面上，实用主义哲学其实质就是实践哲学、行动哲学和生活哲学。实用主义的英文为 pragmatism，源出于希腊文 pragma，本义就是行为、行动。诚如杜威认为的那样，一旦哲学服务于现实的日常生活，哲学的抽象思辨性就会自动消失。哲学将成为一种更符合社会需要、具有实效的工作。正是在哲学的研究中，现实中一些弊端的原因得以澄清，一些美好的社会理想的概念就会建立起来。总之，集中精力提出一种思想和理想，作为认识和纠正具体社会弊端的方法，而不是一个什么天国或遥遥无期而又无法实现的目标。这是实用主义哲学学派的基本议题。同样，实用主义哲学家皮尔士认为，哲学中的观念、理论前提并不是脱离现实生活的教条，而是指导生活实践的行动纲领。这些行动纲领的功效就是让人们在行动中拥有更强的自觉性，大大降低盲目性带来的风险，并指导人们去规划实现更好的未来。所以，一切观念、理论必须与实际相符合。皮尔士进一步指出，为保证观念与世界的一致性，哲学家必须具备探索事实的忠诚品质，并能面对现实问题提供特殊观察、自觉地运用实践标准来检测观念的真理性。对任何一种观念、理论不做终极性的结论。因为，这些观念、理论只要能在事实上使生活适应实际的整个状态，就可以达到实用主义哲学的目的追求。从这个意义上，实用主义哲学是一种人生哲学，它用独立行动者的目光来探索知识、世界和人的问题，而且把哲学当作为人生活所用和改进、丰富人类的一种生活服务。由此可以看出，实用主义哲学实质上是以人为中心的哲学学派。它是建立在对人的本性的研究上形成的，其主要精神是探索、实验、求实与进取。唯其如此，哲学的生命力才能在与人有关的事物和实际问题研究中彰显出来。

在西方哲学经历了马克思和实用主义哲学家的努力之后，我们欣慰地看到，当代西方哲学已经开始走下神坛，并对现实中各种问题进行积极回应，努力实现自身的转变。譬如，法国的皮埃尔·阿多、福柯以及美国新实用主义美学家理查德·舒斯特曼都从不同视角展现了哲学实践的价值和意义；西方"人文治疗""哲学咨商"以及各种各样、名目繁多的哲学治疗已经在化解现代人生命危机方面做出积极的尝试，成为哲学现实化的践行先锋。凡此种种，都已经体现在本书的前期探讨中。反观我们驻足的宇宙世界，我们能感悟到宇宙世界不仅

---

① MORRIS C. The Pragmatic Movement in American Philosophy [M]. New York: George Braziller, 1970: 10.

是我们言说的客观存在者，同时也是内化为我们难以分离的生命意志，也是内在于人的生存实践中的人之肉身。也正是在这个世界内化为承载生命肉体之身，整个世界才处于变动不居的流动之中。正如马克思认为的那样，"人不是在某一种规定性上再生产自己，而是生产他的全面性。不是停留在某种已经变成的东西上，而是处在变异的绝对运动之中"①。在哲学现实化的进程中，存在的意义最终要靠实践去揭开和展示，所以，在人类全部活动中，西方传统哲学逻辑化、理性化的认知活动以及所谓概念化的语言分析法已经失去了任何意义上的、绝对化的超越性。同理，人类只有把语言、科学、传统形而上学等作为认识、追求和把握真理的特定方式归并于生存实践的根基上，才能使其具有一定的合理性。缘于此，存在的意义一旦被人类实践哲学放置在最彻底的历史活动中，各种永恒在场的形而上学不仅在思想内容上还在理论策略上都被涤荡得干干净净，没有留下任何踪影。

7.2.2　哲学多元化

曾有人戏称："20 世纪西方没有哲学。"这句话实则道出了 20 世纪西方哲学舞台上再也难以寻见包罗万象的伟大的哲学体系，而是"马赛克式的多元化"② 的哲学场景。毋庸置疑，黑格尔式的哲学体系构建已经成为历史的过去。胡塞尔、海德格尔、罗蒂这些著名的哲学家都没有为建构一个庞大哲学体系而做出过多的努力。反而，这些哲学家都把自己的哲学与现实问题集合起来以至于形成独具风格的、具体化的哲学理论。正是在这个由于缺乏完整而连贯的哲学图景中，我们看到了当代哲学的多元化的时代特色。尽管罗蒂、阿佩尔都曾经试图将大陆哲学和分析哲学沟通起来，但是由于各国的文化的特质不同，很难形成千篇一律的哲学。此外，由于各种历史的、政治的甚至是地理的原因，再加上面临的问题不尽然相同，其哲学必将显示不同的特色。

西方哲学多元化的另一个表现就是哲学与其他学科尤其是科技的媾和而呈现出跨学科、跨领域的纷繁复杂的局面。毋庸置疑，现代哲学家特别重视科技对哲学的影响。譬如，在最近几十年中，英国进行了将电脑芯片植入人的身体

①　中共中央马克思、恩格斯、列宁、斯大林著作编译局．马克思恩格斯全集：第 46 卷［M］．北京：人民出版社，1979：48.
②　梦海．20 世纪现代西方哲学的趋势［J］．社会科学战线，2000（3）：82.

或者大脑的试验，然后贯彻芯片技术对人的意识和精神的影响。从这种高科技试验中，以往现象学中难以解释清楚的理智问题、心理意向性问题似乎都能够在科技的力量下得到一定的启发。这就是心智哲学（mind philosophy）。此外，基因科学、器官移植、克隆以及仿真术等也都将与哲学相结合，形成一系列对具体问题展开哲学式探索的崭新学科。我们可以说，科学技术的每步前进都在某种程度上把哲学推向更高的层次。反过来讲，哲学的每次提升也都会带动科技的进一步发展。哲学和科学正是在相辅相成的路途上一路前行。需要提出的是，目前与哲学结合比较紧密的就是人类的医学。众所周知，人类自群居以来，就开始同疾病这一"文明"伴生物进行斗争。不幸的是，在人类与疾病斗争的历史长河中，人类的战绩是负多胜少。即使在现代生物学、医学乃至人类科学飞速发展的今天，我们在攻克一些疾病的同时也面临新的疾病的侵扰。疾病就像挥之不去的梦魇与人类如影相随。诚如苏珊·桑塔格所说："疾病是生命的阴面，是一更麻烦的公民身份。每个降临世间的人都拥有双重公民身份……"①也就是说，世界上的每个人既拥有健康的公民身份，又拥有疾病的公民身份。尽管我们都愉悦于停留在健康王国，但是我们作为疾病的公民身份总有一天也会得以彰显。面对人类无法改变与疾病共存的历史命运，医学与疾病正在魔高一尺道高一丈、道高一尺魔高一丈的状况中竞相增长。在这场与疾病旷日已久的战争中，一方面是医学越发显示出对人体结构与发病机制研究的细致化、专业化，医学日益成为一门更独特的专业领域；另一方面则是随着现代性的交通工具的逐渐普及以及人们交流的日益频繁，疾病的流行无论从传播速度还是在流行空间上都超越了人类 20 世纪之前的任何时代。譬如，"1918 年的流感大流行，波及世界五大洲，导致约 2500 万人丧生；20 世纪 80 年代后的艾滋病的全球蔓延、SARS 和禽流感的广泛威胁，以及全球气候变化所引发的疾病流行趋势变化，都凸显出疾病的全球化影响"②。尤其是 2019 年以来，新冠肺炎疫情在全球的肆虐，疾病的全球化使现代医学不得不走出自己独特的专业化的窠臼，从原来的纯粹生物机体病变的单一化诊断路径，逐步发展为社会、环境以及文化理念生存方式等综合性的诊断模式。也就是说，面对世界各民族文化的交融与融通，疾病的多元化特性已经成为现代人的共识。此外，越来越多的历史学家、

---

① 桑塔格. 疾病的隐喻［M］. 程巍，译. 上海：上海译文出版社，2003：5.
② 基普尔. 剑桥世界人类疾病史［M］. 张大庆，译. 上海：上海科技教育出版社，2007：9.

地理学家、人类学家等为了对人类社会发展变化做出更深刻的研究，也需要了解更多的有关疾病的生物学知识。作为生物医学家，同样也开始了对疾病与文化、地理环境以及人类生存方式的关注，以期在更广阔的领域中研究疾病的根源以及探寻疗愈疾病的策略。其实，在 19 世纪就有医学家开始尝试从宏观审视疾病的演化。德国医学家 August Hirsch 收集了涉及疾病的病因学和流行病学的历史与地理的信息，独自完成了《历史地理病理学手册》（*Handbuch der historisch-geographishen Pathologie*），这部著作于 19 世纪 60 年代出版，该著作呈现出医学病菌理论诞生之前西方人类疾病的历史画卷。可以发觉，传统医学的生物学医治模式正在向生物—心理—社会综合医治模式悄然转换。健康与疾病的问题不仅仅是一个生物医学的问题，它也是旷日持久的、歧义较多的社会文化问题。当我们从生物医学的视角探寻疾病的自我角色问题，往往也难以忽视对病痛定义所处的那个文化背景、语言形式以及行为方式。疾病既是一个生物现象，也是一个隐喻着特殊的时代的信仰文化价值议题。因此，当下我们关于"疾病"构成的观念可能不同于过去人们的观念或其他异域的观念。鉴于此，对疾病的彻底解析，唯有从跨学科、多领域、多视角展开，才能更全面、深刻地了解疾病的原发机制与人生命深处的危机。值得一提的是，人文学科尤其是哲学这一人类最古老的智慧之学在疾病的叙事中具有举足轻重的地位。人类作为万物之灵，智慧的思考是人类如影相随的"人生伴侣"。有了智慧思维的陪伴不但能使我们更坦然地、平静地面对疾病，而且还能因势利导地缓解和治疗疾病，把疾病给我们带来的身心伤害和社会风险减至最低，使人类的生命在亘古的绵延中永葆生机。

7.2.3 中国哲学的"发声"

面对西方哲学现实化、多元化的发展趋势，中国哲学该怎么做？毫无疑问，在世界已经成为一个地地道道的地球村的今天，任何国家的哲学或某个民族的哲学都难以自行其是、独自发展。中国哲学作为世界哲学重要的组成部分，其发展离不开世界哲学这个舞台。同样，世界哲学的全面健康发展也照样离不开中国哲学。关于中西哲学的比较与会通在中国学界已经是耳熟能详的话题。从最早的儒学大家梁启超、王国维到贺麟、金岳霖、冯友兰、张颐、宗白华等都在尝试"自我发声"的过程中将自我理解交融于西方哲学中。譬如，冯友兰将中国哲学与美国实用主义哲学结合在一起，贺麟则是把朱熹的心学与黑格尔哲学相结合。应该说这是他们那一代人最早的"自我发声"的大胆尝试。在中国哲学界尝试中西哲学比较、融合的同时，西方哲人也正在从中国哲学的资源中吸取营养，发展自己的哲学理论。譬如，海德格尔哲学吸收了中国哲学中的"器"的理念；叔本华从东方哲学吸取精华，特别是佛教思想对叔本华的哲学产生了较大影响。尤其是当代美国实用主义美学家理查德·舒斯特曼认为中国的"修身"哲学不仅对其身体美学有重要的启迪意义，也是会通中西哲学的重要桥梁。问题在于，对于中国这些经典文化，大多外国人知之甚少，甚至闻所未闻。这就导致了中西哲学之间交流的不对等性。哈贝马斯到中国之后曾经说："我们之间的了解是不对称的。我们了解你们太少了，你们了解我们太多了。所以我们没有对话的基础。"① 也就是说，就目前情况来看，我们的哲学和文化与我们的经济实力是不相匹配的，我们自己的声音太少。鉴于此，中国哲学不仅要发展自身的理论建构，更需要学会"发声"，让其他国家的学者真正了解中国哲学的特有本质，这样才有利于中西文化的交流与沟通。就像本书阐述的那样，当代西方哲学的"下学而上达"以及对生命危机的治疗化倾向都给中国哲学的"发声"提供了千载难逢的契机。

如前所述，中国古代哲学既是中国传统文化之精髓，又是疗愈人之身心疾病的灵丹妙药。从中国古代哲学"儒、释、道"三大家的思想来讲，其中颇具调节身心健康的文化因子。正如赵杳在《原道论》所讲，以佛修心，以老（道教）治身，以儒治世。儒家的"孔颜之乐"、道家的"至乐"以及佛家的"极乐"都从不同视角显示了中国古代哲学对美好、幸福、健康人生的向往。面对博大精深的中国文化，美国心理学家也都认为，亚洲的宗教、中国的哲学在某种意义上都可称得上是一种心理疗法。同样，冯友兰在《三松堂自序》中鲜明地提出中国哲学就是"意义"哲学，其根本的宗旨就是提高人的精神世界，并且让人在愉悦的精神世界中体悟人生的价值和意义。具体来说，儒家的哲学思想是主张通过张扬个体的主体性这一正的精神能量去应对心理疾病与困惑，并试图对"命"的解读去消解人生的挫折和不幸的人生境况。儒家哲学的完美人格是重视个人的自我修炼，在不断突破个体内在制约而达到无限境界中实现"内圣外王"。除此之外，中国儒家在处理与他人的道德价值问题时，孔子用

---

① 路强. 当代哲学发展的世界图景与范式转换：谢地坤研究员访谈录 [J]. 晋阳学刊，
2014（6）：9.

"和"的理念告诫人们应该用恭顺、谦让、宽容的态度建构人与人和谐关系的世界图景。这种"和"的世界图景包括人己之和，人与人之和，人与社会之和，人与天地之和。能够发现，在这一切"和"的关系中，人己是世界之和的出发点。这一思想，不外乎儒家旨在希冀通过个人的修为成就克己向仁、内在欲求合于仁、外在行为合乎礼的仁人君子。这种内修外达、内外俱佳的文质彬彬的仁人君子就是和乐境界的最好表现。一如儒家强调的"己所不欲，勿施于人"（《论语·颜渊》）以及"己欲立而立人，己欲达而达人"（《论语·雍也》）的思想，就是塑造这种仁人君子的基本原则，也是成就理想人格的基本范式。与儒家通过形塑仁人君子消除心理疾病与困惑的治疗方法相同，儒家思想的疗愈功能也体现在孔子大力提撕的"适中"观念。孔子认为，作为一个君子一定要把控自我内在的世界，做到心理适中、平衡。在日常生活中，做人不狂不狷，处事无过亦无不及；态度温而不厉，情绪乐而不淫，哀而不伤。中庸之道是维持内心和谐的一个重要手段，是儒家修身的极致。张岱年将中庸之道称为德："所谓'中庸之为德'就是经常遵守一定的标准，既不过，亦不是不及，这是中庸的品德。"宋代理学家糅合了中国传统哲学中的"天人合一"与佛教的唯心论，在现实中苦苦修行，达到心思端正的境界。与宋代理学家的思想不同，《礼记·中庸》强调"致中和，天地位焉，万物育焉"，其旨在强调盖天地万物本吾一体，吾之心正，则天地之心亦正矣！如果说《礼记·中庸》从强调"和"去实现个人和社会的和谐发展，进而更多地关照物质生活的话，那么宋儒对于中庸的解释更多是关照人的心灵，是追求一种精神上的"中和"。此外，"中庸"中的"和"的思想也体现在《黄帝内经》的心理摄生等方面。如《灵枢·本神》指出，"智者以养生也，必顺四时而适寒温，和喜怒而安居处，节阴阳而调刚柔"。另外，儒家用"命"来化解重大的挫折和不利的人生境遇，认为一切都是"命"决定的。朱熹说："人物之生，凶吉祸福，皆天所命，然惟莫之致而至者，乃为正命，故君子修身以俟之，所以顺乎此也。"于是中国人一直很相信命运，认为命运是不可逆转的。尽管，这种消极的听天由命扼杀了人的主观能动性，消磨了人的斗志，但是可以化解一些不良的心理反应。李泽厚曾在《中国古代思想史论》中写道："由孔子创立的这一套文化思想在漫长的中国社会中，已无孔不入地渗透在广大人民的观念、行为、风俗、信仰、思维方式、情感状态之中。……不管你喜欢不喜欢，这已经是一种历史的和现实的存在。"① 这也是说，中国古典文化的思维模式已经成为中国处理各种事情、关系以及生命的根本性的指导原则和基本准则，这也是中华民族共同的心理特色和性格特性。这种共同的心理特色已经日渐积淀为中国式的文化—心理结构。梁漱溟在《东西文化及其哲学》中也同样指出，孔子的思想不是一种思想，而是一种生活。诚意修身与无欲无求使中国人安贫乐道，把一切过失归诸己，儒家人格成了中国人彼岸世界的理想，成了平和其内心世界的良药。这一点突出地体现在宋代以后医学家追捧的养生术，其实质是理学思想的现实运用。朱丹溪主张养生要正心、收心、养心。张介宾认为养生必寡欲保精，才能气盛神全。赵献可主张绝嗜欲，慎言语，节饮食以养正复静。李挺认为，心静则万病息，心动则万病生，延年不老，心静而已。《医源》也说："如能清心寡欲，则情不妄发，致中致和，不但可却病延年，而圣贤正心，诚意，修身候命亦在于此。"这些养生法往往与养德并论，体现了医理与儒理的相通及联系。这成为中国古代养生学的一大特色。古代还有以儒家至理名言进行心理治疗的，如《松江府志》（卷五十二）记载了明代御医顾定芳给嘉靖皇帝进行心理治疗的情形："定芳博学多识，尤精于医，世宗召拜御医，上问用药之道，对曰：'用药如用人。'又问摄生，以'清心寡欲'对。"顾定芳还用儒家名言对恶劣的朝廷环境造成的心理疾患进行心理治疗："凡君所与朝士言不出于儒，然多托医术以广喻。"

道家与儒家思想的至善之境——"仰不愧于天，俯不作于人；穷则独善其身，达则兼济天下"不同，道家思想追求的价值观是一种知足常乐、无欲无求的自然状态，使人对名利等身外之物的欲求减至最低，这样就避免了许多因为需要得不到满足而带来的负面反应。西方用灵魂出世说来慰藉现世孤零的人心，而中国传统哲学并不接受上帝存在的观点，但致力于找到一个"安身立命"之地解决"终极关怀"的问题。从这个意义上说，它具有宗教精神。中国道家学说告诫人们要懂得知足、适可而止，不要过分追名逐利，贪得无厌，否则必然招致祸患。不争是老子最有代表性的言论，他认为"天之道，利而不害，圣人之道，为而不争"（《老子·八十一章》）。因为"争之无益，曲则全，枉则直，洼则盈，敝则新，少则得，多则惑"（《老子·二十二章》）。不争就要知足，因为"罪莫大于可欲，祸莫大于不知足，咎莫大于欲得"。《金丹大要》由此提

---

① 李泽厚. 中国古代思想史论［M］. 北京：人民出版社，1985：34.

出寡欲的养心之术："夫圣人之养心，莫善于寡欲。"这种所求不多、功成身退的知足和超脱成为后代许多知识分子躬身实践、明哲保身的处世哲学。无欲无求的心境在物欲面前波澜不惊，这样坦然的心境、坦荡的胸怀带来的必然是心灵的宁静祥和。庄子也说"夫欲免为形者，莫如弃世"，"弃世"是舍弃俗世俗物，以求超脱。庄子思索的重点是人类的生命。人生的目标是多元的，但由欲望或人性引发的困扰往往相似或相同。庄子最关心人如何才能从感性文化和智性文化造成的生命分裂与冲突中解脱出来，过上真正自由快乐的生活。他对现实的态度是仄而不离，特别重视生命的自然本性，并通过"清静无为，顺其自然"的哲学原理解救人的情感以及解脱现实世界的束缚。所以，人们在道家学说的指引下，摆脱世俗之纠缠，从而获得真正的生命自由。《庄子·天道》说过："万物无足以铙心者，故静也。"《内经·上古天真论》中也曾讲到，上古之真人教下也，皆谓之虚邪贼风，避之有时，恬淡虚无，精神内守，病安从来。同样，道教医家孙思邈在《千金要方·卷三十七·道林养性》中也指出："多思则神殆，多念则志散，多欲则志昏……多愁则心摄，多乐则意溢，多喜则志错昏乱。"这均是对道家追求心灵宁静的践行。道家"清静无为"的思想与中国医学的结合形成了中国别具特色的养生观。在这种养生观中，保持清静就是保持一种平稳的心态，使内心不受外界干扰，其要求就是"致虚极，守静笃，见素抱朴，少私寡欲"。正如《老子·第十二章》所说："五色令人目盲，五音令人耳聋，五味令人口爽，驰骋畋猎令人心发狂。"老子将人心喻作玄览（黑色的镜子），主张清心寡欲，排除感官体验的局限性，淡化名利，使内心波澜不惊。庄子还提出顺应天命、安时处顺的情欲调节方法。《庄子·德充符》中说："死生存亡，穷达贫富，贤与不肖，毁誉，饥渴寒暑，是事之变，命之行也。"《庄子·养生主》说："安时而处顺，哀乐不能入也。"道家在贵己养生的基本思想指导下，由自然哲学深化、内化为生命哲学，发展了"自然无为""知足不争""自知之明""德如赤子""致虚守静""积精成神，神成仙寿"等重要的心身思想理念，并在此理论基础上，发展了"心斋""坐忘""内丹术"等的身心修炼技术。因此，可以说，道家文化给心灵营造了安全的"避风港"。道家心身观不仅与现代健康理念相一致，而且现代认知疗法、放松疗法、静默疗法、生物反馈疗法、森田疗法、理性—情绪疗法、完形疗法、顿悟疗法、人本主义疗法、精神分析疗法等多种心理治疗方法也从不同的侧面开显着道家的思想元素。

在梳理了中国儒家思想以及道家思想蕴含的治疗因子之外，中国佛教也同样具有疗愈人身心疾病的思想元素。佛教禅修的经验告诫人们，执着于个体恒定的自我认同，是导致心理冲突的根源。佛教思想及修持方法中的"破我执，除妄念，破法执，空世界"是其实现心理治疗的主要原则。佛教认为，我执也就是对我的执着。这种我执是世间万恶之源、疾苦之本。唯有破除我执，人才能从烦恼的痛苦中挣脱出来，获得真正的解脱。所以，佛教宣扬"一切皆空""三界唯心"的思想。佛教认为，唯有一切皆空，实现空观才不会产生各种爱执着的情感，才能实现超越生死轮回，彻底实现解脱。被称为佛心宗的禅宗，特别注重心的修持，并竭力宣扬"平常心是道"和"明心见性"这两个心性修养命题。当人们直面大千世界时，佛教使人做到心空与心净，这无疑是消解人生之苦、世俗烦恼，实现解脱和超越的最好方式。在我国古代医籍中不乏记载参禅治疗疾病的病案。譬如，在《续名医类案·卷二十一·惊悸》中曾有记载："卢不远治沈君鱼，终日畏死，龟卜筮数无不叩，名医之门无不造。一日就诊，卢为之立方用药，导谕千万言，略觉释然。次日清晨，又就诊，以卜当十日死，卢留宿斋中，大壮其胆，指菁山叩问谷禅师授参究法，参百日，念头始定而全安矣。戊午过东瀛吴对亭大参山房，言及先时恐惧状，盖君鱼善虑，虑出于肝，非思之比。思则志气凝定，而虑则运动展转，久之伤肝，肝血不足，则善恐矣。情志何物？非世间草木所能变易其性，惟参禅一着，内忘思虑，外息境缘，研究性命之源，不为生死所感，是君鱼对症之大药也。君鱼病良已，能了知此药物否？"

患者整日对死亡畏惧，从佛教的角度来看，这种病态心理的根本原因在于囿于"我执"的困境而难以自拔。卢不远使患者通过参禅，"内忘思虑，外息境缘"，放弃"我执"，最终"不为生死所惑"。

同样，《名医类案》也有类似的记载："邝子元由翰林补外十余年矣，不得赐还，尝侘傺无聊，遂成心疾……或曰：真空寺有老僧，不用符药，能治心疾。往叩之，老僧曰：相公贵恙，起于烦恼，生于妄想。夫妄想之来，其几有三：或追忆数十年前荣辱恩仇，悲欢离合，及种种闲情，此是过去妄想也。或事到跟前，可以顺应，即乃畏首畏尾，三番四复，犹豫不决，此是见在妄想也。或期望日后富贵荣华，皆如所愿，或期功成名遂，告老归田，或期望子孙登荣，以继书香，与夫不可必成、不可必得之事，此是未来妄想也。三者妄想，忽然而生，忽然而灭，禅家谓之幻心。能昭见其妄，而斩断念头，禅家谓之觉心。故曰：不患念起，惟患觉迟。此心若同太虚，烦恼何处安脚？又曰：相公贵恙，亦原于水火不交，何以故？凡溺爱冶容而作色荒，禅家谓之外感之欲。夜深枕上思得冶容，或成宵寐之变，禅家谓之内生之欲。二者之欲，绸缪染著，皆消耗元精。若能离之，则肾水滋生，可以上交于心。至若思索文字，忘其寝食，禅家谓之理障。经纶职业，不告劬劳，禅家谓之事障。二者之障，虽非人欲，亦损性灵。若能遗之，则心火不致上炎，可以下交于肾。故曰：尘不相缘，根无所偶，返流全一，六欲不行。又曰：苦海无边，回头是岸。子元如其言，乃独处一室，扫空万缘，静坐月余，心疾如失。"

此事例意在说明，真空寺老僧用佛教之法阐释了人的过去、现在以及将来的三种妄想，劝诫人们抛弃种种"幻心"的纠缠，在澄心静志的"觉心"之境中驱赶心魔实现身心安康。这种具有疗愈效果的佛教之法，中医学称之为内观静养之术。也就是通过人自我的内在观察，认知关于自我的所有幻象，并通过静思消除各种幻象达到疗愈自我身心疾苦的目的。因此，佛教的人生理想就在于断除现实生活中的种种痛苦，以求得解脱，即所谓成佛。尽管它是虚妄的，但是填补了人们的精神空虚，构筑了对来世的企盼。尽管佛教提出的人生解脱之路具有一定的偏见性、不科学性，这种逃避的消极作为也难以真正消解现实社会中的人生苦难，并在一定程度还可能让人消极厌世、逃避现实，但是，佛教在疗愈人们现实中的身心疾苦方面又不乏积极的价值因素。

面对经济全球化、文化全球化的今天，现代理性化的"洪荒之力"已经足以打破国家间的疆界壁垒，把世界连成一个不可分割的有机整体。哲学作为一个文化符号，往往彰显着一个国家、一个地区的文化特质和精神内涵。中国传统哲学源远流长，博大精深。其沉淀着中华民族最深层的精神追求和价值关怀，包含着中华民族最根本的精神基因，代表着中华民族独特的精神标识，不仅为中华民族生生不息、发展壮大提供了丰厚滋养，也为人类文明进步做出了独特贡献；不仅铸就了历史的辉煌，而且在今天仍然闪耀着时代的光芒。无论是国内的"国学热"，还是国外的"孔子热"，都无一不是有力的证明。随着中国的改革开放不断深化和中国日益走近世界舞台的中心，积极推进中华优秀文化走出去的战略已经成为新时代的难逆之势。习近平总书记强调："要运用我国考古成果和历史研究成果，通过对外宣传、交流研讨等方式，向国际社会展示博大精深的中华文明，讲清楚中华文明的灿烂成就和对人类文明的重大贡献，让世界了解中国历史、了解中华民族精神，从而不断加深对当今中国的认知和理解，营造良好国际舆论氛围"①。面对哈贝马斯的世界上"无中国文化之声"的时代之问，新时代的中国学人一定要把中国哲学的基因，以中国式的表达向世界传递中国精神，发出中国之声，充分展现出中国哲学底蕴深厚、温润亲和的文化基因，让当代中国哲学的深刻内涵在世界哲学的舞台上不断彰显和闪亮起来。

① 习近平. 建设中国特色中国风格气派的考古学　更好认识源远流长博大精深的中华文明 [J] 求是，2020（23）：9.

参考文献

一、中文文献

1. 专著

[1] 凯博文. 苦痛和疾病的社会根源：现代中国的抑郁、神经衰弱和病痛 [M]. 郭金华，译. 上海：上海三联书店，2008.

[2] 福柯. 规训与惩罚 [M]. 刘北成，杨远婴，译. 北京：生活·读书·新知三联书店，1999.

[3] 里茨尔. 社会的麦当劳化 [M]. 顾建光，译. 上海：上海译文出版社，1999.

[4] 中共中央马克思、恩格斯、列宁、斯大林著作编译局. 马克思恩格斯选集：第1卷 [M]. 北京：人民出版社，1972.

[5] 胡塞尔. 欧洲科学的危机与超越论的现象学 [M]. 王炳文，译. 北京：商务印书馆，2011.

[6] 柏拉图. 理想国 [M]. 郭斌和，张竹明，译. 北京：商务印书馆，1996.

[7] 尼采. 权力意志 [M]. 张念东，凌素心，译. 北京：中央编译出版社，2000.

[8] 庞蒂. 知觉现象学 [M]. 姜志辉，译. 北京：商务印书馆，2001.

[9] 尚志英. 寻找家园：多维视野中的维特根斯坦语言哲学 [M]. 北京：人民出版社，1992.

[10] 姚介厚. 西方哲学史：第二卷：古代希腊与罗马哲学 [M]. 南京：凤凰出版社，2005.

[11] 北京大学哲学系外国哲学史教研室. 西方哲学原著选读：上卷 [M].

北京：商务印书馆，1981.

[12] 柏拉图．柏拉图全集：第 2 卷［M］．王晓朝，译．北京：人民出版社，2003.

[13] 琉善．琉善哲学文集［M］．王永江，译．北京：商务印书馆，1980.

[14] 中共中央马克思、恩格斯、列宁、斯大林著作编译局．马克思恩格斯全集：第 3 卷［M］．北京：人民出版社，2002.

[15] 梯利．西方哲学史［M］．北京：商务印书馆，2000.

[16] 北京大学哲学系外国哲学史研究室．古希腊罗马哲学［M］．北京：生活·读书·新知三联书店出版社，1957.

[17] 黄颂杰，章雪富．西方哲学通史：古希腊哲学［M］．北京：人民出版社，2009.

[18] 柏拉图．斐多：柏拉图对话录［M］．杨绛，译．北京：中国国际广播出版社，2012.

[19] 张志伟．西方哲学史［M］．北京：中国人民大学出版社，2002.

[20] 赵敦华．西方哲学简史［M］．北京：北京大学出版社，2001.

[21] 维特根斯坦．逻辑哲学论［M］．郭英，译．北京：商务印书馆，1962.

[22] 穆尼茨．当代分析哲学［M］．吴牟人，张汝伦，黄勇，译．上海：复旦大学出版社，1986.

[23] 维特根斯坦．哲学研究［M］．李步楼，译．北京：商务印书馆，1996.

[24] 胡塞尔．欧洲科学危机和超验现象学［M］．张庆熊，译．上海：上海译文出版社，1988.

[25] 所罗门．1750 年以来的大陆哲学［M］．牛津：牛津大学出版社，1988.

[26] 阿多尔诺．否定的辩证法［M］．张峰，译．重庆：重庆出版社，1993.

[27] 笛卡尔．第一哲学沉思集［M］．徐陶，译．北京：九州出版社，2007.

[28] 杨大春．语言·身体·他者：当代法国哲学的三大主题［M］．北京：

生活·读书·新知三联书店，2007.

[29] 黑格尔. 小逻辑 [M]. 贺麟，译. 北京：商务印书馆，1980.

[30] 刘小枫. 个体信仰与文化理论 [M]. 成都：四川人民出版社，1997.

[31] 维柯. 新科学：上 [M]. 朱光潜，译. 合肥：安徽教育出版社，2006.

[32] 里拉. 维柯：反现代的创生 [M]. 张小勇，译. 北京：新星出版社，2008.

[33] 北京大学哲学系外国哲学史教研室. 西方哲学原著选读：下卷 [M]. 北京：商务印书馆，1982.

[34] 费尔巴哈. 费尔巴哈哲学著作选集：下卷 [M]. 北京：生活·读书·新知三联书店，1959.

[35] 费尔巴哈. 费尔巴哈哲学著作选：上卷 [M]. 荣震华，李金山，等译. 北京：商务印书馆，1984.

[36] 尼采. 悲剧的诞生 [M]. 孙周兴，译. 北京：商务印书馆，2012.

[37] 尼采. 查拉图斯特拉如是说 [M]. 孙周兴，译. 上海：上海人民出版社，2009.

[38] 伊格尔顿. 美学意识形态：修订版 [M]. 王杰，付德根，麦永雄，译. 桂林：广西师范大学出版社，1997.

[39] 尼采. 偶像的黄昏 [M]. 周国平，译. 北京：光明日报出版社，1996.

[40] 哈贝马斯. 现代性的哲学话语 [M]. 曹卫东，译. 南京：译林出版社，2011.

[41] 尼采. 尼采遗稿 [M]. 赵蕾莲，译. 哈尔滨：黑龙江教育出版社，2012.

[42] 费尔曼. 生命哲学 [M]. 李健鸣，译. 北京：华夏出版社，2000.

[43] 狄尔泰. 历史中的意义 [M]. 艾彦，逸飞，译. 北京：中国城市出版社，2002.

[44] 刘小枫. 诗化哲学：重订本 [M]. 上海：华东师范大学出版社，2011.

[45] 伽达默尔. 真理与方法：修订本 [M]. 洪汉鼎，译. 北京：商务印书

馆，2007.

[46] 狄尔泰. 历史理性批判手稿 [M]. 陈锋，译. 上海：上海译文出版社 2012.

[47] 柏格森. 形而上学导言 [M]. 刘放桐，译. 北京：商务印书馆，1963.

[48] 柏格森. 材料与记忆 [M]. 肖聿，译. 南京：译林出版社，2014.

[49] 德勒兹. 康德与柏格森解读 [M]. 张宇凌，关群德，译. 北京：社会科学文献出版社，2002.

[50] 柏格森. 创造进化论 [M]. 肖聿，译. 北京：华夏出版社，1999.

[51] 康德. 纯粹理性批判 [M]. 蓝公武，译. 北京：商务印书馆，1993.

[52] 胡塞尔. 现象学的观念 [M]. 倪梁康，译. 北京：人民出版社，2007.

[53] 胡塞尔. 笛卡尔沉思与巴黎讲演 [M]. 张宪，译. 北京：人民出版社，2008.

[54] 倪梁康. 现象学及其效应：胡塞尔与当代德国哲学 [M]. 北京：生活·读书·新知三联书店，2005.

[55] 海德格尔. 存在与时间 [M]. 陈嘉映，王庆节，译. 北京：生活·读书·新知三联书店，2006.

[56] 胡塞尔. 胡塞尔选集：上 [M]. 倪梁康，译. 上海：上海三联书店，1997.

[57] 庞蒂. 符号 [M]. 姜志辉，译. 北京：商务印书馆，2003.

[58] 庞蒂. 世界的散文 [M]. 杨大春，译. 北京：商务印书馆，2005.

[59] 卡西尔. 人论 [M]. 甘阳，译. 上海：上海译文出版社，1985.

[60] 笛卡尔. 谈谈方法 [M]. 王太庆，译. 北京：商务印书馆，2000.

[61] 桑内特. 肉体与石头 [M]. 黄煜文，译. 上海：上海译文出版社，2011.

[62] 辞海 [M]. 上海：上海辞书出版社，2000.

[63] 中共中央马克思、恩格斯、列宁、斯大林著作编译局. 马克思恩格斯全集：第4卷 [M]. 北京：人民出版社，1960.

[64] 马克思. 1844年经济学哲学手稿 [M]. 北京：人民出版社，1985.

［65］刘济良. 生命的沉思：生命教育理念解读［M］. 北京：中国社会科学出版社，2004.

［66］庞蒂. 行为的结构［M］. 杨大春，张尧均，译. 北京：商务印书馆，2005.

［67］阿多. 作为一种生活方式的哲学［M］. 姜丹丹，译. 上海：上海译文出版社，2014.

［68］刘瑜. 民主的细节［M］. 上海：上海三联书店，2010：284.

［69］卡尔纳普. 科学哲学导论［M］. 张华夏，等译. 广州：中山大学出版社，1987.

［70］施太格缪勒. 当代哲学主流：上卷［M］. 王炳文，燕宏远，张金言，等译. 北京：商务印书馆，2000.

［71］阿多. 内心的城堡［M］. 巴黎：法亚尔出版社，1997.

［72］阿多. 古代哲学的智慧［M］. 张宪，译. 上海：上海译文出版社，2012.

［73］庞蒂. 哲学赞词［M］. 巴黎：伽利玛出版社，1960.

［74］叔本华. 作为意志和表象的世界［M］. 石冲白，译. 北京：商务印书馆，1982.

［75］巴丢. 维特根斯坦的反哲学［M］. 严和来，译. 桂林：漓江出版社，2014.

［76］欧文. 生命安宁：斯多葛哲学的生活艺术［M］. 胡晓阳，芮欣，译. 北京：中央编译出版社，2013.

［77］奥勒留. 沉思录［M］. 何怀宏，译. 北京：中央编译出版社，2014.

［78］爱比克泰德. 哲学谈话录［M］. 吴欲波，译. 北京：中国社会科学出版社，2008.

［79］舒斯特曼. 身体意识与身体美学［M］. 程相占，译. 北京：商务印书馆，2011.

［80］阿多. 别忘记生活：歌德与精神修炼的传统［M］. 孙圣英，译. 上海：华东师范大学出版社，2015.

［81］阿多. 古希腊与罗马思想史教席就职演讲［M］. 巴黎：法兰西学院出版，1983.

[82] 阿多．精神修炼与古代哲学 [M]．巴黎：阿尔班·米歇尔出版社，2002.

[83] 高宣扬．福柯的生存美学 [M]．北京：中国人民大学出版社，2005.

[84] 福柯．词与物 [M]．莫伟民，译．上海：上海三联书店，2001.

[85] 福柯．福柯集 [M]．杜小真，译．上海：上海远东出版社，1998.

[86] 周国平．安静的位置 [M]．南京：译林出版社，2011.

[87] 周国平．尼采：在世纪的转折点上 [M]．南京：译林出版社，2012.

[88] 舒斯特曼．生活即审美：审美经验和生活艺术 [M]．彭锋，译．北京：北京大学出版社，2007.

[89] 鲍德里亚．消费社会 [M]．刘成富，全志钢，译．南京：南京大学出版社，2006.

[90] 舒斯特曼．实用主义美学：生活之美，艺术之思 [M]．彭锋，译．北京：商务印书馆，2002.

[91] 冯友兰．三松堂自序 [M]．北京：生活·读书·新知三联书店，1984.

[92] 胡适．中国哲学史大纲 [M]．上海：华东师范大学出版社，2013.

[93] 胡适．中国文化的反省 [M]．上海：华东师范大学出版社，2013.

[94] 梁启超．梁启超哲学思想论文选 [M]．北京：北京大学出版社，1984.

[95] 冯友兰．三松堂全集：第14卷 [M]．郑州：河南人民出版社，1986.

[96] 张岱年．中国哲学大纲 [M]．北京：昆仑出版社，2010.

[97] 张岱年．张岱年学述 [M]．杭州：浙江人民出版社，1999.

[98] 牟宗三．中国哲学的特质 [M]．上海：上海古籍出版社，1997.

[99] 成中英．世纪之交的抉择 [M]．上海：知识出版社，1991.

[100] 张岱年．张岱年文集：第1卷 [M]．北京：清华大学出版社，1989.

[101] 冯契．中国近代哲学的革命进程 [M]．上海：上海人民出版社，1989.

[102] 冯契．智慧的探索 [M]．上海：华东师范大学出版社，1994.

[103] 陈嘉明．现代性与后现代性十五讲 [M]．北京：北京大学出版社，2006.

［104］马克思.1844 年经济学哲学手稿［M］.北京：人民出版社，2000.

［105］韦伯.新教伦理与资本主义精神［M］.成都：四川人民出版社，1986.

［106］弗洛姆.人心［M］.孙月才，张燕，译.北京：商务印书馆，1989.

［107］卡斯蒂廖尼.医学史［M］.程之范，译.桂林：广西师范大学出版社，2003.

［108］北京大学哲学系外国哲学教研室.古希腊罗马哲学［M］.北京：商务印书馆，1961.

［109］希波克拉底.希波克拉底文集［M］.赵洪钧，武鹏，译.合肥：安徽科技出版社，2007.

［110］波特.剑桥医学史［M］.张大庆，译.长春：吉林人民出版社，2000.

［111］全增嘏.西方哲学史［M］.上海：上海人民出版社，1983.

［112］沃林斯基.健康社会学［M］.孙牧红，等译.北京：社会科学文献出版社，1999.

［113］梅特里.人是机器［M］.顾寿观，译.北京：商务印书馆，1959.

［114］爱因斯坦.爱因斯坦文集：第 1 卷［M］.许良英，范岱年，译.北京：商务印书馆，1976.

［115］黑格尔.自然哲学［M］.梁志学，薛华，钱广华，等译.北京：商务印书馆 1980.

［116］恩格斯.反杜林论［M］.北京：人民出版社，1970.

［117］恩格斯.自然辩证法［M］.北京：人民出版社，1984.

［118］马斯洛.存在心理学探索［M］.李文湉，译.昆明：云南人民出版社，1987.

［119］尼采.快乐的科学［M］.黄明嘉，译.上海：华东师范大学出版社，2007.

［120］伊壁鸠鲁，卢克来修.自然与快乐：伊壁鸠鲁的哲学［M］.包利民，刘玉鹏，王玮玮，译.北京：中国社会科学出版社，2004.

［121］谢华.黄帝内经［M］.北京：中医古籍出版社，2000.

［122］黑格尔.小逻辑［M］.贺麟，译.北京：商务印书馆，1987.

[123] 中共中央马克思、恩格斯、列宁、斯大林著作编译局 . 马克思恩格斯选集：第 1 卷［M］. 北京：人民出版社，1995.

[124] 中共中央马克思、恩格斯、列宁、斯大林著作编译局 . 马克思恩格斯选集：第 2 卷［M］. 北京：人民出版社，1957.

[125] 中共中央马克思、恩格斯、列宁、斯大林著作编译局 . 马克思恩格斯选集：第 42 卷［M］. 北京：人民出版社，1979.

[126] 中共中央马克思、恩格斯、列宁、斯大林著作编译局 . 马克思恩格斯选集：第 40 卷［M］. 北京：人民出版社，1982.

[127] 中共中央马克思、恩格斯、列宁、斯大林著作编译局 . 马克思恩格斯全集：第 47 卷［M］. 北京：人民出版社，1979.

[128] 中共中央马克思、恩格斯、列宁、斯大林著作编译局 . 马克思恩格斯全集：第 46 卷［M］. 北京：人民出版社，1979.

[129] 桑塔格 . 疾病的隐喻［M］. 程巍，译 . 上海：上海译文出版社，2003.

[130] 基普尔 . 剑桥世界人类疾病史［M］. 张大庆，译 . 上海：上海科技教育出版社，2007.

[131] 卡尔 . 积极心理学：关于人类幸福和力量的科学［M］. 郑雪，校 . 北京：中国轻工业出版社，2008.

[132] 李泽厚 . 中国古代思想史论［M］. 北京：人民出版社，1985.

2. 期刊

[1] 张世英 . 哲学的新方向［J］. 北京大学学报（哲学社会科学版），1998（2）.

[2] 白福宝，林华敏 . 身体和心灵的平衡：现代性背景下走出精神病危机的一种途径［J］. 福建师范大学学报（哲学社会科学版），2013（1）.

[3] 汪民安，陈永国 . 身体转向［J］. 外国文学，2004（1）.

[4] 张轩辞 . 身体的医术与灵魂的医术：论古希腊医学与哲学的相互影响［J］. 现代哲学，2009（5）.

[5] 张再林 . 中国古代哲学中的身心一体论［J］. 中州学刊，2011（5）.

[6] 彭富春 . 身体与身体美学［J］. 哲学研究，2004（4）.

[7] 胡金木.压制、隐匿与凸显:道德教育中的身体转向 [J].教育理论与实践,2007 (19).

[8] 赵敦华.20世纪西方哲学的危机和出路 [J].北京大学学报 (哲学社会科学版),1993 (1).

[9] 张再林.身体哲学视野下的中国传统生命辩证法:兼论中西辩证法的理论之辨 [J].中国人民大学学报,2013,27 (3).

[10] 贺来."奥斯维辛"与现代哲学:考察现代哲学转向的一个重要参照系 [J].天津社会科学,2004 (1).

[11] 谢地坤.狄尔泰:在形而上学与非形而上学之间 [J].哲学研究,2002 (12).

[12] 奥尔特,邓晓芒."生活世界"是不可避免的幻想:胡塞尔的"生活世界"概念及其文化政治困境 [J].哲学译丛,1994 (5).

[13] 欧阳灿灿.欧美身体研究述评 [J].外国文学评论,2008 (2).

[14] 张之沧,唐涛.论身体思维 [J].学术研究,2008 (5).

[15] 张再林.吴光明"中国身体思维"论说 [J].哲学动态,2010 (3).

[16] 张再林."身体意向":审美意象的真正所指:中国审美意象之身体现象学解读 [J].烟台大学学报 (哲学社会科学版),2013,26 (4).

[17] 高清海."人"的双重生命观:种生命与类生命 [J].江海学刊,2001 (1).

[18] 戴茂堂,汤波兰.论哲学与医学的两层关系 [J].湖北大学学报 (哲学社会科学版),2011,38 (4).

[19] 卢风.哲学回归生活 [J].哲学分析,2012,3 (1).

[20] 姜丹丹.皮埃尔·阿多论生活方式与哲学修炼 [J].社会科学战线,2015 (10).

[21] 丁晓军.逻辑解药:斯多葛哲学的治疗性维度 [J].安徽大学学报 (哲学社会科学版),2013,37 (5).

[22] 杨大春.身体经验与自我关怀:米歇尔·福柯的生存哲学研究 [J].浙江大学学报 (人文社会科学版),2000 (4).

[23] 彭锋.身体美学的理论进展 [J].中州学刊,2005 (3).

[24] 何锡蓉.从比较到创新:寻求中西哲学比较研究的突破口 [J].社会

科学，2007（5）.

［25］李重. 为什么要研究中国古代的"身体哲学"？——张再林教授访谈录［J］. 社会科学论坛学术评论卷，2008（1）.

［26］丁立群. 普遍价值：全球化背景下多元文化选择的新坐标［J］. 社会科学战线，2015（7）.

［27］张再林. 作为"身体哲学"的中国哲学的历史［J］. 西北大学学报（哲学社会科学版），2007（3）.

［28］徐友渔. 评"哲学中的语言转向"［J］. 哲学研究，1991（7）.

［29］梦海. 20世纪现代西方哲学的趋势［J］. 社会科学战线，2000（3）.

［30］路强. 当代哲学发展的世界图景与范式转换：谢地坤研究员访谈录［J］. 晋阳学刊，2014（6）.

［31］习近平. 建设中国特色中国风格气派的考古学 更好认识源远流长博大精深的中华文明［J］. 求是，2020（23）.

3. 其他

［1］柏林. 反潮流：观念史论文集［C］. 冯克利，译. 南京：译林出版社，2011.

［2］姜丹丹. "不知之知"：以皮埃尔·阿多的"精神修炼"对话庄子［C］//跨文化对话·庄子与世界文化. 北京：生活·读书·新知三联书店，2014.

二、英文文献

1. 专著

［1］LANGER M M. Merleau-Ponty's Phenomenology of Perception：A Guide and Commentary［M］. London：Macmillan Press，1989.

［2］ARMSTRONG A H. The Cambridge History of Later Greek and Early Medieval Philosophy［M］. Cambridge：Cambridge University Press，1967.

［3］RORTY R. The Comsequences of Pragmatism［M］. University of Minnesota Press，1982.

［4］HEIDEGGER M. Basic Writings［M］. KRELL D F, ed. New York：

Harper and Row, 1977.

[5] MOSSÉ – BASTIDE R – M: Bergsoné ducateur [M]. Paris: Presses Universitaires de France, 1955.

[6] HEIDEGGER M. Bing and Time [M]. MACQURRIE J, ROBINSON E, trans. New York: SCM Press, 1962.

[7] MERLEAU–PONTY M. Résumés de cours: Collège de France 1952–1960 [M]. Paris: Gallimard, 1968.

[8] Oxford English Dictionary volumn II [M]. Oxford: Clarendon Press, 1989.

[9] KEARNEY R. Twentieth – Century Continental Philosophy Volume Ⅷ: Routledge History of Philosophy [M]. Routledge, 1994.

[10] MERLEAU–PONTY M. Phénoménologie de la perception [M]. Paris: Gallimard, 1945.

[11] MERLEAU – PONTY M. Le Visible et l'Invisible [M]. Editions: Garlimard, 1964.

[12] HADOT P. What is Ancient Philosophy? [M]. CHASE M, trans. Cambridge Mass: Harvard University Press, 2002.

[13] SOLOMON R C. The Joy of Philosophy: Thinking Thin versus the Passionate Life [M]. Oxford: Oxford University Press, 1999.

[14] FOUCAUT L' Herméneutique du sujet [M]. Paris: Gallimard/Seuil, 2001.

[15] SHUSTCRMAN R. Practicing Philosophy: Pragmatism and the Philosophical Life [M]. New York and London: Routledge, 1997.

[16] REICH W. The Function of the Orgasm [M]. New York: Noonday, 1973.

[17] RYWERANT Y. The Feldenkrais Method: Teaching by Handling [M]. New York: Harper and Row, 1983.

[18] BABER W F, BARTLETT R V. Deliberative Environmental Politics: Democracy and Ecological Rationality [M]. London: The MIT Press, 2005.

[19] BLACK W J. Epictetus: Discourses 3 [M]. New York: Walter

J. Black，1944.

[20] MORRIS C. The Pragmatic Movement in American Philosophy [M]. New York：George Braziller，1970.

2. 期刊

[1] WEI G X，XU T，FAN F M，et al. Can Tai chi Reshape the Brain? A Brain Morphometry Study [J]. PLoS ONE，2013，8 (4).

[2] KABAT－ZINN J. Mindfulness－based cognitive therapy for generalized anxiety disorder [J]. The American Journal of Psychiatry，1992，49 (6).

[3] DAVIDSON R J. The Brain Selection and ImmuneSystem Produced by Meditation [J]. Psychosomatic Medicine，2003，65 (6).

致 谢

　　又是一个草长莺飞、樱花烂漫的季节!

　　随着我在电脑上敲下论文的最后段落,博士生涯的四年时光也渐渐化作了那句点般陆离斑驳的踪影。重回交大,时光已过十五载! 感慨岁月变迁,其实想来,不过弹指一挥间。昔日而立之年,今夕已是奔赴天命! 一路走来,我一直在尝试超越生命的高度,达至学术的极致。而今发现,这一切与我治学的初衷渐行渐远。因为当我一览众山小的时候,发觉自己所谓的凌绝顶只不过是群山之中的一个普通的山峰。或许这就是学问的魅力!

　　整篇论文,十七八万字,与其说我是在梳理哲学史,毋宁说我是在讲述着一个关于身体以及生命治疗的故事。众所周知,这是一个生命碎片化、信仰缺失化、生命意义淡薄化的时代,也是一个处处充斥着焦虑、抑郁、失眠甚至自杀等精神问题的社会。为何在这样一个生活富足、交通便捷、信息发达的现代社会,人类却时刻深陷病痛之囹圄而难以自已? 当我们跨越西方哲学千年的时空,不难发现,西方哲人对真理的百般追捧,对身体的无限贬斥成就了当下诟病缠身的现代人。毋庸置疑,论文的选题、撰写与这个现实背景直接相关。仔细爬梳西方哲学史,不难发现西方文明的生存理念以及生活方式在构造人类身心痼疾锐利之矛的时候,也造就了疗愈现代人身心病痛的坚固之盾。此论文正是在解析造就现代人身心疾苦锐利之矛的基础上,奋力发掘疗愈现代人身心疾痛的坚固之盾。这或许正是论文的价值和意义所在。长达两年的论文撰写过程无疑是一种痛苦的磨砺。然而,与身体同思考,以修行为治疗,使得撰写论文的孤寂之苦减轻了不少。与其说我在撰写博士学位论文,毋宁说是自身的修行和自我的身心疗愈。也正是在论文撰写——这一自我修行的历程中,我学会承受读书的苦寂、不屑于无趣的嘲讽以及琐碎的追捧,彻底明悟幸福就是活在当下,读书与写作就是修行!

216

　　这一切，都源于我的恩师张再林教授。张教授学贯中西，熔铸古今之学术涵养足以让世人高山仰止，莫人能及。从博士学位论文的选题、构思以及成稿都浸润着张教授的辛勤汗水与殷切期盼。十五载的师生缘分，使我深谙张教授渊博的学识、辞采华美的文笔、优雅质朴的生活方式、诚以待人的广阔胸襟，尤其是张教授在学术之路上笔耕不辍的求索精神更能拨动我生命深处那根拼搏的神经，让我在采真之旅的道路上不轻言败，一路前行！这一切都是我完成博士学业以及这篇博士学位论文能得以顺利杀青的重要动力。另外，我已故的硕士研究生导师刘永富老师严谨的治学风格、坦直的处世作风时时激励、鞭笞着我，使得我在求学路上能够兢兢业业、锐意进取！

　　从博士学位论文的选题、构思以及最后的成稿，这一路走来，可谓是筚路蓝缕。在这条筚路蓝缕的求知之途中，要对西安交通大学哲学系的老师表示感谢，正是你们课堂上精彩的讲解让我真正走进了哲学的殿堂并给予我创作的灵感，为我博士学位论文的写作打开了一扇扇真理之窗。尤其是李建群老师、邬焜老师、张如良老师、韩鹏杰老师、妥建清老师等在对此论文的开题、中期的考核以及预答辩中都给予了中肯的修改建议，远在台湾的林安梧老师曾给论文的写作提供了帮助，河南少林寺的禅武学院的王文哲老师为论文的撰写提供了重要资料，在此一并表示感谢！在论文的选题、写作过程中，同门燕连福博士、张兵博士、马新峰博士等也给予了我很多启发，尤其是王建华博士对本论文的构思、文字的斟酌等提供了比较细致的指导意见，这份谢意也将随着论文的编撰成册而化为永恒的记忆。还有我同届的吴玉静同学、侯志成同学、朱博同学也参与了此论文的探讨，我从中受益匪浅。非常怀念我们一起上课、一起练习太极、争论学术问题的那些光辉岁月！

　　巴士拉说："人生最大的痛苦莫过于孤独。"博士学位论文的撰写过程既单调又孤苦，家人常常是解除我孤独之痛的灵丹妙药，家也常常是我身心俱疲的皈依之所。母亲的慈爱与牵挂、妻子的贤惠与宽容、孩子的乖巧与勤奋、姐姐哥嫂的无私奉献都是我在求真路上必不可少的动力和支柱。郑州轻工业大学的领导和同事在我读博期间也给予了我关心与支持，是你们的善良和帮助激励着我，感动着我！愿这许多的感谢能够化作我求知道路上的强大动力，让我在这太多的感动中披荆斩棘、乘风破浪，在学术的殿堂中一路攀登！

2017 年 3 月于西安交通大学

后 记

或许是机缘巧合，抑或是恩师张再林先生那超越时代的学术智慧，张老师在我十年前读博士的时候让我选择生命治疗学作为博士学位论文的研究方向，这一看似亦哲亦医的交叉课题在十年前还显得与学界研究格格不入，但是，当现代人日渐陷入现代性疾病的囹圄而难以自拔的今天，关于生命治疗学研究的理论价值和实践意义都再一次得以彰显。

毫无疑问，哲学对人的生存危机的关注自古有之。无论是西方哲学从"上帝之死"到"人之死"的担忧，还是西方现象学运动对生活世界的热切向往，抑或是日渐隆盛的"翻身"运动的甚嚣尘上，都印证着现代西方哲学对人类未来命运的深深思考以及其生命治疗学的学术转向。作为生命之学的中国哲学更体现了对人类生命的关怀。从"文王拘而演《周易》，仲尼厄而作《春秋》"能够看出中国哲学滥觞于中国哲人对困顿命运的哲学追问。中国文化所讲的"上医医国，中医医人，下医医病""不知易者难为医"等不仅体现了中国医哲一体的思想，更说明中国哲学是一部关乎人类生存命运的生命治疗学。鉴于哲学对人类生命关怀的基本属性，本书基于对当代西方哲学的身体转向进行分析与研究，并在当代西方哲学的身体转向视域下对未来医学话语的重新建构进行探讨，尝试在未来医学中构建大生命观、大疾病观、大治疗观、大健康观的话语体系，以期未来医学话语体系的建构成为破解现代医学技术主义困境的有效手段，也为有效化解现代人生命学危机提供途径和方案。尽管书稿的出版见证了我读博士的辛苦历程，但是，从博士学位论文到书稿的出版还是会有更大的提升空间，抑或有太多需要更正、完善之处，还请学界同人不吝赐教！

本书部分内容曾先后发表在《西北大学学报》（哲学社会科学版）、《深圳大学学报》（人文社科版）、《探索》《现代大学教育》《教育理论与实践》等期刊杂志上。在本书付梓出版之际，谨向上述贵刊表示真诚的谢意。此外，本书

218

是 2022 年河南省哲学社会科学规划办项目"'双减'背景下基础教育'身体'关怀与生态重构研究"（项目编号：2022BJY037）、2022 年河南省教育科学规划重点项目"基础教育'减负'中的'身体'关怀与生态重构"（项目编号：2023JKZD11）的阶段性成果，得益于这些项目的资金资助，本书才顺利出版，特此表示感谢。郑州轻工业大学马克思主义学院的马寒书记热情地联系了出版社，并协助了书稿的出版，在此也表示衷心的感谢。我的研究生潘芳、苍瑶以及陈昕对书稿的注释进行了详细校对，感谢你们的辛苦付出。最后，也向光明日报出版社致以深深的谢意！

2023 年 3 月于郑州